CHRISTIAN MÜLLER

**WER HAT
DIE GEISTESKRANKEN
VON DEN KETTEN BEFREIT?**

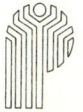

CHRISTIAN MÜLLER

WER HAT
DIE GEISTESKRANKEN
VON DEN KETTEN BEFREIT?

Skizzen zur Psychiatriegeschichte

Edition Das Narrenschiff
im
Psychiatrie-Verlag

Die Deutsche Bibliothek – CIP-Einheitsaufnahme

Müller, Christian:
Wer hat die Geisteskranken von den Ketten befreit :
Skizzen zur Psychiatriegeschichte / Christian Müller. -
Bonn : Ed. Das Narrenschiff, 1998
ISBN 3-88414-285-2

Die Edition Das Narrenschiff wird herausgegeben von
Beatrice Alder und Asmus Finzen

Umschlaggestaltung: Dorothea Posdiena; bild-werk, Dortmund
Satz: Marina Broll, Dortmund
Druck: Clausen & Bosse, Leck

INHALT

Zur Geschichte der Therapien

Am Rande des zweiten Weltkriegs

Vorwort

Dieses Buch ist gewissermaßen die Fortsetzung eines anderen, das ich 1993 veröffentlicht habe[1]. Was dort im Vorwort gesagt wurde, gilt auch für das hier vorliegende: Es handelt sich um ein Mixtum compositum, in dem ich einerseits Literatur nach gewissen Themen abgesucht habe, andererseits aus Archiven zum Teil unveröffentlichtes Material beizog. Bestärkung meiner Absicht, nochmals an eine Reihe von Aufsätzen, Episoden, Vignetten, Bausteinen zu gehen, fand ich im Vorwort, das R. POREP zu dem Büchlein von H. SPISKE: »Literatur zur Geschichte der Anstaltspsychiatrie« geschrieben hat[2]. POREP sagt nämlich: »Es besteht die Gefahr, daß gewisse Gebiete der Geschichte der Psychiatrie in der Geschichtsschreibung ein überproportionales Gewicht erhalten, während andere vernachlässigt werden. Zu den vernachlässigten Themenkreisen gehört z.B. der tatsächliche Umgang mit den psychisch Kranken, ihr soziales Schicksal, die Einstellung der Gesellschaft zum psychisch Kranken, die Funktion des psychiatrischen Krankenhauses als Asyl, als Stätte der Isolierung und der Rehabilitation. ...«
Und weiter: »Vielleicht darf man allgemein sagen, daß der Geschichte der psychiatrischen Theorie recht viel Aufmerksamkeit zuteil geworden ist, während die Geschichte der psychiatrischen Praxis noch sehr ungenügend erforscht ist.«...
Diese Sätze möchte ich nachdrücklich unterstreichen, und der Leser wird bei der Lektüre dieses Buches finden, daß ich dem Anliegen von POREP zu folgen versuchte. Nicht über Psychopathologie und Theorienbildung wird hier viel gesprochen werden, sondern über die Praxis, über Personen, über Institutionen und ihre Geschichte. Jeder Autor lernt natürlich auch viel, wenn er historisches Material aufarbeitet und zu einem Buche formt. Es wird den Leser vielleicht interessieren zu erfahren, daß mich vor allem das Kapitel über Autobiographien von Psychiatern gefesselt hat. Dabei habe ich sehr viel Neues erfahren.
Einzelne dieser Skizzen, wie beispielsweise diejenige über Abraham JOLY oder diejenige über den Schweizer General, der sich für Psychiatrie interessierte, die Entstehung der Epileptikerfürsorge

sowie die Anfänge der Schlafkur und der Insulinbehandlung in der Schweiz finden sich in französischer Sprache in meinem Buch »De l'asile au centre psychosocial«[3]. Das Kapitel über die Geschichte der Therapie der Schizophrenie ist in einem Sammelband, von W. BÖKER und D. BRENNER herausgegeben, erschienen, dasjenige über die öffentliche Meinung in einem Band der internationalen Gesellschaft für die Geschichte der Seelenheilkunde.

Mein besonderer Dank gilt Frau Rosemarie WEBER, die mir auch diesmal für die Sekretariatsarbeit tatkräftig zur Seite gestanden ist, sowie Frau BURKHALTER vom medizinhistorischen Institut Bern für ihre bibliographische Hilfe. Th. HUBSCHMID und V. und P. WYSS haben freundlicherweise das Manuskript gelesen und Unebenheiten korrigiert. Frau S. LUDWIG hat durch ihre Schenkung medizinhistorisch wertvoller Bücher zu meiner Arbeit beigetragen. Frau R. SIGNER hat mir Zutritt verschafft zum Rorschach-Archiv, und zur Literatursuche beigetragen. Prof. H. WALSER betrachte ich weiterhin als meinen Mentor in Psychiatriegeschichte.

Christian Müller, Bern 1997

Anmerkungen

1 Christian MÜLLER (1993): Vom Tollhaus zum Psychosezentrum. Guido-Pressler-Verlag, Hürtgenwald
2 HILMART-SPISKE (1975): Literatur zur Geschichte der Anstaltspsychiatrie. Karl-Wacholtz-Verlag, Neumünster
3 Christian MÜLLER (1997): De l'asile au centre psychosocial. Ed. Payot, Lausanne

SPURENSUCHE

Autobiographien
von Psychiatern

Es gibt Menschen, die sammeln Briefmarken, Bierhumpen oder Golfstöcke. Ich selbst habe angefangen, Autobiographien von Psychiatern zu sammeln. Mir schien es nämlich, daß vieles, was uns in der Psychiatriegeschichte interessiert, in diesen Selbstzeugnissen lebendig wird und auch überprüft werden kann. 62 Autobiographien habe ich gefunden, eine Liste, die wohl kaum vollständig sein dürfte. Der Zufall hatte mich auf die eine oder andere Spur geführt, bibliographische Recherchen trugen zur Sammlung bei. Eine wichtige Quelle war das Buch von PONGRATZ. Als Resultat dieses Suchens wird der Leser nun aber nicht eine systematisch aufgearbeitete Statistik vorfinden. Vielmehr werde ich Eindrücke wiedergeben, die mir bei der Lektüre dieser 62 Autobiographien aufgestiegen sind.

Mit wenigen Ausnahmen waren es alte Männer, die ihr Leben aufgezeichnet haben. Und weshalb haben sie es getan? Einige dieser Psychiaterkollegen haben sich zum Problem der Autobiographie an sich geäußert. Beispielsweise schreibt HOCHE, ehemals Professor der Psychiatrie in Freiburg im Breisgau, 1934, daß man die Memoiren von der Selbstbiographie unterscheiden müßte. Wenn das erstere eine Geschichtsschreibung im kleinen sei, wobei die Person des Verfassers im Hintergrund bleibe, beziehe sich die Selbstbiographie auch auf das Innenleben. »Der Schreibende reiht, wie der Biograph von außen her das auch erstrebt, ein Einzelleben ein in den großen Zusammenhang des geistigen Lebens; er geht dem Wesenskern der Persönlichkeit nach, ihren Quellen, ihrem Wachsen, Wirken und Leiden. ... «

Und weiter:

»Selbstbiographie im wahren Sinne ist nicht jedermanns Sache; am meisten liegt sie künstlerisch gerichteten Persönlichkeiten, denen sowohl der Gestaltungsdrang wie die Gabe des Innenblicks verliehen ist; sie wird dadurch oft selbst zum Kunstwerk. ...«

Ferner:

»Für die Abfassung der meisten Lebenserinnerungen darf man nicht auf heroische oder überhaupt Beweggründe hohen Stiles fahnden; die entspringt augenscheinlich einem häufigen, fast gesetzmäßigen Drang der gebildeten Alternden. Der Wunsch, die mühsam erworbenen, für wertvoll gehaltenen Lebenserfahrungen nicht umkommen zu lassen, eine reine Absicht der Belehrung, ist wohl nicht allzu häufig, wenn auch in vielen von uns eine unheilbare Portion von Schulmeister steckt. ...«

»Die Eigenliebe ist die fruchtbarste Nährmutter der Selbstbiographie. Sie ist zugleich ihre größte Feindin. Sie ist ein Moment, dessen fälschende Energie größer ist als die aller anderen Fehlerquellen zusammengenommen.«

Dies sind nur einige Ausschnitte aus einem ganzen Kapitel, das HOCHE dem Wesen, dem Sinn der Selbstdarstellung widmet. Besinnlich-kritisch äußert sich 1965 Hans SANER, der die autobiographischen Schriften von Karl JASPERS herausgegeben hat. Er schreibt: »Welchen Wahrheitsgehalt können autobiographische Schriften überhaupt haben? Treffen sie das Erste, Wirkliche, das einst unmittelbar Erlebte? Treffen sie ein Letztes, Wahres, das am Ende des Weges sich als wahr Erweisende? – Abgesehen davon, daß schon alles Erleben ein Fließen ist, das in der Erzählung durch die unvermeidliche Fixierung verfälscht wird, ist auch die Erinnerung an das Erlebte ein fortwährendes Fließen: ein Prozeß, der vom gegenwärtigen Denken und Erleben her die Deutungszusammenhänge neu ordnet, in sie neue Gehalte einsenkt, ja vielleicht gar das Faktische in Bewegung hält... Autobiographische Schriften sind nicht im Blick auf das Ganze geschrieben. Sie fixieren, wenn auch nicht willkürlich, etwas Vorläufiges. Sie enthalten nicht die letzte Wahrheit.«

Was eine Autobiographie kennzeichnet, beschreibt STEPANSKY im Vorwort zu Margaret MAHLERS Autobiographie: kennzeichnend sei, so sagt er, daß sie von einem spezifischen Ausgangspunkt her geschrieben werde. Es sei der Ort, an dem sich der Autor in bezug auf seine Erfahrungen befinde, wenn er die Bedeutung der Vergangenheit interpretieren wolle. »Werden Memoiren für die Veröffentlichung nach dem Tode von jemand anderem als dem Autor selbst zusammengestellt, bekommen Fragen nach dem Standpunkt des Autors, seiner Motivation und Intention natürlich eine besondere Bedeutung; denn schließlich kann der Autor nicht mehr die alleinige Verantwortung für die veröffentlichte Version übernehmen.«

Zur Rechtfertigung, eine Autobiographie zu schreiben, lesen wir bei Bumke noch folgendes: »So bleibt nur eine Rechtfertigung für diesen Versuch: nicht mich, auch nicht meine Lebenskameraden, sondern wenigstens etwas von der Zeit darzustellen, in der ich lebte; viele solcher Darstellungen zusammen könnten später vielleicht ein annähernd zutreffendes Bild von den Jahrzehnten ergeben, die die große Wende jetzt vorbereitet und herbeigeführt haben.«

Was mir bei der Lektüre der 62 Autobiographien zur Motivation der Verfasser aufgefallen ist, ist folgendes: Die Eigenliebe hat eine bedeutende Rolle gespielt. Sie äußert sich vor allem in den Passagen, wo von der Begegnung mit berühmten Persönlichkeiten oder mit berühmten Patienten berichtet wird. Daneben sind aber auch andere Elemente deutlich zu erkennen. Das Behagen, sich in eine glückliche Vergangenheit zurück zu versetzen, sich Rechenschaft zu geben über das, was geschehen ist, noch einmal die Kämpfe durchzukosten, die man ausgefochten hat, und sich der Erfolge zu freuen. Nur bei wenigen Autoren tritt das Belehrende in den Vordergrund, d.h. die Absicht, gewonnene Erkenntnisse oder Entdeckungen nochmals zu formulieren und weiterzugeben. Dies ist beispielsweise bei Bechterew, bei Moll, vor allem aber bei C.G. Jung der Fall.

Was praktisch fast alle Autoren verbindet, ist die Tatsache, daß sie sowohl eine neurologische als auch eine psychiatrische Ausbildung hinter sich gebracht haben und sich auch bis zum Ende ihres Lebens als Vertreter beider Fächer betrachten. Das kann man ohne weiteres verstehen, wenn man die lange Gemeinsamkeit der beiden Fächer seit Beginn des letzten Jahrhunderts bis zum zweiten Weltkrieg in Betracht zieht. Erst in neuerer Zeit wurden ja Neurologie und Psychiatrie getrennt.

Wenden wir uns vorerst ein paar groben Gliederungen zu. Einmal fällt auf, daß rund drei Viertel der Autobiographien aus dem deutschen Sprachraum kommen und nur ein Viertel aus dem französischen und englischen stammt. Dies mag verschiedene Gründe haben. Einmal wird es an meiner Art des Suchens liegen. Ich habe mich zwar ehrlich bemüht, in französischer und angelsächsischer psychiatrischer Literatur nach Autobiographien zu suchen, jedoch ohne großen Erfolg. Es mag aber sein, daß mir wesentliche Schilderungen entgangen sind. Eine andere mögliche Erklärung dieses Phänomens wäre, daß das Schreiben von Selbstbiographien im deutschen Sprachraum einen selbstverständlichen Platz im Geistesleben und vor allem in akademischen Kreisen eingenommen hätte. Könnte es sein, daß das leuchtende Beispiel von GOETHES »Dichtung und Wahrheit« auf die Intellektuellen des 19. Jahrhunderts abgefärbt hat? Ich möchte es nicht im vornherein ausschließen. Mag sein, daß das Nachdenken über sich selbst, der Versuch, sich selbst in einen historischen Rahmen zu stellen, bei den Gebildeten des deutschen Sprachraums stärker in den Vordergrund geriet als anderswo.

Eine zweite Gruppierung, die wir vornehmen können, ist diejenige nach den Lebensdaten der Autoren. Hier kurz gefaßt folgendes: Mein »ältester« Autor ist Benjamin RUSH, der 1746 geboren wurde, und der »jüngste« R. LAING, dessen Geburtsdatum 1927 ist. Alle 62 Verfasser von Lebensberichten sind also innerhalb eines Zeitraums von fast 200 Jahren geboren, nämlich zwischen 1740 und 1930.

Versuchen wir nun, die Autoren nach Zeitepochen zu gliedern, so finden wir, daß mit Ausnahme von RUSH 40 Prozent in der Zeitspanne zwischen 1820 und 1860 geboren sind, 50 % zwischen 1860 und 1900 und nur 10 % zwischen 1900 und 1930.

Was ist zum Stil der verschiedenen Autobiographien zu sagen? Mir scheint, das Gemeinsame sei die Vertrautheit mit der Sprache und dem sprachlichen Ausdruck. Von keiner der in der Liste aufgeführten Autobiographien könnte gesagt werden, daß sie unbeholfen oder stilistisch schlecht geschrieben erscheine. Auffällig ist bei einer einzigen Autobiographie, nämlich derjenigen von Eduard JARVIS, daß er systematisch von sich selbst in der dritten Person schreibt, d.h. immer: »Dr. J. had not before experienced such quietness...« etc.

Betrachten wir nun die verschiedenen Elemente der Lebensgeschichten. Einmal die Herkunft: Von den meisten Autoren erfahren wir den Beruf des Vaters und die soziale Stellung der Eltern. Zwei Berufe der Väter überwiegen ganz deutlich, nämlich derjenige des Arztes und andererseits des Theologen. In diesem Zusammenhang ist es nicht uninteressant festzuhalten, daß die große Mehrzahl der Verfasser aus evangelischen Familien stammen. Als häufigster Beruf des Vaters wird der des Arztes erwähnt. Meistens handelt es sich um Allgemeinpraktiker, in Ausnahmefällen um Universitätsprofessoren (KOLLE), in einem Fall um einen Psychiatrieprofessor (Auguste FOREL). In großer Minderheit befinden sich die Väter, welche eine Ausbildung als Jurist, als Ingenieur oder Kaufmann durchgemacht hatten. Nur einmal bin ich auf einen Handwerker gestoßen, nämlich in der Autobiographie von K. GEHRI. Sein Vater war Schreiner. Bei KRAEPELIN wird der Vater in etwas unklarer Stellung geschildert. Er sei Musiklehrer und Vorleser gewesen. Jedenfalls war das Milieu offenbar bescheiden und entsprach dem Leben in einer kleinen norddeutschen Provinzstadt. Während bei mehreren Autoren, z.B. PELMANNN, MENNINGER, MOLL und KRAEPELIN kaum etwas über die Geschwister gesagt, auch wenig über die eigene Kindheit nachgedacht wird, erfahren wir sehr viel mehr bei später geborenen Autoren, vor allem bei denjenigen, die sich später zu Psychotherapeuten und Psychoanalytikern entwickelten (J.H. SCHULTZ, A. MITSCHERLICH, C.G. JUNG, M. MAHLER).

Läßt sich etwas zur Stellung in der Geschwisterreihe aus den Autobiographien herauslesen? Obschon es sinnlos wäre, hier eine Statistik aufstellen zu wollen, scheint es mir doch bedeutsam, daß mehrere Male von der Situation des Autors als Einzelkind oder aber als ältestes in einer Geschwisterreihe gesprochen wird (BINDER war ein Einzelkind, ebenso STUCKI und LAING). Recht häufig wird über die Kindheit im Sinne einer problematischen Lebensperiode geschrieben. Es tauchen Kinderängste auf, man spricht von schlechten Schulleistungen, von Unaufmerksamkeit, auch von Schüchternheit (STUCKI). Den Verfassern steigen Erinnerungen an die strengen Lehrer auf, und hie und da werden diesen lange Kapitelabschnitte gewidmet. So kann beispielsweise WOLLENBERG schreiben: »Unser Klassenlehrer in der ersten Vorschulklasse muß sehr roh mit uns verfahren sein. Ich entsinne mich dunkel der Furcht, die ich vor diesem Manne hatte, und der Verwirrung, die er in mir anrichtete. Er nannte mich oft vor der Klassen einen Konfusionsrat und hielt mich für so schwach begabt, daß er meinem Vater den dringenden Rat gab, mich in eine niedere Schule zu geben. Dieser riet ihm, mich möglichst in Ruhe zu lassen, weil ich nur Angst vor ihm hätte. Das hat er dann wohl getan. Jedenfalls blieb ich in der Schule und machte dann alle Klassen ohne Anstand durch. Die Einschüchterung, die mir in so jungen Jahren zuteil wurde, ist aber auch nicht ganz ohne Folgen für meine weitere Entwicklung geblieben, die noch lange unter einer schlecht verhehlten Schüchternheit litt.«

Auffällig ist, wie häufig in den Lebensberichten körperliche Krankheiten im Kindesalter auftauchen. So kann z.B. BUMKE schreiben: »Als Kind bin ich viel krank und deshalb stärker ans Haus gefesselt gewesen als andere Kinder. So habe ich in manchen Jahren mehr im Zimmer als im Freien gespielt, gebaut, gebastelt, geschnitzt, musiziert, mich früh im Schachspiel geübt und schrecklich viel gelesen.«

Einen ernsthaften Versuch, die eigene Beziehung zu den Eltern darzustellen oder das Konflikthafte aufzuzeigen, habe ich eigentlich kaum je gefunden. Vor allem in den Autobiographien der zwischen 1860 und 1900 Geborenen finden sich zwar gelegentlich kritische bis bittere Bemerkungen über die Rolle des Vaters, aber im ganzen wird doch das Bild der zusammengehörigen, einigen Familie gewahrt. Auch indirekt erfährt man nichts von konkreten Ausbruchsversuchen. Höchstens kann die Tatsache erwähnt werden, daß eine große Zahl von Autoren nach dem Abitur an einer oder an mehreren fremden Universitäten studierten.

Von Vettern und Cousinen, Onkeln, Tanten, Großeltern wird zwar öfter gesprochen, sie haben aber in der Regel kein besonderes Profil. Insbesondere ist mir aufgefallen, daß nirgends von einer Psychose in der engeren Familie die Rede ist. Dies widerspricht etwas den Ergebnissen einer Enquête, die ich unter Schweizer Fachärzten für Psychiatrie durchführte und die ergab, daß ein Viertel aller Kollegen in der engeren Familie schizophren erkrankte Verwandte hatte.

Wie kam es zum Entschluß, Medizin zu studieren? Hier finden wir verschiedene Anhaltspunkte. Bei dem einen heißt es sehr deutlich, daß es das Vorbild des Vaters war, bei dem anderen ein befreundeter Arzt (P. DUBOIS zum Beispiel), ein dritter führt sein Interesse für die Medizin auf seine frühe Beschäftigung mit der Naturwissenschaft, mit Tieren und Pflanzen zurück. Über die Liebeserlebnisse des jungen Studenten erfahren wir praktisch nichts. In sehr zurückhaltender Weise taucht dann plötzlich irgendwo zu Beginn der Assistentenzeit die Bemerkung auf, daß man sich verlobt habe, aber mit einer Heirat warten müsse, bis die materielle Situation gesichert sei. Die Bedeutung der Gattin für das Leben des Verfassers wird nur selten in den Vordergrund ge-

rückt. Eindrücklich sind jedoch die Schilderungen bei JASPERS,
wenn er von seiner Frau Gertrud spricht.

Festzuhalten ist, daß die Art und Weise, wie das Studium beschrie-
ben, ja wie bereits vorher über die Schule geredet wird, von einem
Autor zum anderen sehr stark variieren kann. Da werden bei dem
einen viele Namen von Gymnasiallehrern erwähnt, später von
Universitätsdozenten, man hört von ihren kleinen Eigenheiten und
Besonderheiten im Unterricht, während andere Autoren großzü-
gig darüber hinweggehen. Warum sich der eine oder andere zur
Psychiatrie entschlossen hat, folgt keinem einheitlichen Schema.
Bei dem einen mag es Zufall gewesen sein, weil eben gerade eine
Assistentenstelle frei wurde und er heiraten wollte, beim anderen
setzte sich die Erkenntnis durch, daß dort ein interessantes Feld
zur Bearbeitung vorliege. Mischen sich in die Überlegungen des
jungen Assistenten bereits Zukunftsvorstellungen? Dies ist kaum
die Regel. Eine Ausnahme bildet indessen KRAEPELIN, der in seinen Memoiren schreibt, daß er schon als Assistent die feste Absicht gehabt habe, mit 30 Jahren Professor der Psychiatrie zu werden. Er schreibt dies ohne Ironie und stellt es einfach als Tatsache
hin. Mir will scheinen, daß diese Gradlinigkeit der Ambitionen,
diese Ungebrochenheit in bezug auf das zu erreichende Berufs-
ziel vielleicht ihre Hintergründe in der familiären Konstellation
hatte. Wie wir gesehen haben, war KRAEPELINS Vater ein einfacher
Mann. KRAEPELIN hatte also nicht die schwierige Aufgabe vor sich,
mit einem überragenden Vaterbild zu ringen, wie es beispielsweise der Fall für Oskar FOREL, Alexander MITSCHERLICH und andere
war.

Gehen wir nun zur Frage über, was denn aus diesen verschiede-
nen Autoren geworden ist. Auffällig ist, daß eine große Zahl, näm-
lich 32 ordentliche Professoren für Psychiatrie und Leiter einer
Universitätsklinik geworden sind (von BAYER, KLAESI, BARAHONA-
FERNANDEZ, MAUDSLEY, MENNINGER, PELMANN, WOLLENBERG, KOLLE,
WAGNER VON JAUREGG, BONHOEFFER, FALRET, BECHTEREW, FOREL,
HOCHE, RIEGER, BOVEN, KRETSCHMER, BUMKE, KRAEPELIN, ELSAESSER,
GOZZANO, KRANZ, LEONHARD, H.H. MEYER, SCHIPKOVENSKI, STÖR-
RING, WEITBRECHT, ROSENBAUM, MILLER, KRAFT, RUSH, MÜLLER).
Eine zweite Gruppe besteht aus Kollegen, welche zwar auch eine
akademische Laufbahn einschlugen, aber nicht Lehrstuhlinhaber
in Psychiatrie wurden. Sie haben sich durch ihre Publikationen

und zum Teil als Leiter von nichtuniversitären psychiatrischen Institutionen einen Namen geschaffen. Ich nenne hier BINDER, KALINOWSKI, BENEDICT, JASPERS, SCHULTZ, JUNG, MAHLER, FREUD, MENG, DUBOIS, KUHN, WYRSCH, STUTTE, STRANSKY. Ohne Professorentitel blieben MOLL, IN DER BEEK, GEHRY, LAING, FOREL, BINSWANGER, GREEN, STUCKI.

In bezug auf die Herkunft ist folgendes noch bemerkenswert: Versuchen wir, dem familiären Hintergrund der sechs Berühmtesten unserer Liste nachzugehen, nämlich Auguste FOREL, Wladimir BECHTEREW, Sigmund FREUD, Emil KRAEPELIN, Julius WAGNER VON JAUREGG, Carl Gustav JUNG, so stellt sich heraus, daß mit Ausnahme von JUNG, dessen Vater Pfarrer war, die Väter der fünf anderen keine akademische Laufbahn eingeschlagen hatten und zum Teil Beamte waren. Ist dies ein Zufall, oder läßt sich da eine gewisse Gesetzmäßigkeit ablesen? Wie bereits erwähnt, könnte die Hypothese aufgestellt werden, daß es ihnen leichter gelungen ist, sich von der Macht eines übermächtigen Vaterbildes zu befreien und damit die Kräfte für eine erfolgreiche wissenschaftliche Laufbahn aufzubringen.

Wenn wir nun weiter die Lebensläufe, so wie sie aus der Biographie hervortreten, analysieren, sehen wir, daß es keine Regel gibt, was Seßhaftigkeit oder im Gegenteil häufigen Stellenwechsel betrifft. Außerordentlich plastisch tritt vor allem bei den Schicksalen der deutschen Psychiatrieprofessoren in den Jahren zwischen 1890 und 1910 die Tatsache hervor, daß es um ein Sesselrücken ging, d.h. daß man sich gerne von einem minder gut bewerteten Posten auf einen höheren befördern ließ, auch wenn man dafür einen Ortswechsel in Kauf nehmen mußte. Ganz besonders deutlich wird dies beispielsweise am Schicksal von BUMKE (1877-1950). Aufgewachsen in einer Kleinstadt, absolviert er seine Medizinstudien und seine Ausbildung als Psychiatrieassistent in verschiedenen Kliniken, wird mit 24 Jahren Dozent in Freiburg i.Br., wechselt dann nach Rostock, von Rostock gelangt er nach Breslau, wo er einen Lehrstuhl erhält, wechselt von Breslau nach Leipzig, ebenfalls mit Lehrstuhl, um schließlich in München Nachfolger von KRAEPELIN zu werden. Aber auch bei KRAEPELIN selbst finden wir diesen häufigen Wechsel. Als angehender Psychiater arbeitet er in Würzburg, dann in Leipzig. Wir finden ihn in Dresden, eine erste Professur hat er in Dorpat, später läßt er sich nach Heidelberg wählen, und von Heidelberg gelangt er zum Schluß nach München.

Andere dagegen sind von einer erstaunlichen Seßhaftigkeit. Abgesehen von dem Aufenthalt in Paris hat Sigmund Freud, wenn wir von seiner späteren Emigration absehen, Wien nie verlassen. Auch C.G. Jung hat sich nach dem Abschluß seiner Studien und seiner Ausbildung zum Facharzt der Psychiatrie bei Bleuler nie mehr von Zürich wegbewegt, abgesehen von seinen Reisen und Vorträgen. Wagner von Jauregg hat seine Ausbildung in Wien gemacht, wurde dort Oberarzt, wechselte als Professor nach Graz, um 1893 wieder zurück nach Wien auf einen Lehrstuhl zu kommen.

Eines kommt in den Schilderungen der Universitätslehrer deutlich zum Ausdruck: die Solidarität unter Kollegen. Liebevoll werden da die Beziehungen unter den Fakultätsmitgliedern geschildert, man trifft sich gesellig, nicht selten wird von sehr feuchtfröhlichen Abenden berichtet. Deutlich wird einem bei der Lektüre vor Augen geführt, wie sehr vor allem in der zweiten Hälfte des letzten Jahrhunderts die Mitglieder der Universität einen elitären Klüngel bildeten, der sich offensichtlich recht einseitig gegen außen abschottete.

Etwas erstaunt hat mich die stramme deutschnationale Einstellung mehrerer meiner Autoren. Man könnte mit Kraepelin beginnen, für den das Ende des ersten Weltkrieges eine Katastrophe bedeutete, ich könnte aber auch Pelmann erwähnen, der vorübergehend eine elsässische Irrenanstalt – Stefansfeld – leitete und bei dem in der Schilderung jener Jahre nur allzu deutlich ein antifranzösischer Ton aufkommt. Ähnliches gilt für Wollenberg, der 1906 nach Straßburg gewählt wird. Auch er äußert sich abschätzig über die Franzosen. Interessant sind seine Schilderungen der Stimmung in Straßburg vor dem ersten Weltkrieg, und ausführlich beschreibt er seine Ablösung durch französische Kollegen 1918. »Der ärztliche Beruf brachte vielfache Berührungen mit den elsässischen Kollegen, und es entwickelte sich daraus manche an Freundschaft grenzende Beziehung. Gerade unter den Ärzten und Arztverwandten – dazu rechne ich die Apotheker – waren aber viele fanatische Politiker und Französlinge, wie es ja auch im Elsaß nicht selten war, daß Vertreter dieser Berufe Bürgermeisterposten und andere wichtige politische Stellungen innehatten.«

Mehrere der Autobiographen waren im ersten Weltkrieg Truppen-
ärzte, und ihre Tätigkeit an der Front kommt in den Selbstbe-
richten zum Ausdruck. Natürlich erfahren wir auch allerhand über
die Kriegszitterer und ihre Behandlung, auch von der Hypnose
wird öfter gesprochen, insbesondere von MOLL, der als einer der
Hypnosespezialisten galt. Die aufkommende Psychoanalyse wird
mit derben Seitenhieben bedacht, vor allem durch HOCHE, wogen-
gen ein anderer, nämlich WOLLENBERG, sehr vernünftige Ansichten über FREUD und seine Theorie äußert. Ganz allgemein kann
gesagt werden, daß vom wissenschaftlichen Standpunkt aus die
Mehrzahl der späteren Lehrstuhlinhaber sich ihre Sporen mit der
Neuropathologie abverdienten, Arbeiten über Hirnschnitte schrie-
ben und sich später entweder vorwiegend der Psychopathologie
oder der Psychotherapie im weitesten Sinne zuwandten.
Eine gewisse Sonderstellung nimmt BENEDIKT ein. Nicht nur hat
er die umfangreichste aller zitierten Autobiographien geschrieben
(416 Druckseiten), sondern es fällt auf, daß er von Anfang an
kämpferisch gegen wissenschaftliche Verleumdung ins Feld zieht.
Obschon er zahlreiche Fallschilderungen von hysterischen Frau-
en bringt und dabei auch deutlich ausspricht, daß für ihn die sexuellen »Geheimnisse« wichtig seien, erwähnt er den Namen
Sigmund FREUD nirgends, ungeachtet dessen, daß er in seiner
Nähe, in Wien nämlich, tätig war. Dafür will er auf seinen vielfäl-
tigen Reisen (Rußland, Konstantinopel, Dänemark, England, Si-
zilien etc.) überall »typische Köpfe« erkannt haben. Ein Tausend-
sassa also, der auch den Schädelmessungen große Wichtigkeit
beimaß und Verbrechergehirne anatomisch-pathologisch untersuchte.
Kann man anhand dieser Selbstschilderungen beobachten, daß
einer dieser Verfasser im Laufe seiner beruflichen Laufbahn eine
grundlegende innere Wandlung durchgemacht hätte? Dies mag bis
zu einem gewissen Grade für DUBOIS gelten, der sich während
Jahrzehnten auf Elektrotheorie und Elektrotherapie bei neurologischen Krankheiten spezialisiert hatte, um dann – wie er selbst
schreibt – plötzlich das Ruder herumzureißen und sich nur noch
auf Psychotherapie zu verlegen. Bei den meisten anderen finden
wir eine gradlinige Entwicklung, die wie gesagt in der Regel von
der Neuroanatomie/Neuropathologie zur Klinik führte.
Einer der ganz rabiat und eindeutig gegen jede Psychotherapie

Sturm lief, ist RIEGER. Er schreibt nämlich als Zusammenfassung seiner Selbstdarstellung: »Ich schließe das halbe Jahrhundert meines psychiatrischen Daseins hiermit: Reden hilft nichts; außer daß freundliches und passendes Zureden die Hirnkrankheit in sozialer Hinsicht milder gestalten kann. Aber ein krankes Hirn kann sensu strictiori durch Reden sowenig geheilt werden wie irgendein anderes Organ im Körper. Eine wirkliche kausale Therapie könnte nur medizinisch-chirurgisch im strengen Sinne des Wortes sein. Sie ist aber durch die Unsichtbarkeit und die schwere Zugänglichkeit des Hirns auf das Äußerste erschwert. Fortschritte werden nur möglich aufgrund von heute unberechenbaren neuen physikalischen, chemischen, medizinisch-chirurgischen Errungenschaften.«

Werfen wir nun einen Blick auf die jüngeren Verfasser, die sich mit dem Problem des deutschen Nationalsozialismus konfrontiert sahen. Hier ist die Situation eindeutig. Sowohl VON BAYER, KALINOWSKI, JASPERS, BONHOEFFER, Margret MAHLER, Oskar FOREL, MITSCHERLICH, wie auch MENG und BINSWANGER haben sich eindeutig gegen das HITLERsche Regime gestellt und auch entsprechende Konsequenzen für ihre Stellung ziehen müssen. KALINOWSKI mußte als Nichtarier auswandern, MENG emigrierte aus politischen Gründen, JASPERS erwog sogar den Selbstmord, da seine Frau als Jüdin in Gefahr war. Weniger klar ist die Situation bei C.G. JUNG, der, wie man weiß, wegen seiner Haltung dem deutschen Nationalsozialismus gegenüber angefeindet wurde. Auch WAGNER VON JAUREGG scheint merkwürdige Sympathien für HITLER gehegt zu haben. KOLLE beschreibt zwar, wie er als Oppositioneller kaltgestellt worden sei; andererseits nimmt er dann doch den Vorreiter der deutschen Rassengesetze, Rüdin, in Schutz. Oskar FOREL hat – wie in einem anderen Kapitel beschrieben wird – in selbstloser Weise verfolgten deutsch-österreichischen Kollegen zur Flucht verholfen. BUMKE legt in seiner Autobiographie großes Gewicht auf die ausführliche Darstellung seiner nazifeindlichen Gesinnung. Doch kehren wir zurück zu den klinischen Tätigkeiten der verschiedenen Persönlichkeiten. Etwas enttäuscht bin ich, daß wir so wenig erfahren über den Alltag in den Kliniken, welche diese Herren ja doch leiteten. Max MÜLLER macht hier eine lobenswerte Ausnahme, indem wir dort sehr viel über Organisation, Gestaltung des Tagesablaufs und soziale Gruppierungen innerhalb einer Klinik erfahren. Aber immerhin – es handelt sich da um die

Verhältnisse zwischen den beiden Weltkriegen, während wir doch wissen möchten, wie es denn etwa um 1870 in einer deutschen psychiatrischen Klinik zu- und hergegangen ist. Da können wir uns nun bei PELMANNN aufs beste informieren. Ich werde ihn infolgedessen auch etwas Ausführlicher zitieren. Er beschreibt die Situation in der Anstalt Siegburg, wo der berühmte JACOBI gewirkt hatte. PELMANNN kommt als junger Medizinalpraktikant – wohl etwa um 1860 – in diese Anstalt. Er schreibt: »Es war viel lautes Leben, aber auch viel Frisches in der Anstalt, und die Anzahl der Genesenen überwog. Der rasche Wechsel bedingte reichliche Arbeit, und für die nach unsern heutigen Begriffen kleine Anstalt (200 Betten) stand ein verhältnismäßig großer Stab von Beamten zur Verfügung. Außer dem ärztlichen Direktor waren es noch ein zweiter Arzt und ein Assistenzarzt sowie zwei Volontärärzte, daneben zwei Geistliche und ein Lehrer. Alle waren verpflichtet, ihre ganze Zeit den Kranken zu widmen und an den Vergnügungen und den Anstaltsfestlichkeiten teilzunehmen, und deren waren eine ganze Menge: Bierabende auf der Seite der Männer, Tanzabende bei den Frauen und dergleichen mehr.«

»Wöchentlich einmal war eine sogenannte Konferenz, zu der sich alle Beamten einzufinden hatten und wo nach Besprechung und Erledigung etwaiger Verwaltungsgeschäfte eine größere Anzahl von Krankengeschichten zur Vorlesung kam. Jeder Arzt mit Ausnahme des Direktors hatte deren zwei vorzutragen. Sie wurden besprochen und das Kurverfahren festgestellt.«

PELMANN beschreibt dann, wie er mit einem anderen Volontärarzt auf einem dunklen Korridor wohnte, wobei es abends schwierig war, die rechte Türe zu erwischen. PELMANNN schreibt: »Alle Außentüren, eine wie die andere, waren gleich und satt in die Wand eingelassen, und das wurde besonders abends sehr störend, weil dann die den Korridor spärlich erleuchtenden Lampen ausgelöscht wurden und von da ab auf dem Gange eine geradezu undurchdringliche Finsternis herrschte. Um dann ein Zimmer zu finden, mußte man die Schritte zählen. ...«

»Angeblich der Feuersgefahr wegen besaß das ganze zweite Geschoß keine eigene Heizung. Unsere Zimmer waren im Winter ungeheizt. Die Fenster waren von Eisen und nach innen zu öffnen, und wenn alsdann der Weststurm von der Eifel her herangebraust kam, dann konnten uns im Zimmer bei geschlossenen

Fenstern die Mützen von den Köpfen wehen und die Zähne klappern vor Kälte.«

Pᴇʟᴍᴀɴɴ beschreibt dann eine Art Luftheizung, indem vom unteren Raum ein Luftschacht in sein Zimmer führte. »Dieser untere Raum aber war von etwa 30 Kranken bewohnt, es war der große Speisesaal der Männer, und von diesen Kranken war wohl kein einziger, der nicht seine Pfeife Anstaltstabak geraucht hätte. Wurde nun die Kälte schier unerträglich und öffnete ich notgedrungen die Klappe, dann strömte von unten her ein sichtbarer Qualm verbrauchter und mit allerhand Wohlgerüchen geschwängerter Luft in die Zimmer, und jeder neue Versuch bestätigte nur die alte Erfahrung, daß von beiden Übeln die Wärme das schlimmere sei, und die Klappe wurde wieder zugemacht.«

»Eine unbestrittene Sehenswürdigkeit boten die Tob-Abteilungen. Sie begrenzten den Anstaltshof nach Osten und waren bei dem Toreingang in drei Geschossen übereinander aufgetürmt. Das untere Geschoß war den Männern zugeteilt, und die beiden oberen wurden von den Frauen bewohnt. Noch war die Zeit des No-restraint nicht erschienen, noch herrschten Zwangsstuhl und Zwangsjacke in voller Macht, und einen großen Teil des später von mir geleiteten Wärterunterrichts nahm die Unterweisung im Anlegen der Zwangsjacke und der Handhabung der übrigen Zwangsmittel ein. Wer den Lärm der alten Tob-Abteilungen nicht selbst erlebt hat, kann sich keine rechte Vorstellung davon machen, und von dem Skandal, der in den drei vereinigten Etagen von Siegburg herrschte schon gar nicht. Wer immer in die Anstalt trat, wurde von dem Lärm empfangen und von dem hochgelegenen Ostflügel her schallte er weit in das bergische Land hinein, so daß man stets in seinem Banne blieb, mochte man sich wenden, wohin man wollte.«

Und weiter: »Phantastisch gestaltete sich die Zwangsfütterung, von der damals viel häufiger Gebrauch gemacht wurde als heute der Fall ist (1912). Meist waren es mehrere Kranke, die gefüttert werden mußten, und oft saßen ihrer drei friedlich nebeneinander und harrten der Dinge, die da kommen sollten. Ich sage friedlich, weil sie auf dem Zwangsstuhle saßen und jeder Widerstand folgemäßig ausgeschlossen war. Auch der Zwangsstuhl ist verschwunden, und es dürfte schwerhalten, noch ein Exemplar aufzutreiben. ... Dem Nahrungsverweigerer wurde der Mund mit einer Schraube geöffnet und eine Sonde in den Magen eingeführt, und ich hatte

Abend für Abend hinreichende Gelegenheit, mein Geschick im Füttern zu beweisen und die Lobsprüche der Wärterin dafür in Empfang zu nehmen, um wieviel rascher ich damit fertig wurde als die andern. Und während ich die Suppe in den Trichter der Futtersonde goß, gab es die wunderbaren Schatten zu beobachten, welche die Laterne der Oberin auf die Wand zauberte. ... Die Anwendung der Rute habe ich selbst nicht mehr gesehen, obwohl ich weiß, daß sie anfangs 1860 noch vorgekommen ist, dem Regenbad und der Dusche habe ich mehrfach beigewohnt. Der Kranke wurde entkleidet, von zwei Wärtern unter die Brause geführt und von einer ziemlichen Höhe aus mit kaltem Wasser übergossen. Natürlich ging es nicht so glatt her, und die Wärter erhielten oft genug ihren Anteil an dem herunterstürzenden Wasser. Bei der Dusche wurde der nackte Kranke auf einen Zwangsstuhl gesetzt, und der Oberwärter leitete den Strahl einer Brandspritze auf seinen Rücken.«

Pelmann erwähnt dann auch die Anwendung der Autenriedschen Salbe, welche zur Folge hatte, daß nach drei bis fünf Tagen das eingeriebene Stück Kopfhaut schwarz und brandig wurde, bis man es mit der Pinzette fassen und herausnehmen konnte. Pelmann selbst schreibt, daß er eigentlich nie eine richtige Indikation gekannt habe. Man hätte sich die Wirksamkeit der Einreibung so gedacht, daß durch den gewaltigen Schock der Entzündung und des Fiebers das Gefäßsystem des Gehirns in eine vermehrte Tätigkeit und damit zu einer erhöhten Arbeitsleistung geriete.

Auch andere Schilderungen erlauben uns das Leben auf den psychiatrischen Stationen zu verdeutlichen. Bei Wollenberg lesen wir beispielsweise, wie er als Assistent in den Jahren 1888 die Charité in Berlin erlebte: »Auf meiner Abteilung herrschte ein Riesenbetrieb. Oft fanden an einem einzigen Tage so viele Neuaufnahmen statt, wie in Nietleben in vielen Monaten, und diese mußten in kürzester Zeit untersucht und klinisch fertig gemacht werden. Die leichteren Kranken und die Rekonvaleszenten kamen auf den ›kleinen Geist‹. Dies war der Name der im oberen Stockwerk gelegenen Abteilung, während der »große Geist« die beiden Aufnahmeabteilungen umfaßte. Allwöchentlich fanden Überführungen zahlreicher Kranker in die großen Anstalten Berlins statt. Das dabei einzuhaltende Tempo schien mir im Anfang geradezu atemraubend. ...«

Selbstverständlich mußten die Ärzte auch in der Charité wohnen, und WOLLENBERG schreibt darüber: »Die Wohnungen waren höchst kümmerlich. Siemerling hatte als Inhaber der ersten Stelle zwei Räume; sie waren puppenstubenartig klein, und er wohnte, schlief und arbeitete nicht nur darin, sondern empfing da auch die Angehörigen von Kranken und andere Besucher. ... Eine Badegelegenheit gab es für uns im Hause nicht, wir marschierten aber allwöchentlich geschlossen zum Luisenbad. Die beiden Hauptmahlzeiten nahm man in dem großen Speisesaal der Charité ein, in welchem sich die sämtlichen Ärzte mit den Apothekern mittags und abends zusammenfanden. Da saß man an einer riesigen Hufeisentafel mit Ergänzungsteilen, auf der einen Seite die Stabsärzte und Oberärzte mit den Apothekern, auf der anderen die Unterärzte. Zu den Oberärzten gehörten damals einige Männer, die sehr bekannt geworden sind, wie Friedrich Müller, Goldscheider, Georg Klemperer. Die Mahlzeiten waren altpreußisch einfach, reiz- und schmucklos. Wenn es Spargeln gab, wurden sie mit derben Fäden in kleinen Bündeln zusammengebunden serviert, damit niemand seine Ration überschritte. ...«

»Der ärztliche Dienst war damals in der Charité so geregelt, daß ein Oberarzt oder ein Stabsarzt während 24 Stunden für alle Stationen zuständig war, falls ärztliche Hilfe gebraucht wurde und der Abteilungsarzt selbst nicht zur Stelle war. Es ergab sich daraus, daß man zuweilen auch zu dringenden Operationen, Entbindungen und dergleichen gerufen wurde, eine Einrichtung, die für die betreffenden Kranken und Abteilungen nicht angenehm war, aber auch von den auf diese Weise herbeigerufenen fachfremden Ärzten oft peinlich empfunden wurde. Für manche von uns hatte es wohl schon etwas Beklemmendes, wenn wir am Morgen durch die Meldung der diensthabenden Unterärzte daran erinnert wurden, welches Maß von Verantwortung während der nächsten 24 Stunden auf uns lasten würde. Blieben dann bei der Abendtafel oder gar schon beim Mittagessen die Plätze der Herren von der Chirurgie, Gynäkologie oder andern operativen Fächern leer, dann wurde die Sache bedenklich. Denn das bedeutete die Teilnahme an irgendeiner Festlichkeit und mehrstündige Abwesenheit, also ein erheblich gesteigertes Risiko für den Oberarzt vom Dienst..«

Etwas später, nämlich aus dem Jahre 1904, finden wir eine Schilderung von K. GEHRY, der uns berichtet, wie der Tagesablauf eines jungen Assistenten der damaligen Heil- und Pflegeanstalt Rheinau aussah. Ich zitiere wörtlich:

7 Uhr: Morgenvisite, d.h. Besuch aller Patienten, damals in Neurheinau 205. Speziell mußten die körperlich Kranken verarztet werden. Dies dauerte bei den Männern etwa 1/3 der Zeit, die die Frauenabteilungen beanspruchten.

9 Uhr: sogenannter Rapport, d.h. Zusammenkunft des Arztes mit dem Oberwärter und der Oberwärterin, um Extraverschreibungen (Diät) aufzuschreiben.

9 Uhr 30: »Poliklinik«. Patienten mit Verbänden und körperlichen Schäden wurden von Wärtern ins Arzthaus gebracht und vom Arzt in einem schönen Raum für Apotheke und Verbandsstelle behandelt.

10 Uhr 30: kurze Pause für Wurst, Käse und Limonade, auf Wunsch ein Viertel Wein.

bis 12 Uhr: Besuch im Dorf bei körperlich Kranken sowie in der gewöhnlichen Landpraxis.

12 Uhr 15: Mittagessen, in Alt-Rheinau im Wohnzimmer des dortigen Assistenzarztes. Nach dem Essen immer eine Partie Schach. Sonntags schwarzer Kaffee. Der ärztlichen Dienst bei 937 Patienten besorgten 1904 ein Direktor, ein Oberarzt und zwei Assistenzärzte.

16 Uhr: Kaffee

17-19 Uhr: Abendvisite, wiederum auf allen Abteilungen. Verordnung von Schlafmitteln für Unruhige.

19 Uhr: Nachtessen; nachher Spaziergang nach Alt-Rheinau, Mondscheinpromenade am Rhein oder Belletristik, Zeitungen.

Was aber erfahren wir über die Zwangsmittel? Die Diskussion um das Prinzip des No-restraint von CONNOLLY hat ja während der ganzen zweiten Hälfte des letzten Jahrhunderts die Gemüter in Bewegung gehalten. Allerdings sprechen nicht alle unsere Autobiographen darüber.

Eine Stelle bei BENEDICT ist erwähnenswert, wo er schreibt: »Ein geradezu merkwürdiges Ereignis ist es, daß die ganze britische Ärzteschaft auf eine Rede hin eine hundertjährige Überzeugung aufgab, und ich bin sehr stolz darauf, daß ich in Bournemouth 1891 auf Aufforderung erklären konnte, daß ich schon seit jeher auf dem Standpunkt dieser neuen Wendung stand. William Tuke in

York hat wenige Jahre vor Pinel in Paris die Zwangsjacke und die Fesseln der Geisteskranken abgenommen und bis zum Jahr 1890 galt es in Britannien als ein crimen laesae majestatis scientificae et humanitatis, eine Zwangsjacke anzuwenden. Da brachte der Glasgower Psychiater Yellowless in seiner Präsidentenrede triftige Argumente für die Wiedereinführung der Zwangsjacke in gewissen Fällen vor. Die Zuhörerschaft war hochgradig erregt, aber im folgenden Jahre im Bournemouth war die ganze Versammlung bereits überzeugt, und man beklagte, daß eine Parlamentsakte, die nach langem Kampf von seiten der Ärzte durchgesetzt worden war, die Anwendung der Jacke verbiete.«

»Aufgefordert, meine Meinung kundzugeben, konnte ich erzählen, daß ich in Wien in der zweiten Hälfte der sechziger Jahre diese Frage viel mit Griesinger und Mundy, die beide fanatische Propagandisten für die Abschaffung der Zwangsjacke waren, zu diskutieren in der Lage war. Griesinger war damals bei seiner Übersiedelung von Zürich nach Berlin zu mir gekommen, um sich über Elektrotherapie zu orientieren, und wir besprachen natürlich alle neurologischen und psychopathologischen Fragen. Ich erkläre mich in Übereinstimmung mit dem berühmten holländischen Psychiater Schroeder van der Kolk als Gegner der absoluten Abschaffung der Zwangsjacke, weil sie oft sehr beruhigend wirke, da sie der immer sich steigernden muskulösen und damit psychischen Unruhe entgegenwirke und weil sie oft zum Schutze der Umgebung nötig sei. Doch erklärte ich damals, ich werde mich lange Zeit der Propaganda gegenüber schweigend verhalten, weil in der Medizin Extreme nur wieder durch Extreme lahmgelegt werden können und gegen den Mißbrauch der Zwangsjacke scharfes Vorverhalten nötig sei. Ich habe erst 1885 in Antwerpen und dann 1891 in Bournemouth meine Meinung geäußert.«

Interessant scheint mir auch, was wir aus den Autobiographien lernen in bezug auf die Ausbildung der zukünftigen Psychiater. Abgesehen von den jüngsten von mir zitierten Autoren, beispielsweise MITSCHERLICH, LAING, MAHLER etc., wiederholen sich die Schilderungen in eindrücklicher Weise: Der junge Arzt, der sich für eine Assistenzstelle in einer psychiatrischen Klinik, die auch noch mit der Neurologie zusammengeschlossen ist, entschließt, wird dort durch einen Oberarzt eingeführt, er wird angehalten, Literatur zu lesen, man korrigiert seine Krankengeschichten, man korrigiert ihn aber vor allem auch bei den Vorstellungen der Fälle. Eine korrekte Diagnostik ist also das Hauptziel, und im übrigen wird der junge Assistent oft in die Technik der Hirnmikroskopie eingeführt. Selbstverständlich nimmt der Assistent teil an den Vorlesungen des Chefs, an Kongressen, Tagungen, Seminarien; von speziellen Ausbildungskursen etc. wird bis zum zweiten Weltkrieg kaum etwas erwähnt.

Daß das Schreiben der Krankengeschichten einen immer breiteren Raum einnimmt, kann sich anhand der Autobiographien leicht nachweisen lassen. Wie ich an anderer Stelle ausführte, wurde es zu einem Zwang, zu einer Stereotypie, möglichst ausführliche, gründliche Krankengeschichten zu verfassen, als ob dadurch etwas wesentlich Therapeutisches geschehen wäre. Während die Krankengeschichte noch um 1860 vor allem die Personalangaben, vielleicht eine kurze Familienanamnese umfaßte, schwellen die Krankengeschichten bis zum zweiten Weltkrieg an Umfang und Gründlichkeit bedeutend an.

Hie und da finden wir Schilderungen dessen, was man heute die öffentliche Meinung nennen könnte. Und siehe da, die Kritik, die wir heutzutage besonders gut kennen, nämlich daß der Psychiater voreilig unschuldige Menschen einsperre, diese Anschuldigungen finden wir in den Autobiographien unserer Vorgänger wieder. Wohl wird nicht über Pressepolemiken berichtet, oder nur in Ausnahmefällen, aber doch gilt es nicht zu übersehen, daß auch in der zweiten Hälfte des letzten Jahrhunderts immer wieder Kritik an den psychiatrischen Anstalten aufkam.

In bezug auf die therapeutischen Methoden wird über Hypnose nachgedacht und geschrieben. Dies trifft z.B. für J.H. Schultz, den Vater des autogenen Trainings zu. Allerdings sind wir erstaunt, in seiner Autobiographie nichts über diese heute noch weltweit verbreitete Entspannungsmethode zu lesen. War das Absicht? Hat er aus Bescheidenheit dieses sein Hauptverdienst unterschlagen? Es ist unmöglich, dies nachträglich festzustellen, aber es bleibt doch bei der merkwürdigen Beobachtung, daß ein Forscher das, was von ihm in der Nachwelt als besonders wichtig gilt, verharmlost, wie ich dies in meinem Buch »Vom Tollhaus zum Psychozentrum« auch für Eugen Bleuler darstellen konnte.

Was erfahren wir aus den Autobiographien über die Lehrer und Vorbilder der Autoren? Da und dort stoßen wir auf treffende kurze oder längere Schilderungen. Fangen wir mit Meynert (1833-1892) an. Moll schreibt: »Er hatte einen guten Humor, sprach z.B. in einer Diskussion mit dem noch zu erwähnenden Benedict gegenüber einem bestimmten Apparat das Wort von dem Makroskop aus, mit dem sich alles so schön erkennen ließe wie mit dem an sich sehr feinen, aber überflüssigen Apparat Benedicts. Er meinte damit das Auge. Die Vorträge Meynerts waren sehr lebhaft, wenn auch nicht gerade sehr geistsprühend. Sein Assistent war der später berühmt gewordene Wagner-Jauregg. Dessen Vortrag hatte etwas Trockenes an sich, aber er war gelegentlich durch eine humorvolle Äußerung gewürzt.«

Bei Karl Gehry finden wir die Schilderung einer Vorlesung von Eugen Bleuler: »Da trat ein Männchen mit lebhaften Schritten in den Hörsaal und begann mit einer für mich unangenehm hellen und etwas näselnden Stimme über psychologische Elementarbegriffe des langen und breiten zu sprechen: Empfindung, Wahrnehmung, Überlegung und Schluß. Dies ging stundenlang so weiter. Hie und da saß ein Patient im Saal, der vielleicht einmal einen epileptischen Anfall bekommen konnte oder an dem sich eine Merkfähigkeit nachweisen ließ. Ich war enttäuscht von der Art Bleulers, natürlich zu Unrecht. Denn er mußte schließlich die Grundlagen für das pathologische Wesen der Geisteskrankheiten schaffen.«

Über den bereits erwähnten Albert Moll lesen wir bei J.H. Schultz folgendes: »Der etwas gebeugt gehende, brillentragende, ein wenig schielende ältere Herr empfing mich bei meinem ersten Besuch mit ausgesprochenem Mißtrauen, da er wohl aus meiner kleinstädtischen Kleidung und anderen Merkmalen Verdacht schöpfte, daß ich als Almosensucher zu ihm käme. Später verband uns eine sehr anregende gemeinsame Tätigkeit, besonders in der von ihm gegründeten Gesellschaft für medizinische Psychologie. Albert Moll hat das große Verdienst, in einer Zeit schwerster Verfemung der Psychotherapie, insbesondere der Hypnose, sich bedingungslos für sie eingesetzt zu haben. Da er an ärztlichen Standesfragen aktiv interessiert war, gelang es ihm, in jeder Klasse einen Arzt für Hypnose einzuführen, Leistungen über die der schnelle Wellenschlag der Zeit längst hinweggespült ist. Vorbildlich waren seine kritischen Untersuchungen sogenannter Hellseher, an denen ich auch persönlich teilnehmen konnte. Da Moll als Autorität auf diesem Gebiet international anerkannt war, wurde er dauernd mit Wünschen um Untersuchung und wenn möglich positive Beurteilung bestürmt, aber es gelang niemals einem angeblichen Hellseher oder dergleichen, ihm eine einwandfreie Leistung vorzuführen.«

Wie erlebte der große Karl BONHOEFFER seinen Lehrer WERNICKE 1893? BONHOEFFER schreibt: »Wenn er mit ziemlicher Regelmäßigkeit morgens gegen halb elf in seinem kleinen geschlossenen Coupé anfuhr und durch Klingelzeichen die vier Assistenten in das Direktorzimmer zusammengerufen waren, wurde meist in wenigen Minuten der geschäftliche Verkehr mit den Behörden erledigt und dann auf die Abteilung gegangen. Es wurde nicht etwa ein Rundgang bei allen Kranken gemacht, sondern nach kurzer oder längerer Besichtigung der Neuaufnahmen sofort zu bestimmten Kranken gegangen, deren Krankengeschichte Wernicke zu Hause durchgesehen und an den ihn interessierenden Stellen mit Strichen versehen hatte. Er setzte sich nun an das Bett des Kranken und explorierte mitunter stundenlang und wiederholt an verschiedenen Tagen, immer gleichzeitig Notizen schreibend. Es waren das die Krankengeschichten, die er später in seinem Lehrbuch und in seinen klinischen Demonstrationen veröffentlichte.«

Über Hans BERGER, den Erfinder des Elektroencephalogramms, schreibt J.H. SCHULTZ: »Hans Berger war für uns alle immer die Inkarnation absoluter Verläßlichkeit und Gewissenhaftigkeit. Nicht nur als unbestechlicher, objektiver Forscher, sondern auch als Mensch stellte er an sich und andere in dieser Beziehung die höchsten Anforderungen und zügelte sein an sich heftiges Gemüt mit geringen Ausnahmen vorbildlich. Diese Werte hinderten nicht, daß er in vielen Zügen ein völliges Original darstellte. Mittelpunkt seines Daseins war die Erforschung des Nervensystems, und allzulange Unterhaltungen mit Patienten bedeuteten daher für ihn gelegentlich eine Abhaltung von wichtigeren Aufgaben. So beschränkte er sich in begreiflicher Weise beim klinischen Rundgang im allgemeinen auf kurze Bemerkungen, die bei zufriedenen Patienten lauteten: ›Es ist nett.‹ Bei klagenden: ›Sie Armer.‹ Von seinen Mitarbeitern forderte er unbedingte Exaktheit. So verwies er mir einmal mit Recht, daß ich ihm einen typischen Fall von Migräne ohne Kontrolle des Augenhintergrundes vorstellte, und er hatte guten Grund. Denn die schnell nachgeholte Untersuchung ergab das Vorliegen einer Hirngeschwulst.«

Über Emil Kraepelin schreibt Kretschmer: »Der kurzgliedrige, gedrungene Mann mit dem grauen Spitzbart hatte eindringliche, gute Augen, aus denen viel Seelisches sprach. Diese Seite seines Wesens war aber tief verschlossen, und er konnte sie nicht zum Ausdruck bringen. So hatte er im Umgang mit Patienten wenig Aufschließendes oder Tröstliches. Auf den Kreis seiner Mitarbeiter wirkte er ausgesprochen kühl und betont sachlich.«

Was die rein naturwissenschaftlich fundierten Ärzte der damaligen Ära von der Art Kraepelins charakterisierte, war die reine Sachlichkeit um jeden Preis, die Ausklammerung ihrer Gefühlsnote, das unerbittlich nur auf das Leistungsziel gerichtete Streben.

Über Bonhoeffer schreibt Kretschmer: »Der bedeutende alte Berliner Ordinarius der Psychiatrie hat von seinem geprägten Stil als patrizischer Abkomme der Freien Reichsstadt Schwäbisch Hall nie etwas aufgegeben. Er war ganz unberlinerisch, sprach sehr leise, bewegte sich unmerklich, mit diskreten Gesten. Dabei hatte er eine beachtenswerte Geschicklichkeit, etwas laute und schnoddrige junge Berliner Assistenten mit einem kaum hörbaren Wort und leiser Geste zu distanzieren. Er war kein Mann des mitreißenden Temperaments, aber die verkörperte Sachlichkeit und hatte ein sicheres Gefühl für jede gute Leistung der Jüngeren, auch wenn sie ganz außerhalb seiner Schule und seines eigenen vorwiegend zerebral-neurologischen Arbeitskreises lag.«

Und nochmals erfahren wir durch Kretschmer, wie Eugen Bleuler auf seine Zeitgenossen wirkte: »Auf den Kongressen tauchte, von weitem erkennbar unter der Menge der Besucher, seine charakteristische Silhouette auf: eine mehr kleine, hagere Figur, leicht nach vorne geneigt, mit raschen, eckig gestoßenen Bewegungen, das schmale, scharf geschnittene Gesicht beim Sprechen überlebhaft, gespannt, fast utriert, expressiv, immer mit irgend jemand in einer zupackenden Diskussion begriffen. Als Kliniker ganz Pflichtmensch, unermüdlich tätig, im übrigen reiner Mann der Wissenschaft, ganz in seinem Forschungswerk lebend, immer hinter medizinischen und philosophischen Ideen her. Zu musischen Dingen und sonstiger Allotria fand er nur schwer Zugang. Er hätte vielleicht Tendenz zum doktrinären Fanatiker gehabt, doch lag in seiner Art wieder eine große Linie. Er liebte da gerade wieder Menschen von ganz anderer Art, wie z.B. seinen durch und durch musischen Oberarzt Klaesi, der ebenso witzig als poetisch und theatralisch begabt, gerne in Künstlerkreisen verkehrte und dem er für seine persönliche Art weiten Spielraum ließ. ... Sein privater Lebensstil war von kahler Anspruchslosigkeit. Er verachtete Komfort. ... Manchmal schoß er plötzlich scharfe, gezielte Pfeile gegen die Philosophen ab, was am besten in kurzen, listigen Fußnoten geschehen konnte.«

Warum erwähne ich die Selbstdarstellung von Sigmund FREUD in dem Buch von GROTHE, das 1930 erschienen ist, nicht in besonderer Weise? Die Antwort ist einfach: Über das Leben von Sigmund FREUD wurde so unendlich viel geschrieben, daß die Zusammenfassung, die er über sich selbst 1930 gibt, sich ganz bescheiden ausnimmt. In ruhig-sachlicher Weise schildert er da die verschiedenen Etappen seines Lebens und seiner Forschungen und in konzentrierter Form die Entwicklung der psychoanalytischen Lehre. Beachtenswert ist der Schluß seiner Selbstbiographie, wo er schreibt: »So kann ich denn rückschauend auf das Stückwerk meiner Lebensarbeit sagen, daß ich vielerlei Anfänge gemacht und manche Anregungen ausgeteilt habe, woraus dann in der Zukunft etwas werden soll. Ich kann selbst nicht wissen, ob es viel sein wird oder wenig.«

Über Sigmund FREUD und wie er auf seine Zeitgenossen wirkte, erfahren wir etwas bei J.H. SCHULTZ: »Der etwas über mittelgroße, leicht gebeugte, kräftig gebaute Mann mit den äußern Allüren des deutschen Professors: kurzer Vollbart, Brille, scharf beobachtender und doch wieder sinnender Blick, erinnerte im Gesamttypus auffallend an seinen kongenialen Zeitgenossen, seinen unvergeßlich persönlichen Lehrer Paul Ehrlich, der nur in seinem zarten Wuchse weit hinter Freud zurückblieb. Wille zu ruhender Sachlichkeit, zu objektivem Verstehen und gerechtem Aufnehmen beherrschten das Verhalten von Sigmund Freud; sprühender Geist, österreichische Liebenswürdigkeit, blitzschnell spielender Scharfsinn, alles entäußert in einer formvollendeten, seherisch bilderreichen und klassisch-architektonischen Sprechweise, faszinierten ebenso wie der unmittelbare ergreifende Eindruck größter persönlicher Lauterkeit und Ordnung, und alle diese lebendigsten Kundgaben wurden sichtlich getragen von einem glühend bewegten Gefühlsleben, das, in einem Höchstmaß selbstgestaltender Harmonie lebendig, jedes Wort beseelte. Kein Fühlender konnte sich dem Eindruck entziehen, den Napoleon gegenüber Goethe formulierte (mag dies auch von Historikern bestritten werden) – ›Voilà un homme!‹«

»Unvergeßliche Begegnung! Immer wiederkehrenden Mißverständnissen gegenüber muß besonders betont werden, daß die gesamte Persönlichkeit von Sigmund Freud eine Atmosphäre tiefster innerster ethischer Festigung ausstrahlte; gewiß konnte es gelegentlich zu Unduldsamkeiten kommen; aber wer wird dies einem sich selbst aufopfernden, die strengsten Anforderungen an sich selbst stets verwirklichenden Wahrheitsfanatiker mißgönnen dürfen? Man darf es als eine Ironie des Schicksals bezeichnen, daß gerade dieser lebenslänglich höchsten Zielen verpflichtete und tiefsten sittlichen Bindungen opferwillig anheimgegebene Große seines mutigen Eintretens gegen Verlogenheit, Prüderie und Heuchelei wegen vielfach so gänzlich unverstanden ist.«

Ich finde diese Schilderung SCHULTZscher Prägung meisterhaft!

Zum Schluß noch zu HOCHE und VON GUDDEN. Oswald BUMKE: »Schon seit dem Tode des bei Langemark gefallenen Sohnes und noch mehr nach dem Zusammenbruch Deutschlands im November 1918 haben Hoches Schüler und Freunde eine deutliche Veränderung seines Wesens bemerkt. Der strahlende, sprühende, scharfsinnige Geist, die blitzschnelle Auffassungsgabe und die stets bereite Anlegbarkeit, der aufrechte, eigenwillige, mutige Mann, der hinreißende Gesellschafter – die waren geblieben. Im Temperament aber klangen immer mehr Molltöne durch, und die von jeher vorhandene kritische Ader hatte sich zu grundsätzlicher Skepsis verhärtet. So werden sich – wenn man von den ganz wenigen absieht, die Hoche auch jetzt noch an sich herankommen ließ – die Jüngeren kaum noch die sieghafte Erscheinung vorstellen können, die wir Alten vor 40 Jahren an ihm bewundert haben. Liebenswürdig und zugleich kampflustig, geistreich und unglaublich vielseitig begabt, humorvoll, sarkastisch und witzig, so hat er damals nicht nur viele Geister bestrickt, sondern auch zahlreiche Herzen gewonnen. An beidem war ihm in den letzten Jahren wohl nur selten gelegen. Er hielt nicht viel von den Menschen. Immer mehr zog er sich auf den Genuß der Natur, auf den Umgang mit den erleuchtendsten Geistern aller Zeiten, auf die Musik und schließlich auf seine eigene literarische Arbeit zurück.«...

Über VON GUDDEN äußert sich KRAEPELIN wie folgt: »Er war ein großer, kräftig gebauter Mann mit einem Kopfe, der vielleicht eher

an einen hervorragenden Ingenieur als an einen Gelehrten denken ließ. In seinen Zügen sprach sich Beobachtungsgabe und nachhaltige Tatkraft aus. Sein Wesen war durchaus natürlich, ganz frei von jeder Selbstgefälligkeit. Im Verkehr mit uns fehlte bei aller Strenge der dienstlichen Verantwortlichkeit und Unterordnung völlig der Vorgesetztenton. Da wir alle im gleichen engen Raume unsere dienstlichen Angelegenheiten zu erledigen hatten, liebte er es, in einer Pause bei der Zigarre mit uns zu plaudern, vorwiegend über die ihm naheliegenden wissenschaftlichen Fragen, aber auch über alle möglichen anderen Dinge. Er vertrug ohne weiteres jeden Widerspruch und ließ immer nur sachliche Gründe gelten. Einen besonderen Reiz boten diese ungezwungenen Unterhaltungen durch seinen häufig hervortretenden überlegenen Humor, mit dem er Menschlichkeiten aller Art zu behandeln pflegte. Für die bildende Kunst hatte er lebhaftes Interesse und ein feines Verständnis.«
Damit genug der Porträtierungen.
In den heutigen Reformtendenzen der psychiatrischen Kliniken spielt vom ökonomischen Standpunkt aus gesehen das Globalbudget eine immer wichtigere Rolle. Interessant ist nun festzuhalten, daß ein solches Globalbudget schon in den Autobiographien unserer Autoren erwähnt wird. So schreibt beispielsweise PELMANN: »Bei der Aufstellung des Etats ist es das Bestreben der Verwaltung, die Ansprüche der Direktion, soweit dies tunlich, herabzudrücken und die Ausgaben möglichst zu beschränken. Jeder Pfennig ist im voraus für einen bestimmten Zweck festgelegt, und an die Stelle des freien Schaltens sind feste Normen gesetzt. In der französischen Verwaltung war das insofern anders, als der Etat in sich wohl ein Ganzes bildete, bei den einzelnen Titeln dagegen eine Verschiebung (Revirement) gestattet war. Hatte ich in Stefansfeld z.B. den Titel ›Heizung‹ überschritten, dann konnte ich das Defizit durch die Ersparnis der Landwirtschaft oder aus einem andern Titel decken oder umgekehrt.
Aber auch davon abgesehen, kann der Anstaltsdirektor meines Erachtens nicht ohne einen Fond auskommen, der nicht im Etat steht und somit der Nachprüfung nicht unterliegt. In dem Getriebe einer Anstalt und bei der großen Menge Bediensteter kommt so manches vor, das eine sofortige Entschädigung nötig macht. Kleine Ungerechtigkeiten und Versäumnisse von seiten der Direk-

tion sind zu sühnen, durch Kranke erlittene Schäden am Eigentum des Pflegepersonals zu vergüten, kurz, bei den verschiedensten Gelegenheiten muß es dem Ermessen des Direktors freigestellt sein, berechtigten Ansprüchen mit klingender Münze nachzukommen. Der Etat gewährt ihm diese Möglichkeit nicht, und ob sich die Verwaltung damit einverstanden erklären würde, ist zumindest fraglich. Jedenfalls müßte der Direktor erst fragen und berichten und nochmals berichten. Darüber vergehen Wochen und Monate, und das geht nicht an. Ohne einen Dispositionsfond kann der Direktor nicht auskommen, und die Beschaffung eines solchen war stets eine meiner ersten Sorgen.«

Heutige Klinikdirektoren mögen den alten PELMANN beneiden, der sich noch solche Freiheiten erlaubte. Hat er aber nicht im Grunde recht? Die übermäßige Beschränkung der Kompetenzen der heutigen Klinikleiter schreit zum Himmel.

Was einer an konkreten Maßnahmen zur Verbesserung der Situation in seiner Klinik vorgenommen hat, findet wir bei FALRET. Er schreibt, daß er seit 1840 in der Salpétrière Schulunterricht eingeführt habe, daß die Kranken für das Chorsingen und öffentliche Rezitation zusammenkommen. »Wir schreiben dieser Beschäftigung der Geisteskranken eine große Wichtigkeit zu.« Er beschreibt auch, daß er im Gegensatz zu PINEL und ESQUIROL die Rolle der Pfarrer in den Heilanstalten wieder aufgewertet habe. Ferner erwähnt er das »patronage à domicile«. Es soll sich dabei nicht nur um materielle Hilfe, sondern auch um eine moralische und ärztliche Hilfe handeln, also das, was wir heute als postcure oder nachgehende Fürsorge bezeichnen würden. FALRET meldet auch, daß an vielen Orten in Europa die Chefärzte einen Reservefond geschaffen hätten, der durch Verkäufe von Handarbeiten der Kranken genährt werde und der es erlaube, bei einem Austritt jemandem finanziell zu Hilfe zu kommen.

Ich komme zu einem Schluß: Der Versuch, alles Gelesene in eine einfache Zusammenfassung zu pressen, fällt mir nicht leicht. Zu verschieden sind die Einzelschicksale, verschieden die Zeiten, in denen die Psychiatrie von Irrtum zu Irrtum, aber auch von Fortschritt zu Fortschritt gelangte, verschieden die Ansichten der Autoren über das Wesen der Geisteskrankheit, verschieden aber auch ihre Herkunft. Um es nochmals zu betonen, was mir als Gemeinsames vor Augen steht, ist die Tatsache, daß bei diesen durch-

wegs alten Autoren ein gewisses Behagen an der Wiederbelebung
der Vergangenheit auftritt, kaum je ein Bedauern über Verfehltes,
hie und da ein ziemlich deutliches Eigenlob, vor allem was die
wissenschaftliche Publikation betrifft, viel Gemeinsames in der
Schilderung der Anfänge und der Motive, die zum Beruf des Arztes und schließlich des Psychiaters geführt haben. Es ist tröstlich
zu denken, daß aus dieser großen Zahl von schüchternen, häufig
kranken Kindern mit zum Teil beträchtlichen Schulschwierigkei-
ten bedeutende Menschen und Vertreter unseres Faches geworden
sind. Wenn sie sich auch nicht immer auf einer Linie bewegten,
die wir heute noch als glücklich und gültig betrachten können, so
soll ihnen das nicht angekreidet werden. Als Kinder ihrer Zeit
haben sie dem Zeitgeist gefrönt.

Zu guter letzt muß ich dem Leser ein Geständnis machen: Auch
ich selbst bin der Versuchung erlegen, eine Autobiographie zu
schreiben. Sie ist indessen nicht gedruckt, liegt in keiner Buch-
handlung auf, sondern wird in einer Schublade meines Schreib-
tischs verwahrt.

Literatur

BAEYER, W. von (1977): In PONGRATZ, Psychiatrie in Selbstdarstellungen

BARUK, H. (1976): Des hommes comme nous. Mémoires d'un neuro-
psychiatre. Paris Laffont

BECHTEREW, W. (1930): In GROTE, L., Führende Psychiater in Selbstdarstellungen

BENEDIKT, M. (1906): Aus meinem Leben. Karl-Konegen-Verlag, Wien

BINDER, H. (1977): In PONGRATZ, Psychiatrie in Selbstdarstellungen

BOVEN, W. (1968): Souvenir d'un psychiatre. Rev. méd. Suisse Romande,
Vol. 88, S. 570ff.

BUMKE, O. (1952): Erinnerungen und Betrachtungen. Richard-Pflaum-
Verlag, München

BÜRGER-PRINZ, H. (1971): Ein Psychiater berichtet. Hofmann und
Campe-Verlag, Hamburg

CHIANTARETTO, J.Fr. (1995): De l'acte autobiographique. Edition
Champ Vallon, Presse Univ. de France

CLÉRAMBAULT, G.G. de (1992): Souvenirs d'un médecin opéré de la
cataracte. Collection Les empêcheurs de penser en rond.
Synthelabo

DAVICO, R. (Hrsg.) (1992): The Autobiography of Edward Jarvis. Med. Hist.Suppl. No 12, London Wellcome Inst.

DUBOIS, J. (1971): Autobiographie. Manuskript im Besitz der Familie

ELSÄSSER, G. (1977): In PONGRATZ, Psychiatrie in Selbstdarstellungen

FALRET, J.P. (1864): Des maladies mentales, z.B. Baillière et fils, Edit., Paris

FERDIÈRE, G. (1978): Les mauvaises fréquentations. Edit. J.Cl. Simoen

BARAHONA FERNANDEZ (1977): In PONGRATZ, Psychiatrie in Selbstdarstellungen

FOREL, A. (1935): Rückblick auf mein Leben, Europa-Verlag, Zürich

FOREL, O. (1980): La mémoire du chêne. Edit. P.M. Favre, Lausanne

FREUD, S. (1931): In GROTE, L., Führende Psychiater in Selbstdarstellungen

GOZZANO, M. (1977): In PONGRATZ, Psychiatrie in Selbstdarstellungen

GREEN, A. (1994): Un psychiatre engagé. Edit. Calman Levy, Paris

GROTE, L. (1930): Führende Psychiater in Selbstdarstellungen. F. Meiner-Verlag, Leipzig

HERZOG, M. (Hrsg.) (1995): Ludwig Binswanger und die Chronik der Klinik Bellevue in Kreuzlingen. Quintessenz-Verlag, Berlin/ München

HESSENBERG, E. (1926): Edit. Lebenserinnerungen Dr. Heinrich Hoffmanns. Verlag Englert und Schlosser, Frankfurt a.M.

HOCHE, A. (1934): Jahresringe. J.F.-Lehmann-Verlag, München

JASPERS, K. (1967): Schicksal und Wille. Autobiographische Schriften, Piper-Verlag, München

BEEK, M. IN DER (1988): Marginalien zur Psychiatrie. Privatdruck

JUNG, C.G. (1962): Erinnerungen, Träume, Gedanken. Rascher-Verlag, Zürich

KALINOWSKI, L. (1977): In PONGRATZ: Psychiatrie in Selbstdarstellungen

KLAESI, J. (1977): In PONGRATZ: Psychiatrie in Selbstdarstellungen

KOLLE, K. (1972): Wanderer zwischen Natur und Geist. J.F.-Lehmann-Verlag, München

KRAEPELIN, E. (1983): Lebenserinnerungen. Springer-Verlag, Berlin/ Heidelberg

KRAFT, A.M. (1991): Personal Reflections. Psychiatric Quarterly, Vol. 62, Nr. 3, S. 251-256

KRANZ, H. (1977): In PONGRATZ: Psychiatrie in Selbstdarstellungen

KRETSCHMER, E. (1971): Gestalten und Gedanken. G. Thieme-Verlag. Stuttgart, 2. Aufl.

KUHN, R. (1977): In PONGRATZ: Psychiatrie in Selbstdarstellungen

LAING, R. (1987): Weisheit, Wahnsinn, Torheit, Der Werdegang eines Psychiaters. Kiepenheuer-Verlag, Köln

LEONHARD, K. (1977): In PONGRATZ: Psychiatrie in Selbstdarstellungen

MAUDSLEY, H. (1988): Autobiography 1912. Br. Journ. Psychiat., Vol. 153, S. 736ff.

MENDEL, G. (1981): Enquête par un psychanalyste sur lui-même. Ed. Stock, Paris

MENG, H. (1971): Leben als Begegnung. Hippokrates-Verlag, Stuttgart

MENNINGER, K. (1983): A Literary Self-portrait. Bull. Menninger Clin., Vol 47, S. 293ff.

MENNINGER, K. (1959): A Psychiatric World. Viking Edit., New York

MEYER, H.H. (1977): In PONGRATZ: Psychiatrie in Selbstdarstellungen

MILLER, A.D. (1991): Hindsight in Retrospect: Learing the Lessons of History. Psychiatric Quarterly 62, Nr. 3, S. 213-231

MITSCHERLICH, A. (1980): Ein Leben für die Psychoanalyse. Suhrkamp-Verlag, Frankfurt a.M.

MOLL, A. (1936): Ein Leben als Arzt der Seele. Carl-Reissner-Verlag, Dresden

MÜLLER, M. (1982): Erinnerungen. Springer-Verlag, Berlin/Heidelberg

PELMANN, C. (1912): Erinnerungen eines alten Irrenarztes. Verlag Friedr. Cohen, Bonn

PONGRATZ, L. (Hrsg.) (1977): Psychiatrie in Selbstdarstellungen. H.-Huber-Verlag, Bern

RIEGER, K. (1930): In GROTE, L.: Führende Psychiater in Selbstdarstellungen

ROSENBAUM, M. (1981): On Becoming a Doctor. General Hospital Psychiatry 3, 283-288

RUSH, B. (1948): The Autobiography. Edition George W. Conner, Princeton Univ.Press

SCHIPKOWENSKY, N. (1977): In PONGRATZ: Psychiatrie in Selbstdarstellungen

SCHOENBAUER, L., JANTSCH, M. (Hrsg.) (1950): Julius Wagner-Jauregg, Lebenserinnerungen. Springer-Verlag, Wien

SCHOOP-RUSSBÜLT, B. (1989): Psychiatrischer Alltag in der Autobiographie von Karl Gehry (1881-1962), Juris Druck, Zürich

SCHULTZ, J.H. (1964): Lebensbilderbuch eines Nervenarztes. Georg Thieme-Verlag, Stuttgart

STEPANSKY, P.E. (Hrsg.) (1989): Margret Mahler: Mein Leben, mein Werk. Kösel-Verlag, München

STÖRRING, G.E. (1977): In PONGRATZ: Psychiatrie in Selbstdarstellungen

STRANSKY, E. (1977): Selbstbiographie, Manuskript in: Institut für Geschichte der Medizin, Wien

STUCKI, A. (1996): Der Weg zum Psychiater. Rotenhäusler-Verlag, Stäfa

STUTTE, H. (1977): In PONGRATZ: Psychiatrie in Selbstdarstellungen

WEITBRECHT, H.J. (1977): In PONGRATZ: Psychiatrie in Selbstdarstellungen

WOLLENBERG, R. (1931): Erinnerungen eines alten Psychiaters.
F. Enke-Verlag, Stuttgart

WYRSCH, J. (1977): In PONGRATZ: Psychiatrie in Selbstdarstellungen

ZUTT, J., STRAUS, E., SCHELLER, H. (Hrsg.) (1969): Karl Bonhoeffer.
Springer-Verlag, Berlin/Heidelberg

Wer hat die Geisteskranken
von den Ketten befreit?

Es braucht nicht näher ausgeführt zu werden, daß am Ende des 18. Jahrhunderts in Europa die Geisteskranken verfemt, mißhandelt und häufig auch angekettet wurden. Kunterbunt finden wir sie zusammen mit Verbrechern, Prostituierten, körperlich Kranken der Neugierde der Zuschauer ausgeliefert. Ihr Schicksal ist bedauernswert. Nun bricht aber die Zeit an, wo Ärzte diese skandalöse Situation kritisieren und bessere Behandlungsbedingungen schaffen wollen. Zuerst gilt es, die Kranken von den Ketten zu befreien, dann sie von den nicht Geisteskranken zu trennen und humanere Methoden einzuführen. Welche Pioniere haben das getan? Blättern wir in den Büchern zur Geschichte der Psychiatrie, so tauchen traditionsgemäß immer wieder drei Namen zu diesem Thema auf: Philippe PINEL (1745-1826), Vincenzo CHIARUGI (1759-1820) und Abraham JOLY (1748-1812). Man halte fest, daß diese drei Ärzte der gleichen Altersgeneration entstammen. Beinahe stereotyp werden ihre Namen durch die Spezialisten der Psychiatriegeschichte, nämlich ALEXANDER, ACKERKNECHT, POSTEL u.a. zitiert. Es fällt auf, daß alle drei in einem Zug genannt werden, und der Leser wird unwillkürlich daran erinnert, daß später drei andere bedeutende Psychiater stets gemeinsam erwähnt werden, nämlich ADLER, FREUD und JUNG. Aber wie solid sind unsere Kenntnisse zu diesen Kettenbefreiern?

Das Leben und Werk von Philippe PINEL ist bestens dokumentiert. Es ist nicht übertrieben zu sagen, daß von allen Psychiatern des 18. und 19. Jahrhunderts PINEL derjenige ist, über den am meisten geschrieben wurde. Das berühmte Bild, auf welchem man ihn sieht, wie er mit einer grandiosen Geste die Geisteskranken im Hôpital Bicêtre in Paris befreit, ist auf der ganzen Welt bekannt, und dessen Reproduktion ziert manches psychiatrische Spital. Der »geste de Pinel« hat indessen etwas von seinem Glanz verloren, seitdem POSTEL diese heroische Episode demystifiziert hat. Heute wissen wir, daß es vielmehr sein Oberpfleger POUSSIN war, der die Initiative ergriffen hat. PINELS Sohn hat Jahrzehnte später ganz bewußt die berühmte Legende kultiviert. Das soll aber nicht hei-

ßen, daß PINEL keine großen Verdienste gehabt hätte. Seine Pio-
niertaten im Hôpital Bicêtre und in der Salpétrière sind unbestrit-
ten.

Auch CHIARUGI ist erforscht worden, und es wurden ihm zahlreiche wichtige Arbeiten gewidmet.

Wie steht es aber mit Abraham JOLY? Die erwähnten Klassiker der
Psychiatriegeschichte haben unermüdlich seinen Namen wiederholt, ohne indessen Einzelheiten seiner »Befreiung« der Geisteskranken zu kennen. Vermutlich hat einer von ihnen das Buch von
L. GAUTIER gelesen, in dem JOLY kurz erwähnt wird. So erstaunt
es denn, daß man das Jahr 1974 abwarten mußte, um Genaues über
Abraham JOLY zu erfahren. In diesem Jahr hat nämlich M. CRAMER
in Genf Dokumente gefunden, welche nähere Auskunft über
Abraham JOLY geben. Ich stütze mich vor allem auf CRAMER.

JOLY stammt aus einer alten Genfer Familie. Sein Vater handelt mit
Uhren. Anhand der aufgefundenen Dokumente erfahren wir, daß
JOLYs Jugend traurig war und daß er die erste Gelegenheit am
Schopf packte, um seine Familie zu verlassen. Immerhin gibt es
einen Onkel, Gaspard JOLY, einen bekannten Arzt, und man kann
vermuten, daß er sich unter dessen Einfluß zur Medizin entschließt. Er studiert in Montpellier und erhält 1774 sein Doktor-
diplom. Später finden wir ihn in London, wo er sich ein erstes Mal
verheiratet. Seine Frau stirbt jedoch nach der Geburt eines Kindes. JOLY kehrt dann nach Genf zurück, verheiratet sich 1776 ein
zweites Mal, und seine zweite Frau Catherine verfaßt später eine
Biographie ihres Mannes. Nach CRAMER handelt es sich eher um
ein Tagebuch als um eine echte Biographie, und das Manuskript
soll vor allem in enthusiastischer Weise den edlen Charakter des
Mannes beschreiben. Dieses Manuskript wurde nie publiziert und
findet sich in den Papieren eines Nachkommens.

JOLY läßt sich also als praktischer Arzt in Genf nieder. 1779 wird
er nach Dardagny geschickt, um dort eine Fieberepidemie zu bekämpfen. 1781 wird er zum Direktor des Spitals ernannt und soll
sich vor allem um das »Quartier de St-Gervais« kümmern. In diesem Etablissement sind Arme, Alte, Waisenkinder und Verrückte
zu finden. Wir vernehmen, daß die letzteren oft eingeschlossen
und angekettet in der »Disziplin«, d.h. im Gefängnis waren. Dieses Haus wurde durch eine Kommission verwaltet, zu welcher der
Schulthess, ein Mitglied des Kleinen Rates, ein Pfarrer und acht

Mitglieder des Großen Rates gehörten. Abraham JOLY wurde zum
»hospitalier« ernannt, d.h. zusammen mit seiner Frau führte und
verwaltete er das Spital. Oft agierte er aber auch als Chefarzt. Léon
GAUTIER schreibt: »Seit er 1787 zum ›hospitalier‹ ernannt wurde,
hat er mit Hilfe seiner Frau seine Aufgabe zur allgemeinen Zu-
friedenheit erfüllt. Als er sechs Jahre später seinen Posten aufgab,
wurde ihm die schmeichelhafte Anerkennung der Behörden zuteil. Joly hob im Genfer Spital die Verwendung von Ketten und
anderer barbarischer Methoden der Disziplin auf, der man sich
bediente unter dem Vorwand, Geisteskranke zu behandeln.«
Nun findet man bei GAUTIER aber keine konkreten Auskünfte über
diese Aufhebung der Ankettung. Auch in den offiziellen Registern
findet sich nichts darüber. CRAMER hat in andern Quellen gesucht
und fand genaue Auskunft bei G.F. MOULTOU, der in Genf von
1767-1832 lebte. Sicher hat er Abraham JOLY gut gekannt, da er
nämlich den Posten eines Spitaldirektors von 1823-1832 innehatte. In einer Broschüre schreibt er: »Die Stadt Genf war nicht ge-
rechter und humaner mit ihren Geisteskranken als andere Länder. Sie lebte lange unter dem Einfluß von Vorurteilen, welche in
Europa dominierten. Die Institution, in der sie gefangen waren,
besaßen Ketten und schwarze Zimmer und die Verrückten waren
sozusagen den Pflegern gänzlich überlassen. Ein philanthrophi-
scher ›hospitalier‹, A. Joly, der in unserem Spital vieles verbes-
sert hat, kümmerte sich auch um die ›discipline‹, so hieß das Haus,
in welchem die Personen, welche verrückt waren, sich aufhielten.
Er ersetzte die Ketten und eisernen Halsbänder durch Zwangsjacken aus Stoff, um Hocherregte zu bändigen.«
Vergleichen wir nun diese Pioniertat mit derjenigen von PINEL, so
stellen wir fest, daß JOLY mehrere Jahre vor PINEL die Ketten ver-
bannt hat. JOLY war ja hospitalier von 1787-1792, während PINEL
erst 1793 sein Amt im Bicêtre angetreten hat. Warum erwähne ich
das alles? Ganz einfach, weil es mir wichtig scheint festzuhalten,
daß neben PINEL und CHIARUGI Abraham JOLY seinen Platz in der
Geschichte der Psychiatrie wohl verdient hat. Im übrigen ist für
uns Schweizer natürlich angenehm zu wissen, daß einer der Uns-
rigen sich in die große Reihe der Reformatoren der Psychiatrie
eingereiht hat. Ich verhehle nicht, daß dies meinem Patriotismus
geschmeichelt hat.

Literatur

ACKERKNECHT, E.H. (1985): Kurze Geschichte der Psychiatrie, Ed. R. Enke, Stuttgart

ALEXANDER, F.G., SLEZNICK, S.C. (1969): Geschichte der Psychiatrie, Ed. Diana, Zürich

GAUTIER, L. (1906): La médecine à Genève jusqu'à la fin du XVIIIème siècle, Ed. J. Jullien, Genève

CRAMER, M. (1974): Un précurseur peu connu de PINEL: le médecin genevois Abraham Joly (1748-1812), Médecine & Hygiène, No 1118, S. 1572-1573

POSTEL, J. (1981): Genèse de la psychiatrie, Ed. Le Sycomore, Paris

POSTEL, J. (1983): Claude Quetel: Nouvelle histoire de la psychiatrie, Ed. Privat, Toulouse

Die Schwierigkeit
der Namengebung

Namen, d.h. diagnostische Bezeichnungen, haben in der Medizin
eine gewaltige Rolle gespielt. Glücklicherweise ist jene Epoche
vorbei, da jeder bedeutende Kliniker irgendeiner Krankheit seinen eigenen Namen geben wollte. In der somatischen Medizin
scheinen mir die Verhältnisse seit jeher einfach gewesen zu sein,
indem es nur die Wahl zwischen einem deutschen und einem lateinischen Namen gab. Eine Blinddarmentzündung konnte und
kann auch heute noch nicht gut anders als mit diesem Wort bezeichnet werden.

Anders in der Psychiatrie. Hier stoßen wir von Anfang an auf eine
relativ große Sprachverwirrung. Diese zeichnet sich jedoch nicht
gleichermaßen für die verschiedenen Sprachgebiete ab. So fällt mir
beispielsweise auf, daß es im Französischen seit dem 18. Jahrhundert relativ wenige Ausdrücke gegeben hat, die das umschreiben,
was wir heute als psychische Erkrankung bezeichnen. Man sprach
seit jeher entweder von »folie« oder von »aliénation«. Ich finde
das Wort »aliénation« nicht übel, es entspricht recht gut dem deutschen Ausdruck der Verrücktheit, indem es angibt, daß der damit
behaftete Mensch sich selbst entfremdet, also aus einer gewissen
Ordnung herausgeraten ist. Selten wurde in Frankreich auch noch
das Wort »insensé« benutzt, was aber häufiger in juristischen Texten als im medizinischen Sprachgebrauch auftauchte. Nein, folie
und aliénation bildeten bis in die Neuzeit die hauptsächlichsten
Schlüsselwörter in der französischen Psychiatrie.

Und wie war es in England? Dort sprach man von »lunatics« und
»insane«, oder, brutaler und vulgärer, von »mad« und »madness«.
Auch hier also wiederum eine Beschränkung auf ganz wenige
Worte, die aber jedem gebildeten oder ungebildeten Laien, ob Arzt
oder Nichtarzt, sofort klarmachten, worum es ging.

Im deutschen Sprachraum hingegen wurde bedeutend mehr ge-
tastet und gesucht und neue Formulierungen ausprobiert. Nach
der heute gültigen Sprachregelung sollte man meinen, daß »psychische Erkrankung« ein klarer und einleuchtender Begriff sei.
Das scheint jedoch durchaus nicht der Fall zu sein, stoßen wir doch

sofort auf die Frage, was denn die Psyche sei. Und schon sind wir im Gewirr der philosophisch-nosologischen Streitpunkte.

Auf meiner Suche nach den Ursprüngen der adäquatesten Bezeichnungen bin ich auf einen Artikel gestoßen, den Fr. NASSE (1778-1851) 1818 in seiner Vierteljahresschrift »Zeitschrift für psychische Ärzte« publiziert hat. Er schreibt dort u.a. zu unserem Problem: »Was die Entscheidung für diese Frage erschwert, ist nicht unser Mangel, sondern eher unser Reichtum an solchen Wörtern, die man zur Bezeichnung des ganzen Geschlechts der psychischen Krankheiten entweder vorgeschlagen oder auch bereits gebraucht hat; es ist das Mißliche der Auswahl. Wir sind für diese Klasse von Krankheiten fast ebenso reich an empfohlenen Namen wie an gepriesenen Heilmitteln. Wie aber die große Zahl der Mittel, die man in den Büchern gegen irgendeine Krankheit aufgezeichnet findet, meist nur eine Anzeige ist, daß gerade das Rechte fehle, oder daß es wenigstens nicht erkannt sei, so möchte es sich auch mit dem Namen verhalten. Jeder Schriftsteller, der des psychischen Krankseyns gedenkt, gebraucht für dasselbe aus dem schon vorhandenen Vorrat von Namen nun entweder denjenigen, der ihm der beste scheint, oder er macht sich nach Belieben einen neuen, und die Sprachverwirrung steigt dadurch von Jahr zu Jahr. Es scheint in uns Deutschen ein besonderer Erfindungsgeist für die Benennung der Verrückten zu sein; die Sprache unseres gemeinen Mannes hat für das psychische Krankseyn beinahe ebensoviel Benennungen wie nach Lichtenbergs bekanntem Verzeichnisse für das Betrunkenseyn, indem sie manche Ausdrücke für beide verwandte Zustände zugleich gebraucht; und unsere Gelehrten sind auf gutem Wege, mit der Zeit ein gleich großes Register solcher Benennungen für die Büchersprache zustandezubringen.«...

»Es ist nun freilich ein sehr unschuldiges Ding um einen Namen der bloß benennen will und nichts weiter. Aber unter den alten und neuen Benennungen, die man unter uns für das psychische Krankseyn vorgeschlagen oder auch gebraucht hat, sind mehrere, die noch etwas anderes wollen; man hat jedem Krankseyn Namen zu geben gesucht, die zugleich eine Bezeichnung dessen enthalten, was nach der Meinung des Benennenden die psychische Krankheit sey, ja worin das Wesen derselben bestehen soll. Solche Benennungen sind nun nicht mehr unschuldig; sie wollen die Meinung leiten und können sie daher auch mißleiten. Und dar-

um sind sie es denn schon wert, daß man eine nähere Rückspra-
che über sie nehme.«

»Als Gattungsnamen der psychischen Krankheit finden wir in den
Schriften deutscher Ärzte und Psychologen die Ausdrücke: Seelenkrankheit, Seelenverwirrung, Seelenstörung, Geisteskrankheit,
Geistesverwirrung, Geisteszerrüttung, Geistesverirrung, Gemütskrankheit, Gemütsverwirrung, Gemütsstörung, psychische Krankheit, psychische Deflexe, Verfinsterung der Psyche, Verrückung,
Verrücktheit, Verwirrtheit, Unsinnigkeit, Verkehrtheit; auch Wahnsinn und Narrheit kommen hier und da als solche Gattungsnamen
vor, und mancher seltenere, zu gleicher Bezeichnung gebrauchte
Ausdruck mag hier noch unangeführt geblieben sein. Welcher aus
jener Reihe ist nun der beste? Welchen sollen wir als den passend-
sten annehmen. Oder taugen sie alle nichts?«

»Die Ausdrücke: Seelenkrankheit, Seelenverwirrung, Seelenverir-
rung etc. haben sämtlich den Fehler, daß in ihnen etwas als ausgemacht ausgesprochen wird, was erst noch erforscht, was erst
noch erwiesen werden muß. Oder gibt es irgendeinen auch nur
eben genügenden Beweis, daß die Seele eines Blödsinnigen, eines
an Manie oder an Melancholie Leidenden in sich krank sey, daß
in ihm eine Regelwidrigkeit, Zweckwidrigkeit, ein Widerspruch,
oder worin man nun das Wesen der Krankheit setzen wolle, vorhanden sey?«

».... Aber mehrere unserer deutschen Benennungen der psychischen Krankheiten beschränken sich nicht darauf, die Seele krank
sein zu lassen, sondern selbst der Geist, die von der Beschränkung
durch das Körperliche frei gedachte Seele, soll an Krankheit leiden; jene Benennungen bürden ihm, jedoch mit einem ebenso
wenig erwiesenen Rechte, wie bei dem Gebrauch, der mit dem
Wort Seele zusammengesetzten Benennungen, Verwirrung, Ver-
irrung, ja gar eine Zerrüttung auf, dem Einfachen und Ungeteilten ein Bestehen aus Teilen und eine Unordnung dieser Teile zu-
schreibend. Was man auch unter dem modischen Wort ›Gemüt‹
verstehen möge, soviel ist gewiß, daß wir es nicht da gebrauchen
können, wo andere sich sprachrichtig der Wörter ›Geist‹ oder
›Seele‹ bedienen. Wollte man daher auch über den Mangel eines
Beweises hinwegsehen, bei den Irren ein Krankseyn dessen, was
in uns denkt, fühlt und will annehmen, so könnte dies doch nicht
durch den Ausdruck ›Gemütskrankheit‹ bezeichnet werden. Ge-

mütskrankheit wäre immer nur Krankheit des Gemüts, d.h. des Willens, des Begehrungsvermögens, der Einheit von Kopf und Herz etc., was man nun eben unter dem Wort ›Gemüt‹ verstanden wissen wolle. Aber dann ist es ja auch hier noch nicht ausgemacht, ob das Gemüt bei irgendeinem psychischen Kranken in sich krank oder bloß in seiner Äußerung gestört sei.«...

Nasse diskutiert in den folgenden Abschnitten die Unterschiede von Geist, Seele und Gemüt, verstrickt sich in philosophische Überlegungen, was die Seele sei resp. was sie nicht sei, findet das Wort Verfinsterung schön, aber untauglich, und fährt dann fort: »Der Ausdruck psychischer Krankheit hat wenigstens das Gute, daß er das Dasein oder Nichtdasein einer Krankheit der Seele dahingestellt sein läßt, indem er nur von einer Krankheit aussagt, die sich auf die Seele bezieht. Es ist indes dieser Ausdruck erstens nicht einfach und zweitens eine undeutsche Zusammensetzung; der von einem neueren Schriftsteller gebrauchte Ausdruck ›psychische Deflexe‹ hat den Mangel, daß er nun völlig undeutsch ist sowie daß es ihm auch an Bestimmtheit fehlt und daß er mit Meinungen zusammenhängt.«

»Der Gebrauch, den einige Schriftsteller von den Ausdrücken ›Narrheit‹ und ›Unsinnigkeit‹ zur Bezeichnung der Gattung des psychischen Krankseyns gemacht haben, ist deshalb zu tadeln, weil unsere Sprache wenigstens in ihrer jetzigen Weise bloß gewisse besondere Formen dieses Krankseyns mit jenen Ausdrücken bezeichnet. Wir müssen nun, wenn wir jene als Gattungsnamen gebrauchen wollten, für diese Formen neue Ausdrücke suchen. Das würde aber ein bloß willkürliches Verfahren sein und obendrein Verwirrung zur Folge haben. Wie wenig passend dürfte es auch sein, einen stillen, melancholischen einen Unsinnigen zu nennen! Verwirrtheit sagt wieder zuviel aus; Verstandesverwirrtheit, deren sich einige Schriftsteller bedient haben, hingegen zu wenig; auch Personen, die nicht psychisch krank sind, können an Verwirrtheit leiden, und andernteils haben wir keinen Grund, ein solches Leiden von allen psychischen Kranken aufzusagen. Der Ausdruck ›Verkehrtheit‹ paßt dagegen sehr wenig für Blödsinnige, wenn auch für Irre anderer Art.«

»So blieben uns denn nur noch Wahnsinn und Verrücktheit. Es sind diese Ausdrücke wohl von allen vorher aufgezählten in unserer Sprache die ältesten, die nicht zur Bezeichnung einzelner

Formen des psychischen Krankseyns gebraucht werden; und sie
verdienen hier deshalb schon in dieser Hinsicht, dann aber auch
weil wir bei der vorigen Prüfung eben sie nur übrig behalten haben, eine genauere Betrachtung.«...
NASSE untersucht dann die beiden erwähnten Begriffe »Wahnsinn«
und »Verrücktheit« und führt auch frühere Autoren an. Zu einer
Art Schlußfolgerung kommt er mit folgenden Bemerkungen: »Wir
haben in unserer Sprache eine herrliche, zugleich einfache und
schonende Bezeichnung für die psychisch Kranken: wir nennen
diese Unglücklichen Irre und bezeichnen mit diesem Namen sowohl die Blödsinnigen als die übrigen Kranken jener Art. Wir
gebrauchen für die im Fieber vorkommende Verrückung ebenfalls
den einfachen und schonenden Ausdruck ›irre reden‹. Beide Ausdrücke sagen nichts aus über die Natur des bei den Kranken vorhandenen Leidens, sondern sie bezeichnen bloß die Erscheinung.
Als Irre stellen sich uns diese Unglücklichen dar, als Irre im Vergleich gegen uns von der naturgemäßen Bahn des geistigen Lebens
von dem regelmäßigen Verhältnisse der Seelentätigkeit der Welt
abweichend. Das können wir von all ihnen allen aussagen, nicht
aber, daß sie alle verstört, verwirrt, verkehrt seien. Es fehlt uns nun
zwar im gewöhnlichen Sprachgebrauch zu dem Beiwort ›irre‹ ein
Hauptwort; wir bilden ein solches aber leicht durch: Irresein,
welches Wort man auch bereits hie und da in ärztlichen Schriften
zur Bezeichnung des ganzen Geschlechts der psychischen Krankheiten vorkommend findet.«
Wer aber war dieser NASSE? Als Nachkomme einer Ärztedynastie
wurde er 1778 in Bielefeld geboren, verlor die Eltern bereits mit
zehn Jahren und wurde durch Tanten erzogen. 1796 begann er das
Medizinstudium in Halle und schloß um 1800 mit der Promotion ab. Er ließ sich zuerst in Bielefeld nieder, erhielt dann aber eine
Professur in Halle, nachdem er einige Arbeiten veröffentlicht hatte, unter anderem über Magnetismus und Somnambulismus. 1819
wurde er Professor in Bonn und hielt Vorlesungen über Geisteskrankheiten. Bei der Gründung verschiedener medizinischer
Fachzeitschriften war er mitbeteiligt, so auch als Herausgeber der
Zeitschrift für psychische Ärzte, die seit 1818 erschien. 1847 gründete er eine private psychiatrische Klinik in Bonn. Von seinen vier
Söhnen hatten zwei einen Lehrstuhl für Medizin inne. Unter den
Psychiatern seiner Epoche muß er vor allem den »Somatikern«

zugeteilt werden, da für ihn die körperliche Verursachung der Geisteskrankheiten feststand.

Soviel zu NASSE.

Hat der Leser vielleicht wie ich selbst gemeint, daß das Wort »psychische Krankheit« jüngeren Datums sei und das Wort »Irresein« abgelöst habe, so wird er durch diesen Artikel eines Besseren belehrt. Das Umgekehrte ist der Fall. Offenbar hat sich erst spät das Wort Irresein eingebürgert, während NASSE schon 1818 von psychischer Krankheit sprechen konnte.

Sind wir heute weitergekommen? Ich glaube nicht. Wir stehen gewissermaßen immer noch am selben Punkt wie NASSE vor mehr als 150 Jahren. Aber vielleicht haben wir es leichter als er, weil ja der jahrhundertelange Streit um die Frage, was die Seele sei, etwas abgeflaut ist.

Literatur

NASSE, Fr. (1818): Über die Benennung und vorläufige Einteilung des psychischen Krankseyns
Zeitschrift für psychische Ärzte, 1, 17-48, hrsg. von Fr. NASSE, Leipzig

Vom
Schreien

Daß unsere Vorgänger im letzten Jahrhundert zum Teil ausgezeichnete Beobachter sein konnten, war mir bewußt. Daß sie aber eine eigentliche Phänomenologie des Schreiens ausgearbeitet hätten, erfuhr ich erst, als mir zufällig ein Buch von R. KÜTTNER aus dem Jahre 1836 in die Hand fiel. Er hat es »Medizinische Phänomenologie, ein Handbuch für die ärztliche Praxis« genannt. Von der Magenschwäche bis zum Zungenzittern wird da auf breitem Raum alles Mögliche definiert und diskutiert. Wir hören von den verschiedenen Mienen. KÜTTNER beschreibt die betrübte Miene, die fremdartige Miene, die furchtsame, die heitere, die listige, die wechselnde, die er lateinisch »vultus variabilis« nennt. Zur letzteren sagt er:
»Der schnelle, häufige Wechsel des Angesichtsausdrucks bei Kranken, so daß sie bald heiter, bald traurig scheinen, ist im allgemeinen keine günstige Erscheinung, denn er deutet meist auf bedeutende Aufregung des Gehirns und Nervensystems, auf Neigung zu Zuckungen und Irrereden hin, wenn er nicht etwa selbst schon eine Folge des letzteren ist. In besonders hohem Grade beobachtet man diese Eigentümlichkeit bei Hypochondristen und Hysterischen.«
Aber nicht von der Miene soll hier die Rede sein, sondern vom Schreien. Nach einem allgemeinen Exkurs über das Schreien (Clamor) legt KÜTTNER eine ausführliche Liste der verschiedenen Schreiformen (oder sollte man sagen Schreiarten) vor. Ich gebe sie hier ungekürzt wieder:
1. Abgebrochenes Schreien, Clamor interceptus. Hier vermutet er einen entzündlichen Zustand der Lungen und Bronchien. Man finde es auch bei exanthemischem Fieber, und es könne Vorbote des tödlichen Ausgangs sein.
2. Dumpfes Schreien (Clamor abtusus). Das lasse auf ein Hindernis in den Respirationsorganen schließen.
3. Feines, hohes Schreien (Clamor altus). Ein dem Mäusequietschen ähnliches Schreien hätten die Kinder mit Kinnbackenkrampf.

4. Hastiges, beschleunigtes Schreien (Clamor properatus). Das laute, äußerst kurze, kräftige, sich während des Einatmens wiederholende Schreien sei ein Zeichen von Bauchkrankheiten.

5. Helles Schreien (Clamor clarus). Dies sei ein günstiges Zeichen, es lasse auf Kraft schließen.

6. Kreischendes Schreien (Clamor argutus). Das sei ein Zeichen von Schreck. Es könne aber auch den Anfang eines Croup bedeuten.

7. Mäckerndes, zitterndes Schreien (Clamor caprizans, tremulans). Nach KÜTTNER ein Zeichen von unvollkommenem Krampf der Stimmritzen, Ödem des Kehldeckels; es werde bei Darmentzündungen gefunden sowie bei Wurmleiden.

8. Näselndes Schreien (Clamor nasalis). Dies sei ein Ausdruck von Schnupfen, Nasenverstopfung, könne aber auch ein Zeichen von Hirnleiden sein.

9. Rauhes, grobes Schreien (Clamor asper). Zeichen von Unartigkeit.

10. Schluchzendes Schreien (Clamor singultuosus). Es lasse vorzugsweise auf Kehlkopfleiden schließen, Croup, Halsdrüsenschwellungen.

11. Schwaches, mattes Schreien (Clamor debilis). Könne Durst bedeuten, häufig aber auch ein Zeichen von Schwäche und heftigen inneren Entzündungen sein.

Man sieht, Dr. KÜTTNER hat sich Mühe gegeben, ein ganzes Register aufzustellen, wobei ich nicht einmal alle Modulationen berücksichtigt habe, indem es nach ihm noch ein beschleunigtes, ein durchdringendes, ein gellendes, ein heiseres, ein wimmerndes Schreien gibt.

Näheres über das Leben und Wirken dieses Robert KÜTTNER zu erfahren, ist mir nur unvollständig gelungen. Gemäß dem Schriftstellerlexicon von 1841 und der Übersicht von H.E. KLEINE lebte er von 1809 bis 1896, doktorierte 1831 in Leipzig mit einer lateinischen Dissertation über interne Hämorrhagien und veröffentlichte ein Jahr nach dem hier erwähnten Buch über medizinische Phänomenologie noch eine »Parallele der älteren und neueren sächsischen Pharmacopoe«. Wir erfahren auch, daß er offenbar zeitlebens in Dresden praktizierte. 1834 gründete er zusammen mit zwei Kollegen, E. RICHTER und O. KOHLSCHÜTTER, eine poliklinische Kinderheilanstalt. KLEINE-NATROP schreibt: »Am 1. September wurde die zunächst private Anstalt, die damals nur Vorbilder in Paris, Wien, London und Berlin hatte, in der Wohnung des Chirurgen Zeis an der Seestraße eröffnet. 1840 konnte sie durch Stiftung Dresdener Bürger die ersten vier stationären Betten einrichten. ... Als Richter an die Akademie berufen wurde, gab er seine Mitarbeit an der Kinderheilanstalt auf. Küttner blieb bis zu seinem Lebensende ihr Leiter.«

Soll man über die Pedanterie Küttners lachen oder aber soll man sie positiv verbuchen und sich Gedanken darüber machen, warum er zu so subtilen Unterscheidungen kam? Seine Epoche war ja in der Medizin dadurch gekennzeichnet, daß radikale Forderungen aufgestellt wurden nach gründlichster Beobachtung und detailliertester Beschreibung. Fortschritte in der Medizin war für die damaligen Zeitgenossen mit möglichst präziser Registrierung der Phänomene verknüpft. Das war, wie man weiß, das Verdienst vor allem der französischen Schule.

Die Neuzeit hat sich indessen auch um das Schreien gekümmert, und ganz besonders die Psychiatrie. Wir wollen zwar nicht mehr klassieren, aber doch aufmerksam sein, wenn da geweint und geschrien wird. Das unaufhörliche Schreien auf den unruhigen Abteilungen der psychiatrischen Krankenhäuser gehört zum Glück der Vergangenheit an. Das Schreien wird also nicht mehr den »Tobsüchtigen« überlassen; die moderne Psychiatrie hat sogar Mittel und Wege gefunden, um das Schreien in ihr therapeutisches Programm einzubauen. Ich meine damit selbstverständlich die Urschreitherapie von Janov. Sie hat vor Jahren Schlagzeilen gemacht. Heute ist sie zwar nicht in Vergessenheit geraten, aber doch in den Hintergrund getreten. Wir müßten also der Küttnerschen Liste noch eine Kategorie beifügen, nämlich den »Clamor therapeuticus«.

Literatur

Callisen, A.C.P. (1841): Medicinisches Schriftsteller-Lexicon. Königl. Taubstummeninstitut Schleswig, Copenhagen
Janov, A. (1973): Der Urschrei. Ein neuer Weg der Psychotherapie. Fischer-Verlag, Frankfurt
Kleine-Natrop, H.E. (1864): Das heilkundige Dresden. Verlag Th. Steinkopff, Dresden u. Leipzig
Küttner, R. (1836): Medicinische Phaenomenologie. Leipzig und Wien

So sah es 1837 in der
Salpétrière in Paris aus

In meinem Buch »Vom Tollhaus zum Psychozentrum« habe ich die Berichte verschiedener europäischer Ärzte zusammengefaßt, die zwischen 1790 und 1826, d.h. während der Tätigkeit PINELS in Paris die dortigen Institutionen, vor allem Bicêtre und die Salpétrière besuchten. Ich konnte dort zeigen, wie einhellig die überragende Persönlichkeit von PINEL beurteilt wurde. Die Beschreibung der Zustände in der Salpétrière war durchwegs wohlwollend und lobend. Eine wichtige Quelle ist mir damals entgangen, und ich hole es hier nach, nämlich ein kleines Kapitel mit dem Titel »Psychiatrische Reminiszenzen und Andeutungen von Blumroeder«. Dieser ist als Psychiater in der psychiatriegeschichtlichen Literatur wenig bekannt. Bei DÖRNER lesen wir über ihn: »Erst Theologe und Romanschriftsteller, kam er durch Freundschaft mit Gall und als Armen- und Gerichtsarzt im Fichtelgebirge zur psychiatrischen Schriftstellerei; 1848 war er linker Bezirksabgeordneter in Frankfurt, ging mit dem Rumpfparlament nach Stuttgart, wurde dort verhaftet, erkrankte im Kerker an Tuberkulose, weshalb man ihn 1850 entließ, bevor er 1851 an dieser Krankheit starb.«
In den Blättern für Psychiatrie, welche derselbe BLUMROEDER zusammen mit J.B. FRIEDREICH herausgab, lesen wir 1837 die erwähnten psychiatrischen Reminiszenzen.
    »Erster Besuch in der Salpétrière in Paris.
Man kann sich kaum einer schwindlichten Verwirrung und tief schmerzlichen Beklemmung erwehren, wenn man diesen ungeheuren Schwarm irrer Weiber zum erstenmal sieht. Zwar macht der größere Hof mit der Fontäne in der Mitte, dem grünen Grasboden und schattigen Bäumen, unter denen ruhige Schwermütige sitzen, einen mildernsten Eindruck. Doch regt sich schon eine unheimliche Ahnung des Wahnsinns, wenn man eine gutgekleidete Frau mit rotem Schal, Strohhut mit bunten Federn darauf und einem Besen in der Hand emsig kehren, eine andere barfuß und im tiefsten Négligé, einen Kranz von Strohähren nicht ohne Geschmack in die Haare geflochten, mit zum Himmel gerichtetem Blick herumwandeln sieht, und eine Mohrin, bloß im Hemd und einem Schürzchen mit weitaufge-

rissenen Augen dem Eintretenden entgegen stiert. Betritt man aber
die Höfe der heilbar und unheilbar Rasenden, so fühlt man sich von
der ganzen Gräßlichkeit des Wahnsinns mit verwirrendem Schreck
erfaßt. Die meisten sind in der Sommerhitze im bloßen Hemde, einige
nur haben eine Schürze an, ganz wenige sind eigentlich angekleidet.
An den Gittertüren drängen sich immer eine Menge anderer Irrer
zusammen, von dem steten Skandal herbeigelockt. Hier schreit und
springt toll und wütend ein dickes, riesenstarkes Weib umher, mit
glühendem Gesicht und wogenden Brüsten, hinter ihm starren krause
schwarze zerraufte Haare einer andern und erbärmlich ohrzerreißen-
des Wehgeschrei und Heulen tönt herüber, während eine Nebenste-
hende ein erschrecklich durchdringendes Gelächter darüber heraus-
wiehert. Im romantischen Traume versunken, unberührt von der
scheußlichen Umgebung, recht innig und idyllisch selig schleicht
dazwischen eine im Hemd mit einem Kranz von dürren Blättern
über den langen, flatternden braunen Haaren und einer bunten
Schürze um die Lenden, und begießt leise murmelnd die Bäume aus
zwei winzigen hölzernen Schüsselchen.«
»Mit blutrünstigen Augen und Augenliedern gestikuliert eine
hagere Schönheit theatralisch, scheint stolz auf ihre Halskette von
Bindfaden und Holzstückchen und wiederholt die bedeutungsvolle
Frage: ›Etes-vous marié, Monsieur?‹, die noch nicht beantwortet
ist, weil ein neben dieser stehendes kleines rundes Weibchen ihre
allerdings schöne Schulter entblößt und gleichzeitig gefragt hatte:
›Monsieur, que dites-vous de cette carnation? Etes-vous anglais ou
allemand, Monsieur? Est-ce que vous connaissez le roi Charles X?
Connaissez-vous Madame etc.?‹ Man ist mit Antworten noch nicht
fertig, als eine Alte ihr Hemd herunterreißt und schaudrig lustig
singend in scheußlicher Nacktheit umherspringt.«
»Während eine Tiefbetrübte ihren Kopf auf Parisets Brust legt und
bittere Tränen weint – er hält sie teilnehmend –, schmettert das mono-
tone, grelle Gelächter einer stark knochigen Rotköpfigen dazu und
die trockene Erklärung einer dumm-stolz-gleichgültigen Blondine:
›Das sind lauter Narren?‹, fällt ein.«
»Mehrere kauern in Zwangsjacken herum und heulen, fluchen und
schimpfen fortwährend. Aus der finstern Tiefe einer Loge blickt ein
hageres, kokett lächelndes Gesicht, und die geilen Augen der Eingegit-
terten leuchten wie Eulenblicke aus der Nacht hervor. Kalt und
stumpf schielen zwei blaue Augen daneben herüber.«

»Zwei Tolle schimpfen sich. Mit Blitzesschnelle hat die eine ihren Holzstuhl der andern an den Kopf geschleudert und beginnt sie mit Füßen zu stoßen. Mit Mühe bringt man sie auseinander.« »Dieses unablässige Geplapper, Geschwätz, Geschrei, Gesinge, Geheul, Schimpfen und Lachen, das schreiende Weinen, das tolle, wirre, rast- und zwecklos treibende Untereinander, die absonderlichen Gestalten, Mienen, Blicke, Fragen, dieses Aufgehobensein aller Teilnahme, alles Mitgefühls, diese entsetzliche Einsamkeit aller Einzelnen mitten im Gewühle – jeder schreit, heult, lacht, weint, schwatzt auf eigene Faust, nicht zwei Stimmen in ein Lachen oder einen Klagelaut! – dieses hundertfältige tiefe Sehnen, diese trübe, wirre Nacht, aus welcher selbst das Lachen nicht menschlich-fröhlich, sondern nur höhnend als Ironie oder Unsinn herausstöhnt, diese Verneinung, Entäußerung, Entbehrung alles menschlich Lieben, diese rein absurde Unzweckmäßigkeit, diese entsetzliche Masse nichtmenschlicher Menschen, der Gedanke, was sie sein, verwirklichen und genießen könnten und was sie wirklich sind, leben und entbehren, die furchtbar gewaltige Macht des blindplastischen vernunftlosen Naturwaltens endlich, wie sie hier vor Augen tritt, hat etwas Erschütterndes, dessen man sich nur mit männlicher Kraft und durch wissenschaftliche Objektivierung und nach wiederholten Besuchen erwehren kann.«

Es ist ein sprachlich eindrücklich formulierter Bericht über das, was BLUMROEDER in Paris gesehen hat. So schrecklich die Bilder auch sind, sie müssen aus dem Zeitgeist heraus verstanden werden und sollen bestimmt dem großen PINEL keine Perle aus seiner Krone stehlen.

Jedoch was heißt hier Zeitgeist? Mehr als hundert Jahre nach dem Besuch BLUMROEDERS in Paris, d.h. in den Jahren zwischen 1950 und 1980, habe ich selber ähnliche Szenen in außereuropäischen psychiatrischen Spitälern gesehen. Seien wir also vorsichtig in unseren Urteilen über die Vorgänger.

Literatur

BLUMROEDER, G. (1837): Psychiatrische Reminiszenzen und Andeutungen, in: Blätter für Psychiatrie, Erlangen

DÖRNER, K. (1969): Bürger und Irre. Frankfurt a.M.

MÜLLER, C. (1993): Vom Tollhaus zum Psychozentrum, Pressler-Verlag Hütgendorf

Wilhelm Griesingers
Vorlesungen in Zürich

Überflüssig scheint mir, die Bedeutung W. GRIESINGERS (1817-1868) für die Geschichte der Psychiatrie hier zu betonen. Sein Lehrbuch »Pathologie und Therapie der psychischen Krankheiten«, das er mit 28 Jahren publizierte, kann als revolutionär bezeichnet werden (YUDOFSKY). Über sein Leben sind mehrere Arbeiten erschienen. Man staunt über die raschen Wechsel seiner Arbeitsorte. Von Deutschland geht es nach Kairo, dann nach Zürich, und dann wieder nach Deutschland. In Zürich hat er nur kurze Jahre als Professor gelebt und gelehrt (1860-1865). Darüber kann bei WALSER nachgelesen werden. Mich interessiert nun die Frage – und das gilt nicht nur für GRIESINGER –, wie denn eigentlich um die Mitte des letzten Jahrhunderts der klinische Unterricht für Psychiatrie gestaltet und durchgeführt wurde. Wurde einfach ex cathedra doziert, wurden Patienten während der Vorlesung vorgestellt? Der Zufall wollte es, daß ich auf Vorlesungsnotizen eines Schweizer Studenten gestoßen bin, Auguste BOVET, der 1864 die Vorlesungen von GRIESINGER in Zürich besuchte. In schöner lesbarer Schrift hat er auf Französisch nachgeschrieben, was der Lehrer vortrug. Drei Jahre zuvor, nämlich 1861 hatte GRIESINGER sein Lehrbuch in zweiter verbesserter Auflage herausgegeben. So ergab sich also die Möglichkeit, jene erwähnten Vorlesungsnotizen mit dem Lehrbuch zu vergleichen.

Mein erster Eindruck ist der, daß die Vorlesungsnotizen von BOVET weitgehend mit dem Inhalt des Lehrbuchs übereinstimmen. Im Lehrbuch wie in den Vorlesungen bemüht sich GRIESINGER, vorsichtig zu formulieren, jede einseitige Interpretation der Phänomene zu vermeiden. Keinesfalls imponiert er im einen wie im anderen Fall als ein Vertreter einer reinen Neuropsychiatrie, und sein berühmt gewordener Satz: »Geisteskrankheiten sind Gehirnkrankheiten«, wird immer wieder relativiert und entkräftet. So betont z.B. BOVET in seinen Notizen, wie sehr GRIESINGER darauf poche, daß der Übergang von Geistesgesundheit zu Geisteskrankheit fließend sei und die Erklärung des Leib/Seele-Problems weiterhin unbekannt ist. Er anerkennt, daß bei der Autopsie häufig

Läsionen des Gehirns gefunden würden, daß es aber unmöglich sei, psychische Krankheiten nach der Anatomie zu klassifizieren. Fleißig notiert der Student Bovet, daß psychische Krankheiten häufig chronisch seien, aber meistens ohne Fieber verlaufen. Fieberdelirien führen nicht zu aggressiven, asozialen Akten.

Einen Gegensatz zum Lehrbuch finden wir, wenn Bovet festhält, daß man zwischen Intelligenzstörungen und sensitiven Störungen unterscheiden müsse. Diese Einteilung findet sich im Lehrbuch von Griesinger nicht. Zu den Intelligenzstörungen gehörten nach Bovet die Veränderungen der Gedächtnisfunktionen, und auch der Wahn wird als Intelligenzstörung erklärt. Der Gegensatz zur Intelligenzstörung sei die Störung des Geistes. Hier stellt sich also die Frage, ob der Student den Lehrer falsch verstanden hat, oder ob Griesinger in den Vorlesungen tatsächlich ein anderes Einteilungsprinzip vortrug als in seinem Lehrbuch.

Zu den Wahnideen: Diese seien zuerst nicht fixiert, würden es aber allmählich. Das Ich sei modifiziert und denaturiert. Der Wille sei gelähmt. Hier notiert Bovet das Beispiel eines Patienten, der auch im Lehrbuch vorkommt. Wie im Lehrbuch taucht auch der aus Frankreich stammende Begriff der Monomanie auf, der als partieller Wahn gedeutet wird.

Unter sensitiven Störungen notiert Bovet die Halluzinationen und Illusionen und faßt das, was Griesinger in seinem Lehrbuch dargetan hat, in konziser Weise zusammen. Merkwürdig erscheint mir, daß in der Vorlesung offenbar die Analogie Halluzination/Traum kaum zum Wort gekommen ist, während sie doch im Lehrbuch einen breiten Platz einnimmt. Bovet notiert lediglich, daß in der Einschlaf-Phase Halluzinationen vorkommen könnten.

In seinen Notizen finden wir übrigens auch eine gewisse Kritik an Baillarger, dem Übersetzer von Griesingers Lehrbuch. Offenbar hat sich der Professor deutlich gegen Baillargers Auffassung gewendet, wonach man scharf zwischen Krankheit und Gesundheit unterscheiden könne, je nachdem, ob Halluzinationen vorhanden seien oder nicht. Halluzinationen kommen laut Bovets Notizen auch bei Gesunden vor.

Im Kapitel über die Depressionen folgt er getreu den Ausführungen des Lehrbuchs, neu ist höchstens die Anmerkung, daß sich bei der Depression die Schrift verändere. Während in Griesingers Lehrbuch dem Begriff der Demenz nur ein ganz kurzes Kapitel gewidmet wird, führt er dies offenbar in der Vorlesung etwas breiter aus. Merkwürdig berührt uns, daß Bovet notiert, die Demenz sei heilbar. In diesem Abschnitt wird im übrigen Pinels Monomanie kritisiert.

Einen weiteren Unterschied zwischen Lehrbuch und Vorlesung finden wir im Abschnitt über die progressive Paralyse. Während Bovet notiert, daß sie vor allem bei Armen und seltener bei Reichen auftauche, lesen wir im Lehrbuch genau das Gegenteil. Sie trete vor allem bei höheren Ständen auf. Hat sich Bovet da also geirrt? Hat Griesinger seine Meinung geändert? Wir können es nicht wissen. Im Lehrbuch wie in den Notizen finden wir im übrigen die Bemerkung, daß Promiskuität und sexueller Abusus eine wichtige kausale Rolle spielen.

Nun zur Frage Art der Vorlesung: Die Notizen Bovets geben uns keinen Aufschluß darüber, ob Griesinger Patienten vorgestellt hat oder nicht. Nach der Lektüre seiner Notizen scheint es mir wahrscheinlicher, daß Griesinger einfach Fallbeschreibungen eingeflochten hat, wie er dies ja auch in seinem Lehrbuch tat.

Sei es, wie es wolle. Als Leser des Lehrbuchs und der Bovetschen Notizen ist man erstaunt und entzückt über die Großartigkeit der Griesingerschen Konzeptionen. Viele subtile Beobachtungen und Vermutungen werden eingeflochten, und das Ganze rundet sich zu einem faßlichen Überblick über die Störungen des Seelenlebens.

Werfen wir nun noch einen Blick auf diesen jungen Studenten Auguste Bovet. Er ist 1842 geboren, war also 22jährig, als er die Vorlesungen Griesingers in Zürich besuchte. Meine Nachforschungen im Staatsarchiv von Neuchâtel haben ergeben, daß er nach Abschluß seiner Studien, d.h. seit 1865 eine Praxis als Allgemeinarzt in Areuse (Neuchâtel) führte. Ein Sohn, Maximilien, starb 1900 ohne Kinder. 1917 erlag August Bovet einer Hirnblutung, und mehrere Nekrologen loben seinen Einsatz für die Bevölkerung und ihre Kranken.

Literatur

BAILLARGER, J.G. (1865): In »Traité de maladies mentales, Dr. W. Griesinger, traduit de l'allemand, 2e édition, par Doumie, précédé d'une classification des maladies mentales accompagné et suivi d'un travail sur la paralysie générale par le Dr. Baillarger«. A. Delahaye, Paris

BOVET, A. (1864): Vorlesungsnotizen, Zürich; im Besitze des Verfassers

GRIESINGER, W. (1861): Die Pathologie und Therapie der psychischen Krankheiten, 2. Aufl. Verlag von Adolf Krabbe, Stuttgart

YUDOFSKY, St. (1995): Images in Psychiatry. Am.J. of Psychiatry 125:8

WALSER, H. (1972): Schweizer Psychiatrie im 19. Jahrhundert. Gesnerus 29

DIE ÖFFENTLICHKEIT

Der Wandel der
öffentlichen Meinung

Man weiß zur Genüge, daß die öffentliche Meinung seit jeher einen starken Einfluß auf den Umgang mit Geisteskranken und die für sie zu schaffenden Institutionen ausübte. Die Einstellung zum psychisch Kranken kann nicht von der Einstellung zur Institution getrennt werden. Nun erhebt sich die Frage, was denn »öffentliche Meinung« war und heute ist. Sie ist in den vergangenen Jahrzehnten Gegenstand wissenschaftlicher Erörterung geworden und wird unter dem Sammelbegriff der Attitüdenforschung abgehandelt. Um einen Wandel in der Einstellung zum Geisteskranken zu diagnostizieren, müßte man klären, wie die öffentliche Meinung im 18. und 19. Jahrhundert erfaßt werden kann, als es noch keine Bevölkerungsbefragungen und keine Fragebogentechnik gegeben hat.

Drei Quellen bieten sich an: Die schöne Literatur, die kasuistische Erwähnung von Geisteskrankheiten in der Presse sowie die Erlasse und Protokolle von Behörden und Parlamentsdiskussionen. Gerade die letzteren sind aufschlußreich für das, was man heute Attitüde nennt.

Nehmen wir als Beispiel die behördliche Begründung der Schaffung eines Tollhauses im Jahre 1785: »Diejenigen so den Gebrauch der Vernunft verlieren und sind gewisse höchst zu beklagen, kommt es aber soweit, daß solche rasend werden, so ist ihr Elend kaum auszusprechen, sie sind alsdann unter den Stand der Tiere gesetzt und andern sowohl als sich selbst höchst gefährlich. Daß dieses aber nicht allein hart, sondern grausam und unmenschlich ist, wird ein jeder leicht eingestehen. Es gereicht also der Menschheit zur Ehre, daß in vielen Städten bessere Vorkehrungen dieserwegen gemacht wurden.«

Und 1850 heißt es in einem Ratsprotokoll: »Viele dieser Irren finden kein Unterkommen und viele schmachten sogar in der hiesigen Strafanstalt, die bei einer sorgfältigen und frühzeitigen Pflege vielleicht wieder zu vernünftigen Menschen hätten gemacht werden können.«

Würde man sich nur auf diese beiden Zitate stützen, könnte man annehmen, daß die öffentliche Meinung zwischen 1750 und 1850 vor allem durch Mitleid mit den Geisteskranken geprägt war. Das wäre jedoch ein Irrtum. Geht man nämlich die schöne Literatur und die Presseerzeugnisse durch, so wird im 19. Jahrhundert der Geisteskranke meistens als potentiell gefährlicher und unberechenbarer, seiner Vernunft, d.h. der Kontrolle seiner Impulse beraubter Mensch erlebt.

Auffällig ist nun aber dies: Seit dem Aufkommen der Psychiatrie als Wissenschaft hat es natürlich auch einen Austausch gegeben zwischen wissenschaftlicher Erkenntnis und öffentlicher Meinung. Erstaunlich ist das Phänomen des Nachhinkens der öffentlichen Meinung hinter dem Fortschritt des gesicherten Wissens. Dafür lassen sich viele Beispiele anführen. Die Annahme, daß der Geisteskranke ein vom Teufel Besessener sei, hat sich lange – trotz des Einsatzes naturwissenschaftlich orientierter Ärzte – gehalten. Hier also ein langdauerndes Nachhinken der öffentlichen Meinung. Aber auch in späteren Etappen ist dieses Phänomen sichtbar: Als MAGNAN und MOREL ihre Lehre von der Degeneration aufbauten, gelangte diese über die Presse und über populäre Schriften, z.B. von LOMBROSO, bald auch ins Volk. Dort hat sie sich festgesetzt und blieb Gut des »allgemeinen Wissens«, als längst unter Wissenschaftlern die Gültigkeit dieser Lehre bestritten wurde. Ähnlich verhielt es sich später mit dem Dominieren der Vererbungslehre. Nicht nur die Wissenschaftler, sondern auch die öffentliche Meinung waren fasziniert von den MENDELschen Entdeckungen und so hielt sich das Vorurteil, daß Geisteskrankheiten samt und sonders durch die Erbanlage zu erklären seien, noch lange über die Zeit hinaus, als die Wissenschaft schon zu einer viel verfeinerten Auffassung gelangt war.

In neuerer Zeit ist die FREUDsche Psychoanalyse ins Bewußtsein der Bevölkerung eingedrungen, und das einfache, unkomplizierte Modell der Geisteskrankheit als Folge frühkindlicher traumatischer Erlebnisse wurde aufgenommen und in die öffentliche Meinung eingebaut. Es hat sich weiter gehalten, als schon längst wissenschaftlich die Einseitigkeit dieser Aussage klargelegt worden war. Und in den letzten Jahrzehnten endlich stehen wir vor der Tatsache eines Nachhinkens der öffentlichen Meinung in dem Sinne, daß die simplifizierenden Schemata von der pathogenen Rolle der Gesellschaft unkritisch übernommen wurden und sich

heute noch halten, obschon sich inzwischen eine viel differenzier-
tere Denkweise in der wissenschaftlichen Forschung durchgesetzt
hat.

Die öffentliche Meinung wünscht sich einfache, klare kausale
Zusammenhänge, und aus diesem Sachverhalt ist es zu verstehen,
daß unsere heutigen Auffassungen von der multifaktoriellen Genese psychischer Störungen relativ wenig Widerhall in der öffentlichen Meinung finden. Geisteskranke wurden und werden in der
öffentlichen Meinung als Minoritäten empfunden. Daß letzteren
grundsätzlich ein gewisses Mißtrauen entgegengebracht wird,
äußert sich, wenn es um den Standort und die Schaffung einer
Institution geht. Noch heute erleben wir, daß aus der Bevölkerung
Proteste auftauchen, wenn es um die Wahl eines Standortes für ein
Flüchtlingslager, ein Gefängnis oder eben eine Institution für psychisch Kranke geht. Es werden Widerstände wach, die als Gemeinsames die Abwehr gegen etwas Fremdes, möglicherweise den Frie-
den Störendes, die Ordnung des Alltags Bedrohendes haben.
Drogensüchtige, Andersfarbige, Apatride werden unbewußt in
den gleichen Topf geworfen mit psychisch Gestörten.

Muß aus all dem geschlossen werden, daß sich bis heute die öffentliche Meinung dem psychisch Kranken gegenüber wenig oder
überhaupt nicht gewandelt habe? Die moderne Attitüdenforschung gibt uns sachliche und vorurteilslos geprüfte Instrumente
in die Hand, die es uns erlauben, Aussagen zu machen. Hier ist
vor allem das wohl dokumentierte Buch »Psychische Erkrankungen im Urteil der Bevölkerungen« zu erwähnen, das W. STUMME
1975 publizierte. Attitüden, Einstellung, Vorurteile sind die tra-
genden Elemente der sogenannten öffentlichen Meinung, und sie
wurden seit der grundlegenden Arbeit von THOMAS und ZNANIECKI
(1918) immer wieder mit soziologischen Methoden erforscht. Hier
eine Definition: »Die Attitüde ist eine bestehende Prädisposition,
auf soziale Objekte in einer bestimmten Weise zu reagieren, eine
Prädisposition, die in Interaktion mit situativen und andern dis-
positionellen Variablen das sichtbare Verhalten des Individuums
steuert und bestimmt.« (SHOW und WRIGHT)
Oder: »Vorurteile sind negative oder ablehnende Einstellungen
einem Menschen oder einer Menschengruppe gegenüber, wobei
dieser Gruppe infolge stereotyper Vorstellungen bestimmte Eigenschaften von vornherein zugeschrieben werden, die sich aufgrund

von Starrheit und gefühlsmäßiger Ladung selbst bei widersprechender Erfahrung schwer korrigieren lassen.«
Die Bilder und Formulierungen, derer sich die Vorurteile bedienen, bezeichnet man in der Regel als Stereotyp oder Cliché.
Wie sieht nun heute dieses Stereotyp des Geisteskranken in der allgemeinen Bevölkerung aus? CRUMPTON et al. fanden bei einer Stichprobe-Untersuchung 1967 folgende Einstellungsbilder: Der Geisteskranke ist reizbar, läppisch, erfolglos, ungewöhnlich, schwerfällig, unangenehm, passiv, grausam, schwach, linkisch und häßlich.
Solche negativen Befunde mußten natürlich die Untersucher reizen, diese Vorurteile in der Öffentlichkeit in einer Aufklärungsarbeit zu korrigieren. Das Ehepaar CUMMING startete schon 1950 eine umfassende Aufklärungskampagne, mußte jedoch später eingestehen, daß sie praktisch ohne Wirkung auf die Stereotype in der Bevölkerung geblieben war. Parallel zu den Untersuchungen über die »Eigenschaften«, die einem Geisteskranken in der öffentlichen Meinung zugeschrieben werden, versuchte man sich auch ein Bild darüber zu verschaffen, inwiefern es der Öffentlichkeit möglich sei, Geisteskrankheit als solche überhaupt zu erkennen. Es zeigte sich bald, daß nur sehr ernsthafte Störungen als Krankheit identifiziert werden. Eine Reihe von sechs typischen Fallsituationen wurde einer großen Zahl von Personen der Durchschnittsbevölkerung vorgelegt (STAR). Es fand sich, daß mit Ausnahme paranoider Zustände die Fähigkeit, psychische Störungen als solche zu erkennen, in der Durchschnittsbevölkerung gering war. Später allerdings kamen LEMKAU und CROCETTI zu andersartigen Befunden und meinten, daß sich die Fähigkeit der Bevölkerung, Geisteskrankheiten aufgrund von Fallschilderungen zu erkennen, gebessert habe. So sei denn auch häufiger die Zuziehung eines Facharztes für adäquat gehalten worden. Hat sich also die Toleranz dem Devianten gegenüber erhöht? Dazu äußerten sich verschiedene Forscher skeptisch. Es wurde nämlich mit einwandfreien Methoden festgestellt, daß eine Konsistenz zwischen verbalem und tatsächlichem Verhalten nicht vorhanden war und ist. Das ist eine betrübliche Tatsache, die wir zur Genüge aus der alltäglichen Krankenhauspraxis kennen. Es wird zwar gemäß einem heutigen Modetrend nach mehr Toleranz Minoritäten gegenüber gerufen, seien es nun Flüchtlinge, Kriminelle, Andersartige oder eben Gei-

steskranke. Wenn es aber ums Handeln, d.h. um aktive Teilnahme an der Befreiung dieser Gruppen geht, klafft ein Abgrund zwischen der grundsätzlichen Einstellung und dem realen Verhalten. STUMME führte 1975 eine Bevölkerungsbefragung in Köln und Düsseldorf durch. Es wurden nicht nur verbale Attitüden und effektives Verhalten untersucht, sondern auch nach Berufsgruppen die unterschiedlichen Maßnahmen, die die Befragten vorschlugen, untersucht. Dabei war es interessant festzustellen, daß es in der Bevölkerung ein recht breites Wissen über Hilfsmaßnahmen für psychische Krankheiten besteht (Ausspannen, zum Hausarzt gehen, zum Psychiater gehen, in eine Nervenklinik gehen usw.). In bezug auf die Nervenklinik muß jedoch festgestellt werden, daß diese als mögliche Maßnahme fast ausschließlich für paranoide Zustände vorgeschlagen wird. Unter den verschiedenen Berufsgruppen (Pädagogen, Theologen, Redakteure, Parlamentarier, Polizeibeamte) ergeben sich keine signifikanten Unterschiede bezüglich der vorgeschlagenen Maßnahmen. Interessant war im übrigen der Befund, daß abweichendes Verhalten durchschnittlich als störender empfunden wurde, wenn es von einem Mann praktiziert wurde, während das Verhalten bei Frauen als nicht so störend perzipiert wurde. Unterschiede in der Zuschreibung von Verhaltensweisen stellten sich heraus, indem beispielsweise Redakteure doppelt so häufig wie andere Berufsgruppen bei Fallschilderungen von ausgesprochen paranoider Symptomatik meinten, es handle sich um Personen, die normal seien, aber mit den Nerven fertig. Dieser Befund scheint mir nicht ohne Bedeutung zu sein, kennen wir doch die Rolle der Redakteure hinsichtlich der öffentlichen Meinungsbildung.

Schließlich wurden auch die Vorstellungen über spezifische Aspekte psychiatrischer Institutionen getestet. Während für eine Reihe von Items die Antworten durchaus der Situation in einer modernen Klinik entsprachen, zielten andere völlig daneben. So wurde von 86 % der Befragten vermutet, daß es in der Klinik ihrer Region Zwangsjacken gebe, und 73 % der Antwortenden glaubten an das Vorhandensein von Gummizellen. Eigenartig ist ferner, daß unter den Forderungen für zukünftige Einrichtungen einer psychiatrischen Klinik 26,2 % der Befragten Gummizellen forderten und daß 17,8 % die Anwendung von Zwangsjacken für nützlich hielten, schließlich daß 6,6 % eine Einheitskleidung für

Patienten verlangten. Die wesentlichen Ergebnisse dieser Untersuchungen wurden später durch Nieradzik und Cochran in England bestätigt (1985).

1957 hat F.K. Hofmann eine Dissertation veröffentlicht mit dem Titel »Das Burghölzli in der Vorstellung der Züricher Volkes« (das Burghölzli ist die psychiatrische Universitätsklinik von Zürich). Hofmann befragte 200 Personen seiner Umgebung und führte mit ihnen ein semistrukturiertes Interview durch. 1990 hat eine meiner Schülerinnen, M. Vallon-Burckhardt, die Untersuchung von Hofmann wiederholt. Sie benützte dieselben Fragebogen. Vergleicht man die beiden Untersuchungen, so gibt sich die Gelegenheit zu prüfen, inwiefern sich innerhalb von 33 Jahren die öffentliche Meinung gewandelt hat.

Beide Untersuchungen begannen mit den Fragen, ob eine Geisteskrankheit sichtbar sei. Die Antworten lauten in beiden Untersuchungen sehr ähnlich. Häufig wird der »seltsame Blick« erwähnt, aber auch das vernachlässigte Äußere. Ein Unterschied taucht nun auf in bezug auf die Frage, ob der Kranke selbst seine Krankheit erkenne. Die Antwort von 1957 lautete nein, während Frau Vallon-Burckhardt 1990 feststellte, daß in der öffentlichen Meinung der Kranke an Luzidität und Selbstverantwortung zugelegt habe. Während in den beiden Untersuchungen von 1957 und 1990 die Grenze zwischen normal und krank nicht als etwas Feststehendes, sondern aus Übergängen bestehend betrachtet wurde, fand sich 1990, daß die Bedeutung hormonaler Störungen der Menopause und der Involution an Bedeutung abgenommen habe. Was die Funktion und die Rolle des psychiatrischen Spitals betrifft, ergaben sich zwischen den beiden Studien keine Unterschiede. Der gefängnishafte Charakter wird sowohl 1957 wie 1990 betont. In beiden Enquêten wird die Bedeutung der Isolierung hervorgehoben. Was die Sicherheitsvorrichtungen betrifft, gilt es schließlich festzustellen, daß die gleichen Bilder 1957 und 1990 auftauchen. Nach wie vor spricht man von Gittern, von Wärtern, ja es wird noch 1990 von Stacheldraht, von Wächterhunden usw. gesprochen. Und noch glaubt man an die Existenz von Gummizellen. Man spricht noch 1990 von kalten, feuchten und komfortarmen Zellen. Ferner: Aus den Antworten von 1990 läßt sich immer noch die Karikatur des Psychiaters herauslesen.

So sagt Frau Vallon-Burckhardt, daß das Bild des Kranken sich zwar etwas modifiziert habe, dasjenige des Psychiaters indessen nicht. Hier eine weitere Übereinstimmung zwischen den beiden Untersuchungen betrifft folgendes: 1957 und 1990 glaubten die Befragten, daß man nicht freiwillig in ein psychiatrisches Spital eintreten könne, daß es meistens um eine Internierung gehe. Auf den möglichen Machtmißbrauch durch den Arzt wird in beiden Untersuchungen hingewiesen.

Welche Schlußfolgerungen können aus dem Gesagten gezogen werden? Wir müssen uns eingestehen, daß die öffentliche Meinung dem psychisch Kranken gegenüber nach wie vor von negativen Clichés oder Stereotypen beherrscht wird. Die Existenz der psychiatrischen Institutionen wirkt sich stereotypenfördernd aus nach dem simplen Schema: Wer in einer Nervenklinik ist, ist geisteskrank, und wer geisteskrank ist, gehört in eine Nervenklinik. Dabei sei nochmals betont, daß die Kategorie »geisteskrank« im Publikum sehr eng gefaßt wird. Wiederum kann man in Bestätigung der modernen Attitüdenforschung feststellen, daß Handeln und Reden auseinanderklaffen. Während die meisten Bürger heute einer toleranten Haltung den Minoritäten gegenüber das Wort reden, während allgemein eine antiautoritäre und antikustodiale Haltung festgestellt werden kann, und zwar für Schulen, Gefängnis, Militär und psychiatrische Institutionen, hinkt die entsprechende Handlungsbereitschaft beträchtlich hintennach. Hier liegt wohl der grundlegende Irrtum der Antipsychiater, welche erwarteten, daß durch ein Hinaustragen des Problems der psychisch Gestörten in die Öffentlichkeit sich sofort auch eine Hilfsbereitschaft manifestieren würde. Dies müssen wir heute als Illusion erkennen. Auch wenn in der Presse dreimal häufiger über angeblich ungerechtfertigtes Internieren psychisch Gestörter als über eine zu freiheitliche Haltung sogenannt gefährlichen Patienten gegenüber gewettert wird, entspricht dies nicht der Handlungsbereitschaft in der Bevölkerung. Das Mißtrauen der Psychiatrie gegenüber besteht weiterhin, ohne daß praktikable Alternativen vorgeschlagen würden.

Auch die Politik hat ihren Beitrag geleistet. Ich bin überzeugt, daß der unheilvolle Mißbrauch der Psychiatrie in Rußland dem Image unserer westeuropäischen Institutionen gewaltigen Schaden angetan hat. Dadurch wurde das negative Stereotyp in der Bevölkerung untermauert und zementiert. Frau VALLON-BURCKHARDT schreibt aber auch: Die beobachteten kollektiven Phänomene haben etwas mit dem Gruppenstereotyp zu tun. Vielleicht daß das Fehlen einer veränderten Attitüde einem geheimen Wunsch entspricht? Informationen am Fernsehen, am Radio und in der Presse, so gut sie auch gemeint sind, ändern nichts. Vielleicht daß sie sogar noch die archaische Angst vor der Geisteskrankheit, welche in jedem von uns steckt, unterhalten.

Als langjähriger Verantwortlicher einer psychiatrischen Institution entsetzen mich natürlich die hier aufgezählten Befunde. Der Kampf muß also weitergehen. Was mich tröstet, ist die Tatsache, daß sich hinter diesen negativen Forschungsergebnissen eine ziemliche Ratlosigkeit zeigt. Diese Ratlosigkeit der öffentlichen Meinung den psychisch Kranken gegenüber hat aber ihre positiven Seiten. Nicht mehr einem einseitigen, kausal orientierten Cliché, z.B. »Vererbung ist alles«, soziale Schichtzugehörigkeit, traumatische Kindheitserlebnisse sind alles, anzuhängen, bedeutet für mich gewissermaßen Fortschritt. Es ist mir lieber, wenn Ratlosigkeit herrscht, als wenn man sich an starre, verhärtete, einseitige Forderungen klammert. Aus dieser Ratlosigkeit kann nämlich sowohl dem psychisch Kranken als auch der ihm zur Verfügung gestellten Institution gegenüber eine adäquate Haltung entstehen, und Informationen können dann vielleicht auch sachlicher und emotionsloser behandelt werden, als dies bisher der Fall war.

Literatur

ACKERKNECHT, E.H. (1967): Kurze Geschichte der Psychiatrie. 2. Aufl. Enke, Stuttgart

CRUMPTON, E. et al. (1967): How Patients and Normals see the Mental Patient. Journal of Clinical Psychology 23:46-49

CUMMING, E. et al. (1968): On the Stigma of Mental Illness. In: SPITZER, S.P., DINZIN N.K. (Hrsg.) The Mental Patient. Studies in the Sociology of Deviance, New York

DÖRNER, K. (1979): Psychiatrie und Gesellschaftstheorien. In: KISKER, K.P., MEYER J.E., MÜLLER C., STRÖMGREN E. (Hrsg.) Grundlagen und Methoden der Psychiatrie. Springer, Berlin/Heidelberg/ New York (Psychiatrie der Gegenwart, Bd I/1, S. 771-811)

FOUCAULT, M. (1961): Folie et déraison. Histoire de la folie à l'âge classique. Plon, Paris

68

HOFMANN, F.K. (1957): Das Burghölzli in der Vorstellung der Züricher Volkes. Ergebnis einer Umfrage. Thèse, Zürich

LEMKAU, P.V., CROCETTI, G.M. (1962): An Urban Population's Opinion and Knowledge about Mental Illness. Am. J. Psychiat. 118:692-699

MÜLLER, C. (1981): Psychiatrische Institutionen. Ihre Möglichkeiten und Grenzen. Springer, Berlin/Heidelberg/New York

MÜLLER, C. (Hrsg.) (1986): Lexikon der Psychiatrie. 2. Aufl., Springer, Berlin/Heidelberg/New York

NIERADZIK, K., COCHRANE, R. (1985): Public Attitudes towards Mental Illness. The Effects of Behavior, Roles and Psychiatric Labels. Int. J. Soc. Psychiat. 31/1:23-33

SHAW, M.E., WRIGHT, J.M. (1967): Scales for the Measurement of Attitudes. New York

SCHRENK, M. (1973): Über den Umgang mit Geisteskranken. Springer, Berlin/Heidelberg/New York

STAR, S.A. (1955): The Public's Ideas about Mental Illness. National Opinion Research Center, Hektographiert, Chicago

STUMME, W. (1975): Psychische Erkrankungen. Im Urteil der Bevölkerungen. Urban & Schwarzenberg, München

VALLON-BURCKHARDT, M. (1992): Evolution de l'opinion publique sur la maladie mentale et les institutions psychiatriques. Thèse de la Faculté de médecine de Lausanne

Ratgeberliteratur, Aufklärung für Laien, Hauszeitschriften

In diesem Kapitel soll es nicht um Fachliteratur im engeren Sinne gehen, nicht sollen hier die Etappen des wissenschaftlichen Fortschritts anhand von Publikationen dargestellt werden, vielmehr will ich mich der Frage zuwenden, was in den letzten zweihundert Jahren der breiten Bevölkerung an allgemeinen Informationen zur Psychiatrie geboten wurde.

Dabei bin ich vorerst auf eine terminologische Schwierigkeit gestoßen: Soll man von Ratgeberliteratur sprechen, von Aufklärungsbüchern, soll man das Gewicht darauf legen, daß es um Hilfe für die Betroffenen selbst oder für deren Familie oder für ein allgemeines Publikum geht? Sollte man das ganze Kapitel unter dem Titel »Populärpsychiatrie« vereinigen? So oder so wird der Leser merken, worum es geht.

Einleitend darf festgehalten werden, daß in den letzten zwanzig Jahren sehr ernsthafte Anstrengungen unternommen wurden, um den Betroffenen (d.h. den Kranken), aber auch deren Familien Hilfe und Anleitung zu bieten. Dies mag u.a. eine Frucht der Erkenntnis gewesen sein, daß man im therapeutischen Plan die Angehörigen nicht ausklammern darf, ja daß sie sogar eine maßgebende Rolle im Behandlungsprozeß zu spielen haben. Immer wieder sind ja brennende Fragen von Angehörigen an uns Psychiater herangetragen worden: Wie soll ich mit einem Wahnkranken umgehen, was tue ich, wenn er von Selbstmord spricht usw.?

Die Aufklärungsliteratur der letzten zwanzig Jahre hier vollständig aufzulisten, ist nicht mein Anliegen. Mehr zufällig als systematisch greife ich einige neuere Publikationen heraus, beispielsweise das Buch von D. HELL und M. GESTEFELD von 1988 zur Schizophrenie, das ausdrücklich als »Orientierungshilfe für Betroffene« bezeichnet wird, das Buch von A. FINZEN, ebenfalls über Schizophrenie, das 1993 erschien, sowie eines der letzten von J. BÄUMEL, das im Untertitel ebenfalls »Ratgeber für Patienten und Angehörige« heißt (1994).

Gemeinsam ist diesen Publikationen, daß sie versuchen, in verständlicher Weise die heutigen Kenntnisse über Ursachen und

Verlauf der psychischen Krankheiten darzustellen, komplizierte
Fachausdrücke zu vermeiden, vor spekulativen Theorien zu war-
nen und im übrigen den Umgang mit Kranken aus der Sicht der
Angehörigen leicht faßlich darzustellen.

Meine Überzeugung war es nun, daß diese Ratgeberliteratur, oder
man könnte auch sagen Aufklärungsinformation, ein ausschließ-
liches Produkt der letzten Jahrzehnte sei und daß die Suche nach
Vorläufern wohl unergiebig sein würde. Ich dachte mir, daß im
letzten Jahrhundert die Tendenz dahin ging, den Kranken von den
Angehörigen zu trennen, die Psychiater also auch keine Anstrengungen unternommen hätten, um einem Laienpublikum das Wesentliche der psychischen Störungen nahezubringen. Wie sehr
habe ich mich indessen getäuscht! Als ich nämlich anfing, mich in
der einschlägigen Literatur des letzten Jahrhunderts umzusehen,
mußte ich entdecken, daß es schon sehr früh Ansätze zu einer
solchen Ratgeberliteratur gegeben hat. In diesem Kapitel will ich
also die wesentlichen Ergebnisse dieser Nachforschungen wiederzugeben versuchen.

Eine Vorbemerkung muß allerdings gemacht werden: Eine scharfe Unterscheidung zwischen ärztlicher und nichtärztlicher Literatur war nicht von vornherein gegeben. Erinnern wir uns doch,
daß auch die großen Ärzte des 18. Jahrhunderts ihre Schriften ganz
bewußt nicht nur an Kollegen, an Ärzte und Wissenschaftler richteten, sondern an ein allgemein gebildetes Publikum. Dies gilt auch
für die Psychiatrie. Obschon es nicht explizit erwähnt wird, bin
ich überzeugt, daß ein Großer wie Philippe PINEL sein berühmtes
Buch nicht ausschließlich für Ärzte geschrieben hat. Es scheint mir
wahrscheinlich, daß die Trennung zwischen Fachliteratur im engeren Sinne und Literatur für Laien sich parallel mit der Festigung
des Ärztestandes entwickelt hat. Erst als die ärztliche Wissenschaft
zu Beginn des neunzehnten Jahrhunderts sich als solche Ruhm und
Verdienste erfochten hatte, konnten sie auch daran denken, einem
breiteren Publikum – gewissermaßen aus der Distanz des Fach-
mannes, des Kenners, des Wissenden – in bewußt populärer Form
Inhalte zu vermitteln.

Die älteste psychiatrische Schrift, deren Autor darauf hinweist, daß
es sich um eine Publikation für Nichtärzte handle, ist jene von
Franz AMELUNG. 1827 hat er in Frankfurt ein Büchlein veröffentlicht mit dem etwas umständlichen Titel: »Allgemeine Vorschrif-

ten zur Behandlung der Irren und zur Verhütung der Geisteszerrüttung überhaupt. Zunächst für Nichtärzte bestimmt«. In seiner
Vorrede bestätigt er das von mir oben Gesagte. Er schreibt jedoch:
»So wie ein unaufhaltsames Fortschreiten in der Arzneiwissen-
schaft, überhaupt in der neueren Zeit unverkennbar ist und wenig andere Wissenschaften in dem Masse solche Fortschritte, solches reges Leben, einen so großen literarischen Betrieb aufweisen
können, so konnte es auch nicht fehlen, daß hierdurch auch das
nichtärztliche Publikum ein größeres Interesse an den Fortschrit-
ten, den Erweiterungen und den unleugbaren Resultaten einer
Wissenschaft nahm, die so sehr ins Leben eingreift und so sehr
schon in der Hinsicht für jeden Menschen von besonderer Wichtigkeit sein muß, da sie ja den größten und Hauptteil des irdischen
Wohls, die Erhaltung der Gesundheit, beabsichtigt.«
Daß AMELUNG einer der ersten ist, welcher den Weg der Ratgeberliteratur beschreitet, erfahren wir auch, wenn er später schreibt:
»Während es nun bereits keine fast nur einigermaßen häufiger
vorkommende Krankheit gibt, die nicht ein oder das andere Mal
in populär-medizinischen Schriften abgehandelt worden ist, so
kam mir doch bis jetzt noch keine Schrift der Art zu Gesicht, die
sich über Geisteszerrüttung überhaupt und insbesondere über die
Vorbauungsmaßregeln gegen diese Krankheit und über die Behandlung der Irren im allgemeinen ausbreitete.«
Wie baut nun AMELUNG sein Büchlein auf? In einem ersten Kapitel wird über den Begriff der Geisteszerrüttung geschrieben, in
einem zweiten Kapitel über die Ursachen, im dritten über Vorbau-
ungsregeln, im vierten über die Behandlung, und schließlich werden in einem fünften Kapitel die Umstände einer Spitaleinweisung
diskutiert. Wir sehen also, daß AMELUNG durchaus logisch vorgeht
und in vorbildlicher Klarheit die den Laien interessierenden Punkte berührt. Im ersten Kapitel diskutiert er den Begriff der geistigen Gesundheit. Als Gegensatz zur Geisteskrankheit, geht er auf
den freien Willen ein und erklärt, daß es sich bei der Geisteskrankheit oder Geisteszerrüttung um einen Verlust von Freiheit handle. Den Unterschied zwischen Geisteszerrüttung und Immoralität
sieht er darin, daß bei der letzteren der freie Wille nach wie vor
vorhanden sei, während er bei der Geisteskrankheit fehle.
AMELUNG betont die Bedeutung der Gehirnstörung, aber auch der
Leidenschaften. Seine Einteilung in Kategorien ist einfach: Er un-

terscheidet drei Hauptgattungen, nämlich die Tollheit, die Narrheit, und die Melancholie. Später fügt er noch den Schwachsinn
hinzu.

Im zweiten Kapitel,. nämlich demjenigen der Ursachen, unterscheidet er zwischen disponierender Anlage und Gelegenheits-
ursachen, worunter er sowohl moralische als auch körperliche
versteht. In dem Kapitel über Verhütung (er selbst spricht von
Geistesdiätetik) betont er das Maßhalten, die Rolle der Erziehung,
die Entwicklung der Vernunft. Mäßigkeit im Essen und Trinken
sei nötig, da es sonst zu einer Kongestion des Blutes im Kopfe
komme. Auch anstrengende und besonders anhaltende Geistes-
arbeiten seien zu vermeiden. »Liebe und Eifersucht in mäßigem
Grade, zwei Gemütsaffekte, die im ganzen sehr wohltätig sind und
zwei starke Schlingen in dem Bande der menschlichen Gesellschaft
bilden, werden zu Verderben bringenden Leidenschaften, sowohl
sie einen gewissen Grad übersteigen, sobald sie aus der Herrschaft
der Vernunft entrinnen.«

AMELUNG warnt auch vor der zu großen Anstrengung der Geistes-
tätigkeiten, vor dem Nachdenken über schwierige Gegenstände
und vor dem Lernen von Zuvielerlei ohne Gründlichkeit und
Zusammenhang. Später kommt er auf die »Ausschweifungen in der
Liebe« zu sprechen und geißelt insbesondere, wie es unter allen
Autoren zu jener Zeit üblich war, die Onanie. Sie sei es, welche
»den ganzen Menschen zugrunde richtet, ihn zu einem erbärmli-
chen Subjekt macht, das zuletzt nur noch, einem Schatten gleich,
sich mühsam herumschleppt«. Im Kapitel über die Behandlung
der Geisteskranken finden wir Angaben über die Zusammensetzung der Speisen und Getränke, die Wichtigkeit der Diät und insbesondere über die »Wohnung der Irren«. Recht ausführlich bringt
er Ratschläge über feste Einrichtungen im Falle einer Tobsucht.
Seltsam berührt mich, daß er auf vielen Seiten ausführlich die verschiedenen Möglichkeiten der Zwangsmaßnahmen bespricht.
Zwar wendet er sich gegen das Schlagen der Kranken zum Zwek-
ke der Erziehung, beschreibt aber doch ausführlich, wie mit Riemen und Schnallen Hände und Füße gebunden werden können,
beschreibt die Zwangsjacke, welche »als das bequemste und
unschädlichste Mittel allen andern vorzuziehen sei«. Immer wieder betont er, daß die Angehörigen nichts unternehmen sollten,
das nicht vom Arzt gebilligt oder verschrieben worden sei. »Es

versteht sich von selbst, daß nach der verschiedenen Art der Geisteskrankheit, nach der verschiedenen Individualität des Kranken, nach den früheren Verhältnissen und Gewohnheiten, die Befriedigung und das Abschlagen seiner Wünsche und Begehrnisse sich richten muß. Man folge hier genau den Vorschriften des Arztes.« Und weiter: »Es wird oft notwendig, bei Irren die größte Strenge zu beobachten. Verweigert der Kranke, sich der vorgeschriebenen Ordnung, den heilbringenden Mitteln zu fügen und hat man vergebens gelindere Maßregeln versucht um ihn dazu zu bewegen, steht noch dazu Gefahr auf dem Verzug, wie so häufig bei vor kurzem Erkrankten der Fall ist, dann müssen jene Mittel in Anwendung gesetzt werden, die wir unter dem Namen der Zwangsmittel kennengelernt haben und dadurch, daß sie den schrankenlosen Willen des Kranken bändigen, ihn zum Gehorsam bringen, zu den wohltätigsten gezählt werden können, welche bei Geisteskrankheiten in Anwendung gesetzt werden müssen.«

Zusammengefaßt sehen wir, daß AMELUNG die Praxis des Umgangs mit Geisteskranken schildert, wie sie eben in jener Epoche üblich war. Er vermeidet Diskussionen über das Gehirn und seine Mechanismen. Ob einem betroffenen Patienten oder vor allem, ob dessen Angehörigen eine solche Schrift indessen nützlich gewesen ist, muß dahingestellt bleiben. Mir scheint bei der Lektüre eher wahrscheinlich, daß seine Schrift mit einem gewissen Gruseln gelesen wurde, wird doch, wie bereits erwähnt, der »Bändigung« des »Geisteszerrütteten« ein breiter Raum eingeräumt.

Zehn Jahre später, nämlich 1837, finden wir das Buch von J.N. JÄGER, ebenfalls eine populäre Darstellung der Irrenkunde. Nur zwei Jahre später, nämlich 1839 erscheint von E. PIENITZ, Direktor der Heil- und Pflegeanstalt Sonnenstein, ein Buch mit dem ebenfalls altväterischen Titel: »Einige Worte über die Notwendigkeit der Irrenanstalten und die Behandlung der Seelenkranken vor Versetzung in dieselbe. Für Nichtärzte«.

Im Vorwort rechtfertigt er seine Schrift, indem er auf die Vergangenheit hinweist: »Sind auch die Fälle, wo man die Unglücklichen mit Ketten belastet, abgemagert und elend, mit Beulen und Wunden, mit Schmutz und Ungeziefer bedeckt, mit Lumpen, die kaum ihre Blöße verhüllen, bekleidet in die Anstalt bringt, nicht mehr so häufig, wie sonst, so kommen sie doch noch vor und erlauben einen Schluß auf die vorausgegangene unmenschliche Behandlung,

welchen die Erzählungen der Überbrachten nur allzusehr rechtfertigen. Viele von ihnen, welche auf eine Weise gefesselt waren,
die kaum irgendeine Bewegung gestattete, zeigen sich so durchaus friedlich und unschädlich, daß sie sogleich nach ihrer Ankunft
vollkommen frei und ungehindert im Anstaltsgebiet umhergehen
durften.«

In der kurzen Schrift geht er nicht sosehr wie AMELUNG oder JÄ-
GER auf das Wesen der Geisteskrankheit ein, sondern setzt sich
zum Ziel, vor allem die lieblose Behandlung der Irren zu kritisieren. Auch ist sein Ziel, die Vorurteile gegen Irrenanstalten zu widerlegen. Unter den Vorurteilen führt er folgende an:

»1. Man zweifelt an der Heilbarkeit des Kranken.

2. Man scheut den Kostenaufwand.

3. Man fürchtet, daß die Krankheit durch den Schmerz über die
Trennung von Verwandten und Freunden und durch den erschrek-
kenden Eindruck, den der Anblick einer großen Anzahl anderer
Kranker auf das leidende Gemüt hervorbringen müsse, verschlim-
mert werden könne.

4. Man besorgt Mangel an Aufsicht und sorgfältiger Pflege, lieblose Art der Behandlung, Anwendung grausamer Heil- und
Zwangsmittel und bleibende Nachteile von dem Zusammenwohnen mit andern Irren.

5. Man hegt Widerwillen vor dem Bekanntwerden der Erkrankung, entweder aus falscher Scham oder weil man fürchtet, daß
später dem Genesenen ein im Publikum fortdauerndes Mißtrau-
en gegen die Tüchtigkeit seiner Fähigkeiten und Leistungen bei
der ferneren Verfolgung seiner Lebenszwecke hinderlich sein
werde.«

Zu diesem Kapitel: Ist es nicht auffällig, daß die angeschlage-
nen Themen, d.h. die Bedenken, die im Publikum gegen eine
Spitalbehandlung des Geisteskranken vorhanden waren, noch
heute fast dieselben sind? Ich verweise dazu auf das Kapitel über
die öffentliche Meinung zur Geisteskrankheit.

In bezug auf den Umgang mit Geisteskranken empfiehlt er Güte,
Nachsicht, Geduld, kommt aber nicht darum herum, auch die
Zwangsmittel zu empfehlen, nämlich »in den meisten Fällen hef-
tiger Tobsucht oder großer Neigung zu Selbstmord, zu Gewalt-
taten und Entrinnungsversuchen«.

Wie bei AMELUNG kann man sich auch bei PIENITZ fragen, ob es sinnvoll ist, einem Angehörigen die umständliche und ausführliche Beschreibung von Zwangskamisol, Riemen, Gurten, Fesselungen usw. zuzumuten. In bezug auf die Behandlung ist es interessant, daß Pienitz schreibt: »Seelenkranke dürfen keineswegs bei Tage das Bett hüten, wie Fieberkranke, sooft sie auch wegen der verschiedensten Wahnvorstellungen oder aus krankhafter Bequemlichkeit Neigung dazu haben.« Wie richtig hat er das gesehen. Und wie schade, daß 60 Jahre danach gerade das Gegenteil verkündet wurde, nämlich daß die Bettruhe ein wirksames Therapeutikum beim Geisteskranken sein könne.

Von den zwischen 1860 und 1870 erschienenen Schriften will ich näher nur auf das umfangreiche Buch von Schilling eingehen, das wie seine Vorgänger ebenfalls einen etwas umständlichen Titel trägt, nämlich: »Psychiatrische Briefe. Oder die Irren, das Irresein und das Irrenhaus. Eine vollständige, systematische Darlegung aller Seelenkrankheiten, in klassischen und naturgetreuen Beispielen für das gebildete Publikum erläutert«. Interessant auch, daß der Verfasser das Buch »allen geistesgesunden und vernünftigen Deutschen« widmet.

Im Gegensatz zu seinen Vorgängern räumt nun Schilling den damals bekannten Koryphäen auf dem Gebiet der Psychiatrie einen gebührenden Platz ein. Er erwähnt Griesinger, Guislain, Ideler u.a. und nimmt auf ihre Forschungen Bezug. Immerhin schreibt er aber auch in seiner Einführung: »Alle Varietäten und Mischformen, Abarten etc. des Irreseins aufzuführen, war mir nicht möglich, um nicht zu verwirren. Ich habe die Grundformen des Irreseins dargelegt, und zwar in der systematischen Reihenfolge, wie sie sich gewöhnlich als reine Krankheitsbilder aus Körper und Seele beim psychischen Erkrankten herausbilden und weiter wuchernd endlich mit dem vollsten geistigen Zerfalle enden.«

In seiner Einleitung bekennt sich Schilling auch zu einer biologischen Erklärung der Geisteskrankheit (»Auch die Leichenöffnungen bestätigen den Satz, daß das Gehirn das beim Irresein erkrankte Organ sei.«) Viel Platz nimmt dann aber doch die Erörterung der verschiedenen »psychischen Tätigkeiten des Menschen im normalen Zustande« ein, nämlich das Vergessen, das Erinnern, das Fühlen, das Empfinden usw. Was unter den Störungen abgehandelt wird und was bei seinen Vorgängern noch nicht

zur Sprache kam, sind Halluzinationen und Illusionen. Immer
wieder illustriert SCHILLING seine Ausführungen durch Zitate aus
der schönen Literatur, wobei er vor allem aus den Dramen von
SHAKESPEARE schöpft. Zu den Hauptursachen der Seelenstörungen
zählt er wie zum Teil auch seine Vorgänger die Disposition. Im
übrigen scheint es für ihn eine festliegende Tatsache zu sein, daß
die psychischen Erkrankungen zugenommen hätten. Er diskutiert
die Frage, ob es Unterschiede unter den Nationen gebe. Im Ori-
ent und unter den Indianern stelle man weniger psychische Störungen als in Europa fest und auf dem Land weniger als in den
Städten. Zu den Dispositionen zählt er auch die Temperamente,
und wir finden hier die uralten Unterscheidungen zwischen san-
guinischem, melancholischem, cholerischem Temperament sowie
dem phlegmatischen. Was bis zu Beginn des zwanzigsten Jahrhunderts immer wieder in den wissenschaftlichen, aber auch populären Schriften auftauchen wird, finden wir auch bei SCHILLING, nämlich die Behauptung, daß eine geistige Überanstrengung, zuviel
Lärm, zuviel Lesen zu seelischen Störungen führen könne. In einem besonderen Kapitel über den Wahnsinn setzt sich SCHILLING
auch mit der religiösen oder mystischen Verzückung auseinander.
Viele Seiten widmet SCHILLING dem Unterschied zwischen Wahnsinn und Verrücktheit. Im weiteren bespricht SCHILLING die progressive Paralyse, wirft einen Blick auf die Sekten und das Geister-
sehen und kommt dann auf die Therapie sprechen, die er – wie
könnte es anders sein – in eine körperliche und eine geistige unterteilt. Er verwirft das Aderlassen, empfiehlt aber das Schröpfen
und die Blutegel. Und obschon er die Sturzbäder verurteilt, empfiehlt er doch Eisumschläge auf den Kopf. Auffällig ist, daß im
Gegensatz zu den breiten Darstellungen der Geisteskrankheit an
und für sich die Therapie einen ganz kleinen Platz von wenigen
Seiten einnimmt. In diesem Punkte geht er also nicht anders vor
als die meisten nach ihm publizierenden bedeutenden Fach-
genossen, von GRIESINGER bis KRAEPELIN, die sich ebenfalls zur
Therapie – wie wir bereits in einem anderen Kapitel gesehen haben – nur sehr lakonisch äußern.
Überblicken wir zusammengefaßt das, was SCHILLING auf seinen
386 Seiten an Wissen vermittelt, so wird klar, daß er nicht in erster Linie daran denkt, den Betroffenen oder deren Angehörigen
zu einem besseren Verständnis und zu brauchbaren Handlungs-

anweisungen zu verhelfen, sondern sein Ziel ist offensichtlich, eine Psychiatrielehre in allgemein verständlicher, jedem Gebildeten zugänglichen Form zu bieten. Man kann sich des etwas einschränkenden Eindrucks nicht erwehren, daß SCHILLING ehrgeizigerweise auch seinen publizistischen Beitrag leisten wollte, und da er eben kein Universitätslehrer und Forscher war, den Weg der Volkstümlichkeit wählte.

Gehen wir nun zu den Autoren über, die zwischen 1880 und 1900 publizierten. Ich greife die beiden Bändchen von CHATELAIN und KOCH heraus. CHATELAIN veröffentlicht 1891 in Neuchâtel eine Übersetzung seines ursprünglich auf Französisch geschriebenen Werkes. In der deutschen Ausgabe trägt es den Titel: »Das Irresein«. Plaudereien über die Geistesstörungen. Ins Deutsche übertragen von Dr. med. Otto Dornblüt mit einem Vorwort von Dr. Frhr. von Krafft-Ebing«.

CHATELAIN rechtfertigt sein Vorhaben wie folgt:
»Die Psychiatrie ist dank ihrer endlichen klinischen Vertretung auf den Universitäten heute kein eleusinisches Mysterium für die ärztliche Welt mehr, aber sie ist es noch vielfach in breiten Schichten der Gesellschaft, zum großen Schaden dieser und ihrer Kranken. Es gibt nächst der Hygiene wenig Gebiete der Medizin, deren Popularisierung so wünschenswert wäre als das der Irrenheilkunde.« Und weiter: »Die Geistesstörungen sind in unaufhörlicher Zunahme. Die Nervosität ist die Krankheit des Jahrhunderts. Es gibt wenig Familien, in denen man nicht damit zu kämpfen hätte und trotzdem herrscht auf dem Gebiet der Geisteskrankheiten noch eine Menge von schweren Vorurteilen. Ohne den Anspruch, sie alle auszurotten – der Fortschritt ist nicht Sache eines Tages oder eines Buches –, wird dieses Büchlein, die Umschreibung von Vorträgen, an denen das Publikum Geschmack zu finden schien, vielleicht doch einigen Nutzen stiften. Da ich keine wissenschaftliche Vorlesung über Medizin halten will, bleibe ich mit Absicht unvollständig, beschränke mich auf wesentliche Züge und lasse viele Einzelheiten beiseite, welche nur Studenten sich zu Nutze machen könnten. Viele Kranke haben eine beklagenswerte Neigung, medizinische Werke zu lesen, die sie nicht verstehen. Sie deuten deren dunkelste Stellen auf sich und ziehen daraus unabänderlich den Schluß, daß ihr Zustand hoffnungslos ist. Daher kommt es, daß die meisten populär-medizinischen

Werke mehr Schaden als Nutzen verursachen, und ich möchte nicht, daß das meinige diese Zahl vergrößerte. Das Lesen solcher Bücher eignet sich nur für Gesunde und für solche Kranke, die vernünftig genug sind, um sie mit kaltem Blut zu lesen. Diejenigen, deren Einbildungskraft bereits erregt ist und welche die Furcht zusammenschnürt, tun sehr übel daran, sie zu öffnen.«

Im Gegensatz zu seinen Vorgängern versucht CHATELAIN nun einen geschichtlichen Überblick zu geben und fängt mit der Schilderung der Geisteskrankheit in der Bibel an, führt dann die Entwicklung von HIPPOKRATES über das Mittelalter bis zu PINEL und ESQUIROL. In einem zweiten Abschnitt läßt er sich über die Verrichtungen des Gehirns aus und bekennt sich dazu, daß die Hauptverrichtungen des Gehirns sich in drei Worte zusammenfassen lassen: Wahrnehmung, Bewegung und Verstand. Zur Definition des Irreseins zieht CHATELAIN VOLTAIRE bei, der gesagt haben soll: »Das Irresein ist eine Krankheit, die einen Menschen verhindert, zu denken und zu handeln wie die andern.«

Was das Irresein sei, zeigt CHATELAIN in lapidarer Weise auf, wenn er schreibt: »Da das Gehirn der Sitz des Verstandes und der Vernunft ist, war es von vornherein mit Wahrscheinlichkeit anzunehmen, daß es auch der Sitz des Irreseins sei. Seine normalen Äußerungen sind die gesunden Gedanken, seine krankhaften die Geistesstörungen. Da nun der gesunde Menschenverstand sich gegen die Annahme auflehnt, daß krankhafte Erscheinungen einem gesunden Organ entstammen, kann man mit Recht behaupten – und die Ärzte stimmen in diesem Punkt überein –, daß das Irresein auf einer organischen, d.h. materiellen Veränderung des Gehirns beruht.«

Konsequenter also und auch logischer als SCHILLING dreißig Jahre zuvor erläutert CHATELAIN das Primat des Gehirns. Geisteskrankheiten sind für ihn also Gehirnkrankheiten. Dementsprechend zieht er vom Leder gegen die Romantiker wie HEINROTH oder IDELER, welche der Leidenschaft eine ursächliche Beteiligung zugesprochen haben. Im Kapitel über die Ursachen geht er aber auch auf die von ihm angenommene Zunahme der Geisteskranken in allen Ländern ein und bezeichnet die Anstaltsbehandlung als einen Segen. (»Nachdem endlich in allen Ländern mit guten Anstalten die Familien sich überzeugt haben, daß ihre Kranken dort viel besser verpflegt werden als Zuhause, bringen sie sie dorthin. Unglückliche, die man vor allen Blicken verwahrt und die bald gut, bald schlecht, und zwar eher schlecht als gut verpflegt wurden, kommen allerorten zum Vorschein.«)

In den Ausführungen von CHATELAIN stoßen wir zum erstenmal auf die Neurosen, auf die Epilepsie und die Chorea, die unter seinen Vorgängern kaum Erwähnung gefunden hatten. Interessant ist, daß CHATELAIN die Möglichkeit einer Ansteckung nicht ausschließt, wobei er vor allem an die nervösen Zustände bei Frauen denkt. CHATELAIN weitet aber den Blick nicht nur über die Geisteskrankheiten im engeren Sinne hinaus, indem er die Neurosen einbezieht, sondern er widmet auch der moral insanity wesentliche Abschnitte. (»Das moralische Irresein ist die Verzweiflung der Familien; denn der daran Leidende hat gewöhnlich alle Laster. Er ist vollendeter Egoist, faul, lügnerisch, diebisch, Trinker und Wüstling. Je älter er wird, um so deutlicher zeigt sich seine Fehlerhaftigkeit.«) Unnötig zu betonen, daß damit den vorherrschenden Strömungen in der wissenschaftlichen Psychiatrie Genugtuung getan wird, wissen wir doch, daß in den letzten Dezennien des neunzehnten Jahrhunderts in den wissenschaftlichen Diskussionen immer deutlicher Themen wie Vererbung, moral insanity, aber auch die »leichteren« psychischen Erkrankungen wie Hysterie in den Vordergrund traten. Interessant sind auch die Ausführungen, die CHATELAIN der Hypochondrie widmet, die er als eine Form der Melancholie bezeichnet (»Man könnte sagen, daß sie deren erste Stufe bildet, und viele Melancholische sind zunächst einfach Hypochondrische.«).

Wenn CHATELAIN schließlich nochmals auf die Vorzüge der Anstaltsbehandlung eingeht, so sind wir Psychiater des zwanzigsten Jahrhunderts erstaunt über die Umkehr der Werte. Was damals als wertvoll betrachtet wurde, erscheint uns heute als unzulänglich und verkehrt. CHATELAIN schreibt nämlich: »In den Anstalten ist alles auf die Kranken berechnet und das Personal wohl bewandert. Einzelheiten der körperlichen und psychischen Behandlung, die Zuhause der Anlaß zu unabsehbaren Kämpfen bildeten, vollziehen sich mit einer Leichtigkeit, von der der Kranke in erster Linie gute Früchte erntet. Die Regelmäßigkeit ist ganz besonders von ausgezeichnetem Wert für die Kranken und für die Gesunden, aber für die Kranken vorzugsweise, allein in einem Privathause ist es schwer, sie völlig einzuhalten. In der Anstalt ist alles bis in die

geringsten Einzelheiten geregelt, es gibt nichts Unvorhergesehe-
nes und – was sehr wichtig ist – es bedarf keiner Entschlüsse. Es
wird für den Kranken gedacht, gewollt und gehandelt. Er braucht
sich nur erhalten zu lassen und zu tun, was man von ihm verlangt.
Wenn er es nicht tut, so zwingt man ihn. Weil er aber sehr bald
sieht, daß jeder Widerstand nutzlos ist, so gewöhnt er sich wie der
Rekrut im Regiment sehr schnell an Gehorsam ohne Widerrede.«
»Endlich haben die Kranken in der Anstalt, wo das Getümmel der
Welt nur durch das Sieb im Büro des Arztes zugeht, weder jähe
Gemütsbewegungen noch unzeitige Glockenschläge, weder an-
strengende oder neugierige Besucher noch störende Briefe zu
fürchten. Dieses Sieb ist der grüne Schirm, der zarte Augen
schützt.«
»Man begreift jetzt, warum die Anstalt mehr als alles andere dem
Gehirn die nötige Ruhe gewährt. In vielen Fällen ist sie unersetz-
lich, und so hart diese Entscheidung sein mag, es ist dann eine
Pflicht, sie ohne Zögern und Schwäche zu fassen.«
CHATELAIN äußert sich auch zu den Modalitäten der Einweisung
und empfiehlt, dem Kranken gegenüber immer wahrhaftig zu sein
und ihn nicht zu täuschen.
1895 veröffentlicht J.L.A. KOCH, Direktor der Staatsirrenanstalt
Zwiefalten, eine Schrift: »Das Nervenleben des Menschen in guten und bösen Tagen. Eine Schrift zur Belehrung, zu Rat und
Trost«. Was KOCH in den sechs Kapiteln ausführt, entspricht weitgehend dem, was wir schon bei CHATELAIN in seinem vier Jahre
zuvor erschienenen Buch gelesen haben. Ein Unterschied besteht
darin, daß KOCH tiefer auf philosophische Fragen eingeht und
beispielsweise den Monismus erläutert (»Nach der Lehre des
Monismus hat jedes der unzähligen Atome, die das Nervensystem
zusammensetzen, seine seelischen Kräfte.«). Ja, KOCH geht so weit,
daß er sogar über die Entstehung der Erde und des Lebens aus dem
Urnebel spekuliert. Ausführlich erläutert er den Bau des Nervensystems und unterscheidet zwischen Gehirn/Rückenmark einerseits und dem Sympathikus andererseits. Ziel seines Buches sei,
so schreibt er: »Ich darf hoffen, manche schädigende Unkenntnis
zu beseitigen, manches Mißverständnis, manches Vorurteil und
manche viel gehegte falsche Befürchtung zu zerstreuen, den Lai-
en zu befähigen, daß er das Vorhandensein eines Nervenleidens
erkennt oder doch vermutet, wo er sonst an ein solches nicht ge-

dacht hätte. Daß er als ein körperlich bedingtes Leiden auffassen
lernt, was er vordem für etwas anderes nahm, daß er eine Sache,
die ihn geängstigt hatte, nun nicht mehr für so schlimm ansieht.
Ich darf endlich hoffen, ihm die Stellen zeigen zu können, wo auf
dem Gebiete der Nervenkrankheiten und schon bei deren Erkennung auch für manche nichtärztliche Berufskreise bestimmte Aufgaben liegen und die Wege zu bezeichnen, auf denen diese Aufgaben bewältigt werden können. Das alles wird mir der Laie
danken.«
Breiten Platz nimmt in diesem Büchlein von Koch das ein, was er
die psychopathischen Minderwertigkeiten nennt. Koch geht da
sehr weit, und recht künstlich scheint mir, wie er die verschiedenen psychopathologischen Zustände unter diesen einen Begriff
subsumieren will. So schreibt er von einer flüchtigen psychopathischen Minderwertigkeit mit Verwirrung. Psychopathische Minderwertigkeit findet sich nach Koch aber auch bei geistiger Über-
arbeitung, bei Schwindel, Zornausbrüchen, Gereiztheit. Auch das
Zwangsdenken gehört laut Koch dazu. Zu den Ursachen äußert
sich Koch, indem er sich mit der Behauptung vorwagt, daß ängstliche Affekte, Schmerz und Kummer das Hirn schädigen könnten, woraus dann erst die Melancholie entstehe. So schildert er
ausführlich den Fall einer Melancholikerin, die durch den Tod
ihres Kindes einen tiefen und nachhaltigen Schmerz erfahren habe.
Er beschreibt, wie sie diesen Schmerz nicht überwinden kann, wie
er weiterwirkend einer lähmenden Wehmut Platz macht. »Man
weiß nicht, warum das so lange anhält. Der Arzt aber sieht noch
mehr bei der Sache als die Angehörigen sehen, er erkennt, daß es
sich um eine Krankheit handelt. Der Schmerz, den die Frau erfuhr, der wohlbegründete Kummer, der nicht krankhaft war, hat
ihr Gehirn überanstrengt und verändert, hat es krank gemacht,
und die Krankheit des Gehirns hat sich in einer Melancholie ausgesprochen, hat sich ausgesprochen in einem nun krankhaften
Weh, das aber der oberflächliche oder nicht sachverständige Beobachter nicht sofort von dem physiologischen Schmerz unterscheiden konnte.«
Diese kühne und überraschende Formulierung fiel mir bei Durch-
sicht des Kochschen Buches auf und ich gebe sie deshalb hier wieder. Sie zeigt, wie spekulativ eine einseitige Auffassung der Geisteskrankheiten als Gehirnkrankheiten sein kann.

Im übrigen finden wir auch zur Behandlung nur sehr lakonische Mitteilungen. Wie sollte es auch anders sein, da er ja als Hauptursache die psychopathischen Minderwertigkeiten annimmt. Immerhin finden wir auch bei KOCH eine Verherrlichung der Irrenanstalt. Darin ist er seinen Vorgängern durchaus ähnlich. Er schreibt: »Nicht alle, die an einer der betreffenden Psychosen leiden, gehören in die Irrenanstalt. Wo man ihrer aber bedarf, ist sie ebenfalls nicht bloß eine Hilfe im Leiden, sondern oft auch sonst noch die größte Wohltat. Leider haben manche Laien die Scheu vor der Anstalt noch nicht überwunden, und daraus fließt manche Versäumnis, manche verkehrte Handlung, manche Beschwernis. Die Anstalt ist in manchen Fällen lebensrettend, in vielen Fällen vermag bloß sie Beruhigung und Genesung zu bringen, und in noch mehr Fällen kann sie allein den unheilbaren Kranken vor völligem geistigem Untergang bewahren und ihm noch ein erträgliches und menschenwürdiges Dasein verschaffen. Endlich ist die Anstalt oft genug auch im Interesse der öffentlichen Sicherheit nicht zu ersetzen. Wenn jemand nach ärztlichem Ausspruch eines solchen Asyles bedürftig ist, so säume man nicht, ihm das zu verschaffen, was er bedarf. Man unterlasse es nicht aus pekuniären Gründen, nicht aus falscher Scham, nicht aus Rücksicht auf einsichtslose Verwandte, nicht aus irgendeinem Grunde.«

Hätte sich der gute KOCH wohl träumen lassen, daß viele in unserem Jahrhundert von den üblen Folgen der Hospitalisierung sprechen, von Hospitalismus, von Chronifizierung usw.? Ist es nicht auffällig, daß alle bisher genannten Autoren unisono das Heilende der Irrenanstalt betonen, ohne indessen zu sagen, worin dieses Heilende bestehe?

Wenden wir uns nun den Schriften zu, die zwischen 1900 und 1920 erschienen (FINCKH, FUCHS, ENGE, MARCINOWSKI, FISCHER, TUCZEK). Ich will etwas näher auf das kleine Büchlein von ENGE eingehen. Hier finden wir zum erstenmal im Titel die Angehörigen erwähnt. Sein Buch heißt nämlich »Ratgeber für Angehörige von Geisteskranken«. Es wurde 1916 publiziert, also noch während des ersten Weltkrieges. ENGE verliert keine Zeit, sein Unternehmen zu rechtfertigen, sondern geht gleich in medias res, d.h. auf den Schrecken und das Entsetzen ein, welches eine Familie ergreift, wenn einer der ihrigen geistig erkrankt ist. Und da es sich seiner Meinung nach vor allem um die Angst vor der Einweisung in eine Ir-

renanstalt handelt, muß er diese gleich auch in Schutz nehmen. Er preist deren Vorteile: »Anstelle des gefängnisartigen Baues ist die neuzeitliche Irrenanstalt aufgelöst in eine große Anzahl größerer oder kleinerer Krankenhäuser. Jedes Gebäude hat Licht und Luft in Hülle und Fülle. Die Bewohner der einzelnen Gebäude stören sich gegenseitig nicht. Anstatt Zellen findet man freundliche Säle und Aufenthaltsräume, in denen Wandschmuck, lebende Pflanzen, Schmuckgegenstände u.a. eine häusliche Behaglichkeit schaffen. Anstelle der Tobhöfe der alten Zeit findet man gut angelegte und gepflegte Gärten mit Spielplätzen, Sitz- und Liegegelegenheiten, anstatt hoher, düsterer Mauern gewöhnliche Gartenzäune oder lebende Hecken, kurzum die heutige Irrenanstalt ist kein Ort des Schreckens, sondern ein Zufluchtsort für Kranke und Erholungsbedürftige und eine zweite Heimat für die Dauerinsassen, in der sie mehr Behaglichkeit, Pflege und Wartung finden, als sie vielfach draußen in ihren besten Zeiten erfahren haben.«
Welche Idealisierung!
War ENGE blind, daß er nicht sah, daß 1916 noch die meisten europäischen psychiatrischen Anstalten einen gefängnisähnlichen Charakter hatten, daß sie überfüllt waren und keine Rede von Behaglichkeit, Pflege und Wartung sein konnte? Daß ENGE seinen KRAEPELIN gelesen hat, ersehen wir daraus, daß er nun vom Jugendirresein spricht. Großes Gewicht legt ENGE auf die Erörterung der Frage, wann und warum eine Einweisung in eine Anstalt notwendig sei. Er drückt sich deutlich dahingehend aus, daß nicht jede Geisteskrankheit unmittelbar zu einer Anstaltseinweisung führen müsse. Die Verbringung in eine Anstalt sei unbedingt nötig, so sagt er, wenn Gemeingefährlichkeit bestehe. Über diese Gemeingefährlichkeit läßt er sich recht eingehend aus, findet daß sie selbstverständlich überall da vorhanden sei, »wo es sich um eigentlich rasende, tobsüchtige Menschen handelt, die sinnlos und verwirrt sind, ihre Umgebung nicht erkennen und rücksichtslos um sich schlagen, wie man das in den Ausbruchzeiten bei Geistesstörungen jeder Form beobachten kann«.
Nun weitet aber ENGE den Begriff der Gemeingefährlichkeit in meinen Augen in unzulässiger Weise aus, wenn er schreibt: »Man darf bei der Beurteilung der Gemeingefährlichkeit nicht nur an blutige Gewalthandlungen, d.h. an die Gefährdung von Leben und Gesundheit anderer denken. Auch die Störungen der öffentlichen

Sittlichkeit, Ruhe und Ordnung durch Geisteskranke schließen in sich den Begriff der Gemeingefährlichkeit, wenn auch dadurch niemand unmittelbar an seiner Gesundheit Schaden zu nehmen braucht. Wenn z.b. ein Kranker in auffälligem Aufputz durch die Straßen irrt und aus Kindesspott einen Auflauf verursacht, so stört er die öffentliche Ordnung und ist gemeingefährlich. Auch die Herausforderung der öffentlichen Meinung durch Wort und Schrift gewisser Geisteskranker gehört hierher.«

Mit einer solchen Interpretation der Gemeingefährlichkeit würde Herr ENGE heute wohl auf größten Widerstand stoßen. Zu den unbedingten Einweisungsgründen gehört im übrigen die Suizidalität und endlich auch die Nahrungsverweigerung (»Sie ist eine mit Recht sehr gefürchtete Krankheitserscheinung, die entweder als Teilerscheinung allgemeinen Widerstrebens gegen jeden Pflegeversuch auftritt oder aus Wahnvorstellungen und Sinnestäuschungen erwächst, in jedem Falle aber mit dem Sinken der Kräfte eine Verschlechterung des Allgemeinbefindens und damit auch der seelischen Verfassung herbeiführt. Die Magenernährung ist bei Geisteskranken bisher noch weniger als bei Geistesgesunden zu ersetzen.«).

Zur Suizidalität sagt ENGE: »Es wird von den Angehörigen auch regelmäßig die Schwierigkeit unterschätzt, solche Kranke ständig zu überwachen. Es ist in häuslichen Verhältnissen fast immer rein technisch genommen unmöglich, Tag und Nacht, im Bett und auf dem Klosett, beim Entkleiden, beim Essen usw. eine wirklich ununterbrochene Bewachung durchzusetzen.« Ausführlich äußert er sich dann zum Aufnahmeverfahren in die Irrenanstalt (Zeugnis des Arztes usw.). Er spricht von den verschiedenen Verpflegungsklassen und kommt eingehend auf die Modalitäten der Internierung zu sprechen. »In der Mehrzahl der Fälle liegt die Sache so, daß es wohl ohne Gewaltanwendung nicht abgeht, die aber meistens viel einfacher ist, als die Angehörigen sich vorstellen. Zu empfehlen ist, daß man erst unmittelbar vor der Abreise dem Kranken ruhig und offen erklärt, daß man ihn in Übereinstimmung mit dem Arzte für geisteskrank hält und ihn zu seiner Heilung in die und die Anstalt bringen werde. Man ersuche ihn mit bestimmter Freundlichkeit, dieser nur zu seinem Besten geplanten Maßnahme sich zu fügen. Will das der Kranke nicht und droht er mit Widerstand, so erkläre man ihm mit aller Bestimmtheit, daß ihm das nichts helfe. Man sorge dann für die genügende Zahl von Begleitern, die imstande sind, auch einen widerstrebenden Kranken zu überführen.«

Nach dem Kapitel über das Was und Wie der Hospitalisierung kommt ENGE auf die Besuche bei den Kranken zu sprechen und erweist sich hier als sehr zurückhaltend. Er empfiehlt, daß der Kranke Besuche erst vier Wochen nach seinem Eintritt empfangen soll. Über die Zeitausdehnung eines Besuches sagt er: »In Rücksicht auf den Kranken selbst wie auf das anwesende Personal, dessen übriger Dienst währenddessen eine Unterbrechung erfährt, ist der Besuch nicht zu lange auszudehnen, d.h. eine halbe Stunde muß durchschnittlich als ausreichend angesehen werden.« ENGE berichtet auch, was er von der Korrespondenz des Kranken mit seinen Angehörigen hält und erläutert bestimmte Vorsichtsmaßnahmen. Es müsse Sache des Arztes bleiben zu entscheiden, wie häufig der Kranke schreiben dürfe und an wen. Anleitungen gibt er auch über die Möglichkeit der Angehörigen, sich bei den Ärzten über den Zustand dieses Kranken zu erkundigen. Zum Umgang mit Geisteskranken ganz allgemein sagt er, daß im Vordergrund die Natürlichkeit stehe, die Wahrhaftigkeit, aber vor allem die Geduld. Von den Zwangsmaßnahmen, über die die Vorgänger von ENGE berichtet haben, lesen wir in seinem Büchlein nichts mehr.

Zusammengefaßt kann man sagen, daß sich dieser »Ratgeber« vor allem an Angehörige wendet, welche einen Patienten in ein psychiatrisches Spital bringen mußten. Ihnen erteilt er Rat, wie die verschiedenen Probleme gehandhabt werden sollen.

Damit beende ich den Streifzug durch die Geschichte der Aufklärungsliteratur. Besonders auffällig war mir bei der Lektüre die Selbstverständlichkeit, mit der all diese Ärzte dem Publikum ihre Meinung als die einzig richtige darstellten. Der Arzt auf einem hohen Podest, eine unangezweifelte Autorität, einer der es wissen muß. Merkwürdig also die Diskrepanz zwischen dem Anspruch, dem Laien die nötigen Anleitungen zu geben und der Tatsache, daß man im Grunde ja sehr wenig über die Ursachen der »Geisteskrankheiten« wußte. Immerhin, ich komme auf das eingangs Gesagte zurück. Es wäre falsch anzunehmen, daß die Ratgeberliteratur und das Einbeziehen der Familie ein Kind des 20. Jahrhunderts sei. Ich glaube gezeigt zu haben, daß die Ärzte,

und vor allem die Irrenärzte des letzten Jahrhunderts sich bemüh-
ten, ihr Wissen weiterzugeben, und überall schimmert daher ihr
humanitärer Ansatz und Enthusiasmus durch.

Nun gibt es diese Aufklärungsliteratur aber nicht nur in Form von
kleinen Büchern oder Artikeln. Ich will hier von einer interessanten Initiative berichten, nämlich von der Publikation einer Zeitschrift »Der Irrenfreund«. Sie erschien zum erstenmal 1859 und
wurde von zwei Ärzten, einem Dr. Friedrich Koster, Direktor der
Westfälischen Provinzialirren- und Pflegeanstalt zu Marsberg, und
Dr. Brosius, Direktor der Privatirrenanstalt zu Bendorf bei Ko-
blenz, herausgegeben. Im Untertitel heißt es: »Eine Volksschrift
über Irre und Irrenanstalten sowie zur Pflege der geistigen Gesundheit«. In der Nummer 1 wird erwähnt, daß sie monatlich
erscheine, zu einem Preis von 15 Groschen jährlich (»Bestellun-
gen nehmen alle deutschen Posten und Buchhandlungen an.«). In
einer enthusiastischen Einleitung erklären die Herausgeber dem
Leser, was »Der Irrenfreund« sein soll:

»An die Leser! Hat Dich, lieber Leser, Dein Schritt schon einmal
in ein Irrenhaus geführt? Hast Du je ernstlich darüber nachgedacht, was es heiße, Irresein und ist Dir der Wert der geistigen
Gesundheit, die Bedeutung eines Irrenhauses für die öffentliche
Wohlfahrt in vollem Umfange klar geworden? Nein! Du kennst
das Irrenhaus, wie es jetzt ist, nicht. Du bist erfüllt von Vorurteilen über dasselbe. Dir graut vor dem Unglücklichen, der seinen
Verstand verlor, wie vor dem Haus, in welchem derselbe ein Asyl
findet. Du sträubst Dich vielleicht auch, indem Du dieses Blatt zur
Hand nimmst, auf ein Gebiet zu treten, welches anscheinend für
Dich kein Interesse hat, ja Dich vielleicht mit geheimem Widerwillen erfüllt. Und dennoch umschließt das Irrenhaus so vieles,
dessen Kenntnis das Interesse jedes Menschen in Anspruch zu
nehmen imstande ist. Schrick deshalb nicht zurück vor Deinen
eigenen Vorurteilen und bedenk, daß es Dinge gibt, deren oberflächliche Kenntnis uns gleichgültig läßt, ja vielleicht unangenehme Gefühle erregt, deren nähere Betrachtung uns aber mit Teilnahme und selbst mit Bewunderung erfüllt!«

In den weiteren Abschnitten dieser Einleitung laden die Herausgeber dann den Leser zur Teilnahme an einer kleinen Reise ein und
wollen dem Irrenfreund ein unterhaltender Begleiter sein. Es gehe
auch darum, ein gutes Wort einzulegen für die Kranken, es gehe

um Aufklärung; denn das Irrenhaus sei nun nicht mehr die »traurige Rumpelkammer des menschlichen Geistes, der gemiedene Aufenthaltsort für die Schlacken aus dem Hochofen dieses Lebens«.

»Selbst ein Beispiel eines wohlgeordneten kleinen Staats oder großen Familienlebens, ist das Irrenhaus ein unumgängliches Erfordernis geworden, zum Schutze und zur Sicherung des öffentlichen und zur Wohlfahrt des Familienlebens. Selbst eine große Schule zur Aufrichtung und Erziehung, bzw. Wiedererziehung des menschlichen Geistes, ist das Irrenhaus in zweifachem Sinne das getreue Spiegelbild des Charakters und der Bildungsstufe des ganzen Volkes.«

In weiteren Abschnitten ist die Rede von der Haltung des Publikums zum Geisteskranken und von Vorurteilen usw. Schließlich wird erklärt, was das Blatt nicht versuche, nämlich eine Wissenschaft der Irrenheilkunde zu popularisieren, daß es nicht in der Absicht liege, einer Mode der Gegenwart zu schmeicheln, »die es liebt, durch Darstellungen aus anziehenden Kapiteln der verschiedenen Wissenszweige einem eleganten und allseitig gebildet sein wollenden Publikum eine angenehme Unterhaltung zu gewähren«.

»Der Zweck des Blattes ist vielmehr, ohne jedoch deshalb Freundliches auszuschließen, ein tiefernster Punkt. Zeigen will es, daß und wie den Ursachen des Irreseins im allgemeinen und einzelnen entgegengewirkt werden kann. Es will den Kampf aufnehmen gegen törichte und schädliche Vorurteile des Publikums, zur Verbreitung richtiger Ansichten über Irresein, Irrenanstalten und Irrenwesen, damit zugleich dem Interesse der Kranken zu nützen und die Hindernisse segensreicheren Wirkens der Anstalten aus dem Wege zu räumen. Es will Winke geben zur Erkennung der ersten Spuren beginnender Gemütsleiden und zur Unterscheidung der Krankheit von moralischer Verkehrtheit sowie zu einem richtigen Verfahren, soweit dasselbe in den Wirkungskreis des Laien fällt. Es soll in dieser Beziehung weniger in allgemeinen Regeln als vorzüglich durch Veranschaulichung in Beispielen belehren und namentlich den geistigen zuerst sowohl von den Kranken selbst als ihren Angehörigen gesuchten, so überaus wichtigen Einfluß der Geistlichen außerhalb der Anstalt besprechen.«

Diese Zeitschrift »Der Irrenfreund« hat 1895 sein Erscheinen ein-

gestellt. Geht man die verschiedenen Jahrgänge durch, so findet
man vor allem aufklärerische Artikel über das Wesen des Irreseins.
Ferner werden Publikationen besprochen. Unter den Miszellen
finden wir 1859 folgende Kapitel:
»Die Kasse des Irrenhauses zu Marsberg.
Preisfrage
Begleitung von Geisteskranken
Ein Schönheitsmittel
Exzentrizität und Seelenstörung
Brief einer genesenen Geisteskranken
Die lebendige Tote
Psychologische Frage«
MOREL s Buch über die Entartung des Menschengeschlechts und
FEUCHTERLEBENS Buch über die Diätetik der Seele werden besprochen. Nicht immer, so scheint mir, ist es den Herausgebern gelungen, einen auch dem Laien verständlichen Stil einzuhalten und
nicht in den Fachjargon abzugleiten. Da und dort tauchen auch
eher wissenschaftliche Abhandlungen auf. Im Register von 1888
finden wir unter den Originalbeiträgen z.B. folgendes:
1. Eine Stimme aus Holland betr. hypnotische Suggestion
2. Die Verkennung des Irreseins
3. Das pathologische Element in der Trunksucht
4. Das Verhalten der Pupillen bei Geisteskranken
Gerade bei der letzten Arbeit handelt es sich nun ganz einfach
um eine wissenschaftliche Abhandlung, die ebensogut in einem
Fachblatt hätte veröffentlicht werden können.
Hat »Der Irrenfreund« seine Aufgabe erfüllt? Hat er beigetragen
zur Aufklärung und zur Vermeidung von Vorurteilen? Wir wissen es nicht. Sicher war die Idee begrüßenswert. Später wurde sie
in veränderter Form durch die Bewegung der Mental Hygiene
aufgenommen. Diese hat zwar nicht ein Blatt für Laien herausgegeben, aber doch in die Breite zu wirken versucht.
Als Abschluß dieses Kapitel will ich noch eine andere Form der
psychiatrischen Publikation erwähnen, nämlich diejenige der
Hauszeitungen von psychiatrischen Kliniken. Auch hier soll dasselbe gelten, was ich eingangs zum Problem der Aufklärungsliteratur gesagt habe. Eine kurzsichtige Übersicht könnte vermuten lassen, daß diese Hauszeitschriften in den psychiatrischen
Kliniken, wie sie seit dem zweiten Weltkrieg in ganz Europa über-

all auftauchten, neueren Datums seien. Als ich etwa 1969 in der von mir geleiteten psychiatrischen Universitätsklinik in Lausanne eine Hauszeitung gründete, ahnte ich kaum, daß es da Vorläufer gab. Heute kann ich darüber berichten.

Die früheste Erwähnung einer Hauszeitschrift habe ich bei Curchod gefunden. Als Arzt in der französischen Schweiz hat er 1845 einen Bericht über seine Reise in England veröffentlicht, wo er vor allem psychiatrische Krankenhäuser besucht hat. In seinen Beobachtungen über den Bau, die Einrichtung der psychiatrischen Krankenhäuser, die Statistiken usw. schreibt er in einem Kapitel über die Unterhaltung und Beschäftigung der Geisteskranken: »Unter den etwas exzentrischen Möglichkeiten der Unterhaltung muß ich eine Hauszeitung erwähnen, welche durch Geisteskranke geschrieben wird. Sie existieren in verschiedenen amerikanischen Asylen. Es scheint, daß man sogar eine ganze Druckerei den Geisteskranken zur Verfügung gestellt hat. Warum auch nicht? Wenn es vernünftig angewendet wird, handelt es sich da um eine Unterhaltungsform wie eine andere. Was nun aber häufig auch in den englischen Anstalten zu finden ist, ist das Cricketspiel.«
In bezug auf Deutschland wissen wir, daß seit 1867 in der Anstalt Illenau ein Wochenblatt erschien. Ein Besucher, Gehewe, Psychiater aus St. Petersburg, schreibt in seinem Reisebericht von 1872: »Eine Einrichtung, die noch bis jetzt in keiner deutschen Irrenanstalt vorkömmt und gewiß alle Anerkennung verdient, ist das Erscheinen einer kleinen Zeitschrift, ›Das Illenauer Wochenblatt‹ genannt, vorne an mit belehrenden und unterhaltenden Artikeln, oft mit Bezugnahme auf das Irrenwesen in populärer Weise. Ferner finden sich darin eine Tageschronik und zum Schluß ein Briefkasten, eine Art Korrespondenz mit den Verwandten der Patienten, in welcher unter einer geheimgehaltenen Nummer wöchentliche Auskunft über das Befinden der Kranken gegeben wird.«
Tatsächlich eine originelle Idee! Heute könnte dazu das Internet benutzt werden.

Von anderen psychiatrischen Hauszeitschriften im europäischen Raum ist mir nichts bekannt, abgesehen davon, daß ich mit Erstaunen bei Spisse gelesen habe, daß in drei italienischen Anstalten, in Ferrara seit 1874, in Reggio seit 1875, in Mailand seit 1880 Hauszeitschriften erschienen sind. Leider ist es mir nicht gelungen, sie zu Gesicht zu bekommen.

Somit komme ich noch einmal zur bereits getroffenen Feststellung: Es gibt nichts Neues unter der Sonne, auch die Hauszeitschriften haben ihre Geschichte und sind nicht die Erfindung meiner Generation. Wenn sich der Leser nun zum Schluß dieses Kapitels fragt, was es an Erkenntnis gebracht habe, diesen populär-psychiatrischen oder auch internpsychiatrischen Schriften nachzugehen, so würde ich ihm antworten, daß sie doch, so gut wie die großen Lehrbücher, die Entwicklung des Faches nachvollziehen und schriftlich festhalten, mit allen damit verbundenen Voreingenommenheiten und Irrtümern; denn – das sei nochmals betont und ich habe es bereits in meinem früheren Buch »Vom Tollhaus zum Psychozentrum« gesagt –: Die Geschichte der Psychiatrie ist eine Geschichte der Irrtümer.

Literatur

AMELUNG, F. (1827): Allgemeine Vorschriften zur Behandlung der Irren und zur Verhütung von Geisteszerrüttung überhaupt. Zunächst für Nichtärzte bestimmt. Verlag W.L. Wesché, Frankfurt

BÄUML, J. (1994): Psychosen aus dem schizophrenen Formenkreis. Ein Ratgeber für Patienten und Angehörige. Springer-Verlag, Heidelberg/Berlin

Bolletino del manicomio provinciale di Ferrara (seit 1874 monatlich)

BREANDAU, D. (1861): Wie sind Geisteskranke in ihren häuslichen Verhältnissen zu behandeln? In: Der Irrenfreund, S. 38ff.

CHATELAIN, A. (1891): Das Irresein. Plauderein über die Geistesstörungen. Neuchâtel, Verlag Attinger 1891

CURCHOD, H. (1845): De l'aliénation mentale. Lausanne, G. Bridel

DALHOFF, P. (1883): Unsere Gemütskranken. Verlag H. Reuther, Karlsruhe

ENGE, J. (1916): Ratgeber für Angehörige von Geisteskranken. Halle, C. Marhold

FINCKH, J. (1907): Das heutige Irrenwesen. Leitfaden für Angehörige und Pfleger von Geisteskranken. Verlag Gmelin, München

FINZEN, A. (1993): Schizophrenie. Psychiatrie-Verlag, Bonn

FISCHER, M. (1903): Laienwelt und Geisteskranke. F. Enke-Verlag, Stuttgart

FUCHS, W. (1913): Schutz vor Irrsinn und Irren. Geisteskrankheiten, ihre Verhütung und Behandlung mit Berücksichtigung des staatlichen Irrenanstaltswesen. Verlag Gmelin, München

GEHEWE, W. (1872): Reisebericht durch Irrenanstalten Deutschlands und der Schweiz in den Jahren 1869 und 1870: In: Allg. Zeitschr. f. Psychiatrie u. Gerichtl. Medizin, 28, S. 35ff.

Gazzetta del Frenocomio di Reggio (erschienen ab 1875)

Gazzetta del manicomio della provincia di Milano in Mombello (erschienen ab 1880)

HELL, D., GESTEFELD, M. (1988): Schizophrenien, Orientierungshilfe für Betroffene. Springer-Verlag, Berlin

Illenauer Wochenblatt (erschienen ab 1867)

Der Irrenfreund. Eine Volksschrift. Paderborn 1859-1895

JÄGER, J.N. (1873): Versuch einer populären Darstellung der Seelenkunde. Wien

KOCH, J.L.A. (1895): Das Nervenleben des Menschen. Verlag O. Müller, Ravensburg

MARCINOWSKI, J. (1904): Im Kampf um gesunde Nerven. Verlag O. Salle, Berlin

PIENITZ, E. (1839): Einige Worte über die Notwendigkeit der Irrenanstalten und die Behandlung der Seelenkranken vor Versetzung in dieselben. Für Nichtärzte. F. Fleischer, Leipzig

PINEL, Ph. (1791): Traité médico-philosophique sur l'aliénation mentale. Richard, Caille et Ranier, Paris

PLAGGE, Th. (1864): Die Nervenschwäche und die Hysterie. Ein Wort an Eltern, Lehrer, Lehrerinnen und Ärzte. J.H. Heusser-Verlag, Neuwied u. Leipzig

SCHILLING, J.A. (1863): Psychiatrische Briefe. Oder die Irren, das Irresein und das Irrenhaus. Verlag J.A. Schlosser, Augsburg

SCHOLZ, F. (1882): Vorträge über Irrenpflege. Für Pfleger und Pflegerinnen sowie für Gebildete jeden Standes. Verlag Heinsius, Bremen

SPISKE, H. (1975): Bibliographie zur Geschichte der Anstaltspsychiatrie. K. Wachholz-Verlag, Neumünster

TUCZEK, F. (1902): Geisteskrankheit und Irrenanstalten. Sechs gemeinverständliche Vorträge. Verlag N.E Elwert, Marburg

Die Entstehung der
Hilfsvereine für Geisteskranke

Folgt man gewissen Tendenzen in der Geschichtsschreibung der Psychiatrie, so könnte man meinen, daß es in den hundert Jahren – zwischen ungefähr 1830 und 1930, jener Epoche, da die meisten psychiatrischen Spitäler gegründet wurden – im extramuralen Bereich keine erkennbare Aktivität für psychisch kranke Menschen gegeben habe. Daß dies ein Irrtum ist, erkennt man an den erstaunlich fruchtbaren Bemühungen um die Schaffung von Familienpflege nach dem Modell von Geel. Diese Organisation wird aber relativ selten erwähnt.

Ein anderes Kapitel, das auch sehr wenig in den Psychiatriegeschichtsbüchern erwähnt wird, ist die Geschichte der Hilfsvereine für Geisteskranke. Ich stütze mich im folgenden vor allem auf die Broschüre des Verbandes deutscher Hilfsvereine von 1930. Es ist nämlich nicht abwegig zu betonen, daß zugleich mit dem Bau und der Inbetriebnahme von Irrenhäusern auch das Bewußtsein wach wurde, daß für die entlassenen psychisch Kranken etwas zu geschehen habe. So hat beispielsweise der bekannte Dr. Horn, der im übrigen durch die Erfindung der Drehmaschine bekannt wurde und der Direktor der medizinischen Klinik der Charité in Berlin war, 1811 eine eigene Unterstützungskasse eingerichtet. Diese erhielt ihre Einnahmen durch Sammlungen von Geldbeträgen bei seinen Zuhörern und bei Freunden und Wohltätern der Anstalt. Außer für Heilmittel, zur Belustigung und Unterhaltung und zum Komfort der Kranken wurden die Erträge der Kasse zur Unterstützung armer Kranker verwendet. Später soll in Eberbach ein Verein zur Beaufsichtigung und Unterstützung der aus der Korrektionszucht und dem Irrenhaus entlassenen Individuen im Herzogtum Nassau gegründet worden sein. In der Anstalt Siegburg gab es seit 1840 eine Unterstützungskasse, deren Erträge teils zum Vergnügen der Kranken, teils zur Unterstützung Entlassener Verwendung fanden. Kein geringerer als Jacobi forderte öffentlich dazu auf, Geld zu sammeln, »Gaben von mitleidiger Hand, bestimmt zur Einkleidung entlassener Kranker, zur notdürftigen Unterstützung des wieder zu beginnenden Haushalts und zum

Wiederbeginn eines ordentlichen Broterwerbs«. Aus England ist bekannt, daß 1831 in Hanwell, jener Institution, die später der berühmte CONOLLY leiten sollte, ein Unterstützungsfonds für geheilt entlassene Kranke gegründet wurde. In Frankreich soll im Jahr 1840 ein Arzt der Salpêtrière, Dr. CAZAUVIEHL, eine erste Anregung zu einer Hilfsvereinsgründung gegeben haben. Im Jahre 1842 schuf ein Dr. RICHARD in der Irrenanstalt Stephansfeld bei Straßburg eine Unterstützungskasse (oeuvre de patronage), und als sich auf seinen Antrag der Congrès scientifique in Straßburg am 7. Oktober 1842 grundsätzlich für die Gründung von Hilfsvereinen aussprach, berichtete FALRET, daß an der Salpêtrière in Paris bereits im Jahre vorher ein Verein gegründet worden sei. Insgesamt kann angenommen werden, daß diese Gründungen in Deutschland wie auch in Frankreich, England und anderen Ländern alle das nämliche Ziel verfolgten. Immerhin ist es auffällig, daß DAMEROW 1844 folgendes betonen muß:

»Die Entstehung ähnlicher Schutzvereine können wir Irrenärzte nur anempfehlen und betreiben, zumal wenn die Vereine ihre Wirksamkeit auch auf die äußeren bürgerlichen persönlichen und Eigentumsverhältnisse der Seelenkranken *während* ihres Aufenthaltes in den Irrenanstalten ausdehnen. Wenn sich die rechten Männer an Gesinnung und Tatkraft an die Spitze stellen, werden solche Schutzvereine auch bei uns ins Leben treten.«

Daß es aber nicht nur um die Beschaffung materieller Mittel gehen könne, betont ROLLER, der 1847 schrieb: »Sehr wünschenswert wäre die Bildung eines durch das ganze Land gehenden Vereins, der sich der Entlassenen in wirksamer Weise annähme und zur Sammlung von Beiträgen besorgt wäre.« Man dachte an die Bildung von geselligen Vereinen, welchen es ein Anliegen sein sollte, den Übergang aus dem Irrenhaus in die Welt zu erleichtern. Der Idee, daß es nicht nur um materielle Vergünstigungen gehen könne, sondern daß es noch weitere Aufgaben für einen psychiatrischen Hilfsverein gebe, wurde Vorschub geleistet durch Gründung der Zeitschrift »Der Irrenfreund«. Über Sinn und Zweck dieser Zeitschrift wurde bereits im Kapitel »Ratgeberliteratur« berichtet.

Ein weiterer Vorkämpfer für die Gründung und den Ausbau von Hilfsvereinen war in Deutschland offenbar ein gewisser BROSIUS. Sein Hauptanliegen war, den »Irrenschutz« zu gewähren. In einem Aufsatz schrieb Brosius: »Wenn die Ärzte, Geistliche und andere angesehene Personen eines Bezirks mit dem Gemeindevorstand zusammengetreten sind, so kann ein Anfang gemacht werden und – sobald sich an verschiedenen Orten Vereine gebildet haben, müssen sie miteinander in Verbindung treten, um durch gemeinschaftliches Streben ihr großes Ziel leichter zu erreichen. Ihr Zusammenhalten wird ihren Einfluß zum Besten der Irren erhöhen.«...

Inzwischen wurden auch in Holland und in der Schweiz Hilfsvereine gegründet, so daß man schließlich sagen kann, daß gegen Ende des letzten Jahrhunderts in den meisten europäischen Ländern solche Hilfsvereine bestanden, die sich allerdings fast immer um eine bestehende Irrenanstalt gruppierten. Gegen Ende des letzten Jahrhunderts scheinen sich Bestrebungen bemerkbar gemacht zu haben, welche einen Hilfsverein für ein ganzes Land vorsahen, so beispielsweise für das Großherzogtum Hessen. Neu war dann auch die Idee, daß in einem solchen Hilfsverein nicht nur ein Kuratorium vorhanden sein müsse, dem alle maßgebenden Persönlichkeiten des Irrenwesens und der Behörden angehörten, sondern daß es auch gelte, Vertrauensleute zu ernennen, »die durch das ganze Land hin in allen Städten und Gemeinden die Aufgaben des Hilfsvereins in jeder Beziehung wahrnehmen«. Wie bereits erwähnt, waren natürlich die treibenden Kräfte vor allem unter den Psychiatern zu suchen, und 1875 befaßte sich denn auch der Verein deutscher Irrenärzte auf seiner Münchner Tagung mit der Hilfsvereinsfrage. In einer Resolution wurde zur Bildung weiterer Hilfsvereine aufgefordert.

Nach und nach gestaltete sich die Tätigkeit der Hilfsvereine aus, und wir treffen nun auch auf die Idee, daß diese Hilfsvereine für die Außenfürsorge zu sorgen hätten, also das, was wir heute als Ambulanz bezeichnen würden. 1926 wurde schließlich in Düsseldorf der Verband der deutschen Hilfsvereine für Geisteskranke gegründet, und 1927 erfolgte der Anschluß an den deutschen Verband für psychische Hygiene.

Wie sich die Situation der Hilfsvereine für Geisteskranke in der ersten Hälfte unseres Jahrhunderts entwickelte, kann wie erwähnt in der Publikation »Die deutschen Hilfsvereine für Geisteskranke, ihre Entstehung und ihr gegenwärtiger Stand« nachgelesen werden. Es soll hier nicht im einzelnen auf die Situation in den

verschiedenen deutschen Ländern sowie Österreich und der
Schweiz eingegangen werden. Immerhin scheint es mir lohnend,
als Illustration die Geschichte eines Hilfsvereins in einer Stadt von
2.000 Einwohnern in Deutschland zu schildern. Es handelt sich
um die Stadt Schwabach. Dort wurde am 22. März 1886 ein Verein zur Unterstützung Geisteskranker gegründet. Die erste Anregung hierzu gab ein »Eingesandt« im Schwabacher Tagblatt, in
dem auf das segensreiche Wirken eines solchen Vereins aufmerksam gemacht und auf das vorbildliche Beispiel der Nachbarstädte
Nürnberg und Fürt hingewiesen wurde. In der Gründungsver-
sammlung traten zunächst 49 Schwabacher Bürger dem Verein bei,
dessen Mitgliederzahl im Jahre 1886 auf 139 stieg. Im Jahre 1896
zählte der Verein bereits 236 Mitglieder. Dieses Jahr war für den
Verein ein sehr schlimmes: der damalige Konkurs des »Vorschuß-
vereins« brachte dem Verein einen Verlust von 4200 Mark, so daß
sich das Vermögen plötzlich verringerte. Eine große Anzahl von
Mitgliedern beantragte die Auflösung des Vereins, aber die Mehr-
heit entschied sich doch für das Weiterbestehen, und durch den
Beschluß, anstelle der vollen Verpflegungszuschüsse für die in der
Anstalt Erlangen untergebrachten Patienten nur noch eine Pau-
schale von 100 Mark pro Patient im Jahr zu bezahlen, wurde der
Verein tatsächlich gerettet, obwohl ziemlich viele Mitglieder aus-
traten. Vom Jahre 1892 bis einschließlich 1901 hatte der Verein für
zwei Kranke in Erlangen 2276 Mark zu bezahlen. 1902 wurde
beschlossen, daß Kranke von da an wieder die vollen Verpfle-
gungskosten dritte Klasse zu beanspruchen hätten. Bei Kriegsbe-
ginn hatte der Verein 295 Mitglieder und ein Vermögen von
17.218 Mark, das sich bis zum Schluß des Krieges 1918 auf 20.900
Mark vermehrt hatte. Im Jahre 1923 wurde das Vermögen des Vereins durch die Inflation so entwertet, daß wieder von vorne angefangen werden mußte.

Am Beispiel des Landes Baden können wir heute nachvollziehen,
was zu den Zielen dieser Hilfsvereine gehörte. In den Satzungen
finden wir, daß es darum geht, das Wohl der Geisteskranken in
Ergänzung der öffentlichen und privaten Irrenfürsorge zu fördern
und das Verständnis der Geisteskrankheiten im Volke zu verbreiten. In Erfüllung dieses Zweckes will der Verein:
»Die aus den Anstalten entlassenen Kranken mit Rat und Tat unterstützen, um ihnen die Rückkehr in ihre gewohnte Umgebung

zu erleichtern und sie vor Rückfällen und vor einer Krankheits-
verschlimmerung zu bewahren, wie sie namentlich durch häusliche Schwierigkeiten leicht veranlaßt werden.
Den Familien armer Kranker während des Anstaltsaufenthaltes
ihrer erwerbsunfähigen Angehörigen Beistand leisten.
Durch volkstümliche Belehrung über die Natur der geistigen Erkrankungen und über die Behandlung Geistesgestörter die Bevölkerung aufklären und zur angemessenen Pflege von Geisteskranken befähigen.«
Die Organe des Vereins waren: der Vorstand, der Ausschuß und
die Mitgliederversammlung.
»Der Vorstand, der seinen Sitz im Landeskrankenhaus hatte, setzt
sich zusammen aus dem Direktor als Vorsitzendem, den etatmä-
ßigen Anstaltsärzten, den Anstaltspfarrern und dem Verwalter.
Dem Ausschuß gehören an: die Mitglieder des Vorstandes, die
übrigen Direktoren, Ärzte und Verwalter der badischen Heil- und
Pflegeanstalten und der psychiatrischen Kliniken, der zuständige
Medizinalreferent im Ministerium des Innern und mindestens
sechs von der Mitgliederversammlung zu wählende Mitglieder.
Der Verein wendet seine Fürsorge den Entlassenen bzw. den zur
Entlassung kommenden Patienten zu. Diese sind auch zweifellos
der Fürsorge am bedürftigsten. Daneben verdienen besonderes
Anrecht auf Mitleid und Unterstützung die Familien, die durch
die Krankheit des Ernährers in Not geraten sind. Zur Durchhilfe
seiner weitverzweigten Aufgabe bedarf der Verein der Mithilfe von
Vertrauensleuten. Nach den Satzungen soll in jedem Amtsbezirk
eine geeignete Anzahl aufgestellt sein. Es fällt ihnen die Aufgabe
zu, über das geistige Wohl der ihrer Obsorge anvertrauten Kranken zu wachen, Auszahlungen zu vermitteln, Erkundigungen über
Familien- und Erwerbsverhältnisse der Kranken einzuziehen,
Beiträge zu erheben und anderem. Auch sollen sie die Anstalten
und Kliniken in der Gewinnung von brauchbarem Pflegepersonal unterstützen.«
Kurz, man sieht also, daß von diesen Hilfsvereinen immer mehr
Aufgaben in chronologischer Folge übernommen wurden. 1930
konnte schließlich H. ROEMER aus Illenau folgendes schreiben:
»Wenn mitunter behauptet wurde, im neuen Wohlfahrtsstaate sei
für die freie Wohlfahrtspflege weder Raum noch Bedürfnis vorhanden, so sind die Kreise, die einer solchen Auffassung eine Zeit-

lang gehuldigt haben, durch die Entwicklung eines Besseren belehrt worden. Die gesetzlichen Beziehungen der privaten zu der
öffentlichen Wohlfahrtspflege stützt sich ja keineswegs nur auf den
geschichtlichen Anspruch der Verbände der freiwilligen Liebestätigkeit, die die Ergänzung des Armenwesens schon lange vor
dem Kriege auf sich genommen hatten. Ihre offizielle Anerkennung ist vor allem in dem Grundgedanken der modernen
Wohlfahrtspflege verankert, den das neue Reichsfürsorgerecht im
Sinne einer aktiven Sozialpädagogik festgelegt hat. Bei der Wiedereingliederung des einzelnen Hilfsbedürftigen in die Gesellschaft
soll der Besonderheit seiner persönlichen Eigenart und Lage und
gleichermaßen den moralischen und wirtschaftlichen Belangen der
Allgemeinheit Rechnung getragen werden. Dieses Ziel, das in der
Jugendwohlfahrtspflege und weiterhin in der Strafgesetzgebung
und dem Strafvollzug bei Jugendlichen und Erwachsenen durch
entsprechende Gesetzeswerke in analoger Weise angestrebt wird,
kann die öffentliche Fürsorge aus psychologischen und wirtschaftlichen Gründen nur dann zu verwirklichen hoffen, wenn ihr die
tatkräftige Unterstützung der freien Wohlfahrtspflege zuteil wird.
Auf dem Gebiet der psychiatrischen Fürsorge tritt die Notwendigkeit einer solchen Zusammenarbeit besonders deutlich hervor.
Die Hilfsvereine haben seit ca. 60 Jahren den Gedanken der offenen Betreuung der freilebenden Geisteskranken wachgehalten und
so eine geschichtliche Mission erfüllt. Damit ist ihre Aufgabe in
der Gegenwart aber keineswegs erschöpft. Für die Durchführung
der neuen psychiatrischen Behandlungs- und Fürsorgemethoden
erlangt die verständnisvolle Beteiligung der Allgemeinheit entscheidende Bedeutung. Die aktivere Beschäftigungsbehandlung
kann ohne den moralischen Rückhalt einer entsprechend unter-
richteten öffentlichen Meinung nicht in den festen Besitz der
Anstaltstherapie übergehen und die offene Fürsorge ohne die
praktische Mitarbeit weiterer Volkskreise nicht zu ihrem Ziel gelangen. Kurz, die aktive Sozialpädagogik kann gerade auf dem
Gebiet der geisteskranken Fürsorge die schwierige und umfangreiche Aufgabe einer individualisierenden und nicht bürokrati-
schen Hilfeleistung erst mit Unterstützung durch eine aufgeklärte und hilfsbereite Volksgemeinschaft lösen.«
Halten wir zum Schluß nochmals fest, daß das, was für die Blütezeit der Familienpflege gesagt wurde, auch für die Rolle und das

Leben der Hilfsvereine gilt. Daß es sie seit der Mitte des letzten Jahrhunderts gegeben hat, unterstreicht im übrigen die Tatsache, daß bei der Schaffung psychiatrischer Institutionen eben auch immer wieder ausschließlich karitative Momente eine Rolle spielten. Was mit den Hilfsvereinen in Deutschland unter dem Regime Adolf Hitlers geschehen ist, müßte gesondert untersucht werden. Nicht zu übersehen aber wird sein, daß mit dem Aufkommen der immer umfassenderen Krankenversicherungen und dem immer stärkeren Ausbau des Sozialstaates die Bedeutung der Hilfsvereine in den europäischen Ländern abgenommen hat.

Literatur

Die deutschen Hilfsvereine für Geisteskranke, ihre Entstehung und ihr gegenwärtiger Stand (1930), herausgegeben vom Vorstand des Verbandes deutscher Hilfsvereine für Geisteskranke. Walter de Gruyter, Berlin und Leipzig

Brosius, H. (1856): Über die Bildung und Aufgabe der Vereine zum Schutz der Irren. In: Der Irrenfreund Nr. 7, 1856

Ein General interessiert sich
für die Psychiatrie

General Ulrich WILLE, Oberkommandierender der Schweizer Armee im ersten Weltkrieg, jedem Kenner der Schweizer Geschichte vertraut, hätte sich mit dem Schicksal der Geisteskranken abgegeben? Das dürfte manchen Historiker erstaunen. Als aufrechter Verteidiger der schweizerischen Neutralität und als mannhafter Heerführer wurde er zwar in der schweizerischen Öffentlichkeit immer geehrt, zugleich trug man ihm aber seine ausgesprochene Deutschfreundlichkeit sowie seinen sturen Militärgeist nach. Immerhin, und das kann ich bezeugen, hing bis zum zweiten Weltkrieg in sehr vielen Häusern sein Porträt, und sein Name galt viel.

Aus einer ursprünglich schweizerischen Familie stammend, wurde er 1848 in Hamburg geboren und sprach zeitlebens Hochdeutsch. Seine Familie kehrte dann in die Schweiz zurück, wo sie ein heute noch bestehendes Familiengut in der Nähe von Zürich erwarb. WILLE war mit Deutschland auch durch seine Ehe verbunden, hatte er doch eine Gräfin BISMARCK geheiratet. Als 1912 der deutsche Kaiser die Schweiz besuchte und an Heeresmanövern teilnahm, führte ihm WILLE die Schweizer Armee vor.

War WILLE aber wirklich ein so hartgesottener Militär, für den nur Drill und Disziplin galt? Liest man in den Erinnerungen seiner Schwiegertochter, L. WILLE-VOGEL, so kommen durchaus auch empfindsame Züge zum Vorschein.

Wie bin ich auf die Spuren seines Interesses für Geisteskranke gestoßen?

Maria WASER, eine bedeutende Schweizer Schriftstellerin, hat 1943 ein Buch über Betsy MEYER, die Schwester des berühmten Schweizer Dichters Konrad Ferdinand MEYER, veröffentlicht. Wie ihr Bruder hatte sie öfter an psychischen Störungen zu leiden und wurde mehrere Male hospitalisiert. In ihrem Buch zitiert Maria WASER einen Briefwechsel zwischen Betsy MEYER und Ulrich WILLE. 1907 schreibt sie ihm – offenbar unter dem Eindruck ihres persönlichen Erlebens – u.a. folgendes: »Ich möchte alles tun, was in meinen Kräften steht, damit ein Stab verständiger und gewis-

senhafter Krankenpfleger für die überfüllten Irrenhäuser und für
Privatpflege Gemütskranker erzogen würde. Auf diesem Gebiet
herrscht bei uns ein entsetzlicher Mangel.«

Betsy MEYER führt dann aus, daß sie eine Stiftung gründen möchte zur Ausbildung und Erziehung von Psychiatrieschwestern und
Krankenpflegern und wendet sich an Ulrich WILLE um Unterstützung. Dieser antwortet ihr am 22.8.1907 von Mariafeld in Zürich:
»Was Sie mir erzählen von Ihren Plänen, um nachhaltig für die
Menschheit Gutes zu wirken, findet meine freudige Sympathie.
Ich glaube, mit der von Ihnen beabsichtigten Stiftung tun Sie wirklich Gutes. Bei der heutigen Irrenpflege ist das Personal der Wärter ein sehr dunkler Punkt. Wenn dieses sittlich gehoben werden
kann, wenn die Zahl der gemütsrohen Menschen dadurch vermin-
dert wird, so wäre das für die armen Kranken ein wahrer Segen.«

»Unter meinen alten Papieren liegt noch eine unfertige Arbeit aus
meiner Jugend über den ›Rechtsschutz des Irren‹. Ich hatte begonnen mit der Behandlung des juristischen Rechtes, es sollte
meine Doktorarbeit werden, aber bald kam ich dazu, mich nur mit
dem Schutz des Menschenrechts abzugeben – damit wuchs mir die
Arbeit über den Kopf, ich war wohl auch noch zu jung und unreif für das Unternehmen.«

Soweit WILLE.

Um diese Spur weiterzuverfolgen, wandte ich mich an die Nach-
kommen von General WILLE. Tatsächlich fand sich im Nachlaß ein
achtseitiges großformatiges handschriftliches Manuskript. Im folgenden soll darauf eingegangen werden.

WILLE beginnt mit einem Zitat von LEURET: »Was war doch das
Schicksal der Geisteskranken! Man hat sie geschlagen, eingesperrt,
angekettet, verbrannt, man hat sie aber auch befragt wie Orakel
und verehrt wie Götter.« Und WILLE fährt dann fort: »Heutigen-
tags allerdings werden die Irren offiziell im gebildeten Europa
weder auf die eine noch die andere Art mehr behandelt; und wenn
sie auch hin und wieder von sorgsamen Verwandten ein bißchen
gequält werden oder dann auch von trostbedürftigen Seelen gläubig verehrt werden, so sind dies nur Privathandlungen, von denen
die Behörden keine Kenntnis haben und auch keine zu haben
brauchen. Zwar kommt es auch vor, daß jemand für ein Verbre-
chen verurteilt wird, das er zwar begangen, der aber auch gänzlich unzurechnungsfähig ist; dafür werden aber auch viele Verbre-

cher für geisteskrank erklärt und entgehen so der ihnen gebührenden Strafe. Es gleicht sich alles aus auf Erden, und wenn man
am Schlusse einer größeren Zeitspanne das Fazit zieht, so sind wir
überzeugt, daß quantitativ sicher die richtige Zahl verurteilt, aber
auch freigesprochen wird.«

WILLE geht dann kurz auf die Geschichte der geistigen Störungen
ein, zitiert die Bibel, aber auch HIPPOKRATES. Imponiert hat ihm
offenbar der 9th Annual Report of the General Board of the Com-
missioner in Lunacy for Scotland, in dem ausführlich auf die
Unterbringung und Versorgung der Irren eingegangen wird
(Schottland hat, wie bekannt, im letzten Jahrhundert die Familienpflege eindrücklich gefördert). In seinen Notizen geht WILLE dann
vor allem auf den Rechtsschutz für die Irren ein. Er schreibt:
»Die auf die Irren Bezug habenden Gesetze sind zum größten
Teile sehr allgemein gehalten, ohne inneren organischen Zusammenhang und lückenhaft. Noch in keinem Staat sind sie so geregelt, wie sie zum Schutz der Rechte nach modernen Prinzipien
gefordert werden können. Bei der im Staatsleben des Rechtsstaats
natürlichen, absolut notwendigen Trennung von Justiz und Ad-
ministration müssen die auf die Irrengesetzgebung Bezug habenden Bestimmungen auch nach diesen Prinzipien gesondert werden. Bei jeder wegen Geistesstörung in ihrer bürgerlichen
Handlungsfähigkeit und ihrer persönlichen Freiheit einzuschrän-
kenden Person ist sofort auch durch die nächsten Angehörigen
oder in Ermangelung durch den Wohnungsgeber beim zuständi-
gen Gericht Anzeige zu machen.«
»Wird jemand wegen Geistesstörung in eine Anstalt gebracht, so
hat der Vorstand sofort dem ihm kompetenten Gericht unter
Ausführung der Personalien des Betroffenen Anzeige zu machen.«
WILLE geht dann auf das Wesen der Vormundschaft ein und betont,
daß diese durch ein Gericht eingesetzt werden müsse.
Die Notizen schließen mit kurzen Betrachtungen über die fehlende Entscheidungsfreiheit bei Geisteskranken.
Als der 59jährige im Rückblick an Betsy MEYER schrieb, die Arbeit sei ihm über den Kopf gewachsen und er sei wohl auch zu jung
und zu unreif für das Unternehmen gewesen, hatte er wohl recht.
Was aber für uns Heutige von Bedeutung sein kann, ist die Tatsache, daß dieser nach Preußen hin orientierte hohe Offizier sich als
junger Jus-Student dafür eingesetzt hat, daß dem Geisteskranken

der nötige Rechtsschutz gewährt werde. Von irgendwelchen diskriminierenden oder gar rassenhygienischen Ansichten finden wir bei ihm keine Spur.

Mein Dank gilt Dr. Jürg WILLE, der mir das Manuskript zur Verfügung gestellt hat.

Literatur

NILS, M. (Waser) (1943): Betsy, die Schwester Konrad Ferdinand Meyers. Verlag Huber, Frauenfeld

WILLE-VOGEL, L. (1934): Erinnerungen an General Ulrich Wille. Gute Schriften, Basel

Handschriftliches Manuskript, im Besitz der Familie Wille

UNTERBRINGUNG UND VERSORGUNG

Die Überfüllung der psychiatrischen
Spitäler im letzten Jahrhundert

Die Psychiatrie des letzten Jahrhunderts ist vor allem dadurch gekennzeichnet, daß sie reihenweise Spitäler baute – damals noch Irrenhäuser genannt. Ich erlaube mir hier, nochmals die Diskussion zu den FOUCAULTschen Theorien aufzurollen, wonach es sich vor allem um die Ausgrenzung von unproduktiven Menschen gehandelt habe. Wie ich andernorts ausführte, glaube ich eher, daß es um ein echtes Suchen nach Lösungen für die Unterprivilegierten, eben die »Irren« gegangen ist. In allen Ländern wurde eifrig geplant und gebaut, man war stolz auf das Erreichte, man diskutierte unter Kollegen über Details wie die Ausstattung der Zimmer, die Heizung, die Vergitterung der Fenster, die Notwendigkeit, in einem zugehörigen Bauernhof Arbeitsplätze für die Kranken zu schaffen.

Bekannt ist nun allerdings auch, was im Laufe der zweiten Hälfte des letzten Jahrhunderts geschah: Die meisten Spitäler waren ursprünglich für 200-300 Patienten geplant. In den Statistiken finden wir indessen, daß um 1900 die Zahl der Insassen auf das Doppelte oder Dreifache angewachsen war.

Die Frage, warum es zu dieser Überfüllung kam, die dann den Bau immer neuer Anstalten nach sich zog, hat mich seit langem beschäftigt. Verschiedene Erklärungen bieten sich an. Einmal kann überlegt werden, ob es sich um eine tatsächliche Vermehrung der psychischen Störungen in der Gesamtbevölkerung handelte. Das haben vor allem einige Autoren des letzten Jahrhunderts angenommen und damit auch die Überfüllung erklärt. Heute verwerfen wir diese Hypothese. Eine weitere Möglichkeit besteht darin, die immer größere Zahl der Insassen ganz einfach durch die Bevölkerungsvermehrung zu erklären. Diesem Problem versuchte ich vor allem nachzugehen. So ließ ich mir Statistiken zu den Einwohnerzahlen in der Schweiz geben und suchte sie in Verbindung zu bringen mit den aus den Jahresberichten der Spitäler ersichtlichen Daten zur Zahl der an einem Stichtag vorhandenen Patienten. Mitten in dieser Arbeit stieß ich jedoch auf eine Quelle, die mir bisher verborgen gewesen war.

Hans Laehr, der Sohn von Heinrich Laehr, hat 1907 ein Buch
veröffentlicht mit dem Titel »Die Anstalten für psychisch Kranke in Deutschland, Deutsch-Österreich, der Schweiz und den
baltischen Ländern«. Nicht nur wird hier eine vollständige Liste
aller bestehenden Einrichtungen vorgelegt, sondern in einem
Schlußkapitel wird das Verhältnis der Zahl der Kranken in den
Anstalten in Beziehung zur Einwohnerzahl der einzelnen Länder
gesetzt. Die Tabellen, die wir da finden, geben einen hinreichen-
den Aufschluß zur Frage, ob die Bevölkerungsvermehrung ein
wesentlicher Faktor für die Überfüllung der psychiatrischen Spitäler war. Ich lasse hier einige Zahlen folgen, wobei betont werden muß, daß Laehr jeweils die Zahl der an einem Stichtag in den
Anstalten befindlichen Kranken mit der Zahl der Seelen der Bevölkerung in Beziehung setzt. Hier seine Befunde: Mit anderen
Worten: Die untenstehenden Zahlen beziehen sich auf die Anzahl
der Einwohner, die auf einen hospitalisierten Patienten kamen.

	1864	1874	1881	1890	1898	1906
Deutsches Reich	1934	1561	1308	843	706	524
Österreich	3500	3315	2687	1853	2002	1014
Schweiz	985	901	719	585	361	320

Was geht daraus hervor? Für das Deutsche Reich zeigt sich, daß
zwischen 1864 und 1906 die Zahl der Hospitalisierten im Vergleich
zur Gesamtbevölkerung um das Vierfache gestiegen ist. Für
Österreich gilt Ähnliches: Mehr als dreimal soviel Kranke waren
1906 hospitalisiert. Dasselbe kann von der Schweiz gesagt werden.
Während 1864 985 Einwohner auf einen hospitalisierten Kranken
kamen, waren es 1906 nur noch 320.
Da es sich jedesmal um einen Vergleich mit der Gesamtbevölkerung handelte, ist das Resultat klar: Die Überfüllung der Spitäler
gegen Ende des Jahrhunderts kann in keiner Weise mit der Bevölkerungsvermehrung in Verbindung gebracht werden.
Da wir heute der Überzeugung sind, daß es wohl kaum um eine
Zunahme der psychischen Erkrankung in der Bevölkerung gegangen ist, müssen wir auf eine andere Hypothese zu sprechen kommen, nämlich diejenige der vermehrten Sozialkontrolle. Es scheint
mir durchaus plausibel anzunehmen, daß zwischen 1850 und 1900
die Toleranz in der Bevölkerung psychisch gestörten Menschen

gegenüber abgenommen hat. Immer seltener wurden die Fälle, in denen eine richterliche Behörde die Einweisung verfügte, und immer häufiger kamen die Ärzte zum Zug, welche nun aufgrund ihrer theoretischen Ausbildung Diagnosen stellten und diese Diagnosen mit der Indikation zu einer Hospitalisierung resp. Internierung verknüpften. Die These von der Unheilbarkeit der Geisteskrankheit, die sich vor allem auf die Vererbungslehre berief, bekam immer mehr Geltung. Man kann auch an ein Schneeballphänomen denken: Weil nämlich die Kranken immer länger in den Spitälern blieben, daher auch leichter dem verfielen, was wir heute Hospitalismus nennen, wurde nicht nur die Hypothese von der Unheilbarkeit gestützt, sondern auch die Aufnahmepolitik beeinflußt. Je häufiger die Spitäler überfüllt waren, desto schlechter war ja die Aussicht auf eine adäquate Behandlung, die Chancen einer Heilung sanken.

Nicht zu vergessen ist eines: Ich vermute, daß bis gegen Ende des letzten Jahrhunderts die leitenden Ärzte nicht unglücklich waren über die große Zahl der Hospitalisierten. Es mag sein, daß die Zunahme für sie der Beweis einer intensiveren Betreuung der psychisch Gestörten in der Bevölkerung war. Es galt als Fortschritt, möglichst viele psychiatrische Patienten zu hospitalisieren. Welch ein Irrtum! Während also unsere psychiatrischen Vorfahren stolz darauf waren, möglichst viele Kranke zu betreuen, sind wir heute stolz darauf, daß die Zahl der hospitalisierten Geisteskranken ständig gesunken ist. So ändern sich die Meinungen.

Literatur

Laehr, H. (1907): Die Anstalten für psychisch Kranke. Verlag Georg Reimer, Berlin

Berühmte Patienten
berühmter Psychiater

Berühmte Persönlichkeiten, deren Namen in den Geschichtsbüchern auftauchen, die im Lexikon vermerkt sind oder die ein bedeutendes wissenschaftliches oder künstlerisches Werk aufzuweisen haben, sind auch nur Menschen. Nicht nur können sie in die Hände des Chirurgen geraten, weil sie einen Blinddarm operieren lassen müssen, weil sie an Hämorrhoiden oder Blasenkatarrh leiden, sie können auch tuberkulös wie KAFKA werden, an einem gutartigen Lungenkrebs wie Thomas MANN leiden oder durch Kinderlähmung verkrüppelt werden wie ROOSEVELT. Die Krankheit verschont auch sie nicht.

Sie können aber auch seelisch verletzbar sein, können Krisen und Zusammenbrüche erleiden, und dann wird der Hausarzt, der Beichtvater, der Freund oder eben der Psychiater gerufen. Gibt es Zusammenhänge zwischen dem bedeutenden Werk, das seinem Schöpfer Glanz und Würde verleiht und seiner seelischen Konstitution? Hat die Psychiatrie nachweisen können, daß es unter den bedeutenden Menschen mehr Anfälligkeit für seelische Störungen gibt als bei den gewöhnlich Sterblichen? Diesen Fragen bin ich in meinem Buch »Die Gedanken werden handgreiflich« nachgegangen. So wiederhole ich hier nur nochmals, was ich dort als These aufgestellt habe, nämlich daß das Kunstwerk seinen Platz in dem lebenslänglichen Kampf mit den Dämonen, in der Auseinandersetzung mit sich selbst hat. Dies läßt sich vor allem bei den Dichtern nachweisen. Ich nenne nur Friedrich HÖLDERLIN, Robert WALSER, Georg TRAKL. Empfindsamkeit, Verletzlichkeit, innere Zerrissenheit, Zweifel und Labilität des Gemüts sind offensichtlich Ingredienzen nicht nur der schöpferischen Originalität, sondern auch der Psychose.

Nun die berühmten Psychiater? Ich zähle zu ihnen jene, die sich auf wissenschaftlichem, didaktischem oder therapeutischem Gebiet einen Namen geschaffen haben und deren Werke noch heute beachtet werden.

Wenn nun aber im Titel von berühmten Patienten berühmter Psychiater die Rede ist, so muß hier eine erste Bemerkung eingefügt werden: Die berühmten Psychiater, diejenigen, die wir in der Literatur immer wieder erwähnten, die ein bedeutendes wissenschaftliches Werk hinterlassen haben, waren nicht immer auch bedeutende Therapeuten. So vermute ich, daß Karl Jaspers, ein Riese unter den Psychiatern, kaum je eine psychiatrische Behandlung im heutigen Sinne durchgeführt hat. Viele von ihnen, so beispielsweise auch Kraepelin, Meynert, Gruhle, Parchappe, Falret u.a. betrachteten sich nicht in erster Linie als Therapeuten, sondern als Forscher und Ordner. Nicht zu vergessen ist, daß die therapeutischen Möglichkeiten in der Psychiatrie bis zu Beginn unseres Jahrhunderts äußerst bescheiden waren. Und wie in einem andern Kapitel dargelegt wird, nimmt die Therapie in den großen Lehrbüchern nur einen kleinen, verschämten Platz ein. In den Autobiographien berühmter Psychiater, auf die ebenfalls zu Beginn dieses Buches eingegangen wurde, finden wir deshalb wenig über ihre persönlichen therapeutischen Begegnungen mit Patienten. Ausnahmen gibt es immerhin, und das sind beispielsweise Psychotherapeuten wie Dubois, Moll, J.H. Schultz, in deren Schriften es von Fallbeschreibungen beinahe wimmelt. Aber wie ein Eugen Bleuler, ein Falret, ein Wagner von Jauregg mit seinen Kranken »umgegangen« ist, darüber wissen wir sehr wenig. Daß sie nicht von den Behandlungen ihrer berühmten Patienten berichten, mag aber auch mit ihrer Bescheidenheit und ihrem Respekt vor dem ärztlichen Geheimnis zusammenhängen. Wir müssen es ihnen zugute halten, daß sie nicht der Versuchung erlagen, sich mit Behandlungserfolgen bei berühmten Zeitgenossen zu brüsten. So sind denn die folgenden Beispiele etwas zufällig und vor allem ganz bestimmt unvollständig. Ich habe mich an das gehalten, was einerseits aus der Biographie der berühmten Persönlichkeiten und andererseits aus den Schriften der großen Psychiater ans Licht gedrungen ist. Dabei lassen sich zweckmäßig folgende Gruppierungen vornehmen:

Da sind einmal die Psychiater, die als Experten eingesetzt werden, um den Geisteszustand einer Persönlichkeit abzuklären. Dabei konnte es sich um berühmte Verbrecher handeln, deren Schuldfähigkeit angezweifelt wurde, oder aber es war die Regierungsfähigkeit eines Monarchen oder eines Staatsoberhauptes zu prüfen. Hier ist einzuflechten, daß das Beurteilen des Geisteszustandes zu den frühesten Aufgaben der Psychiater gehörte, ja es gab Zeiten, da sich die Tätigkeit des Psychiaters beinahe darin erschöpfte. Was dann mit dem begutachteten Menschen zu geschehen hatte, stand auf einem anderen Blatt, war nicht mehr Aufgabe des Psychiaters. Er mußte es der Strafvollzugsbehörde oder einer Regierung überlassen, was weiter zu geschehen hatte.

Eine zweite Gruppe – und dies ist der Kern unseres Kapitels – bilden die berühmten Persönlichkeiten, die auf eigenen Wunsch oder auf Drängen der Umgebung den Psychiater als Therapeuten benötigen. Aber nicht alle diese Geistesgrößen haben sich an Psychiater gewandt, die wir zu den überragenden, weltbekannten zählen würden. Ich denke da vor allem an Samuel Beckett, Hermann Hesse, Thomas Mann, A. Artaud, Robert Walser, C.F. Meyer, van Gogh, Schumann. Auch die Kaiserin Charlotte von Mexiko gehörte dazu.

Zu einer dritten Gruppe könnte man jene berühmten Psychiater zählen, die selbst krank wurden und die Hilfe eines Kollegen in Anspruch nehmen mußten. Ist es Zufall oder nicht, daß mir zu dieser Gruppe mehrere Beispiele einfallen? Man müßte doch annehmen, daß dies ein sehr seltenes Geschehnis sei, und verwunderlich erscheint es, daß wir zum Teil recht ausführliche Krankengeschichten besitzen. Aber wiederum: Nicht nur große Staatsmänner, Gelehrte, Künstler sind anfällig, sind Menschen mit Schwächen, sondern eben auch die Psychiater selbst. Warum wird man Psychiater? Ich habe dieser Frage einmal eine kleine Studie gewidmet und bin u.a. darauf gestoßen, daß rund ein Viertel aller Schweizer Psychiater mit Facharztdiplom ein bis mehrere Fälle von Psychosen in ihrer eigenen Familie haben. Auch hier also das Problem der unbewußten Affinität, der Abwehr, der Motivation, einen Beruf zu ergreifen, der irgendwie mit den inneren Problemen des Betreffenden zu tun hat.

Wenden wir uns nun den drei Gruppen zu. Drei berühmte *Gutachten* seien hier erwähnt.

1. Ludwig II. von Bayern (1845-1886) kapselt sich in den letzten Lebensjahren immer mehr ab, vernachlässigt die Staatsgeschäfte, realisiert willkürlich seine von Wagner inspirierten Träume, indem er Schloß auf Schloß baut, drangsaliert seine Dienerschaft, bis schließlich der Münchner Professor für Psychiatrie von Gudden (1824-1886) gerufen wird. Aufgrund der Zeugnisse von Dienern und politischen Mitarbeitern des Königs stellt er ein

Gutachten aus, das später zum Teil kritisiert wird, und erklärt den König für regierungsunfähig. Was dann geschieht, ist weltweit bekannt: Der König soll in ein vorbereitetes festes Haus gebracht werden, macht mit VON GUDDEN einen Spaziergang, auf dem beide den Tod erleiden. Das Rätsel des zweifachen Todes des Gutachters und des Begutachteten ist nie restlos aufgeklärt worden.

2. Der Schweizer Schriftsteller Gottfried KELLER (1819-1890) wird altersschwach. Nach seinem Tod wird sein Testament angezweifelt, und der Professor für Psychiatrie in Basel, WILLE, mit einem Gutachten beauftragt. Näheres kann man darüber in meinem Buch »Die Gedanken werden handgreiflich« nachlesen. Jedenfalls kommt WILLE zum Schluß, daß der greise Schriftsteller trotz deutlicher psychischer Störungen durchaus imstande gewesen sei, letzte Verfügungen zu treffen.

3. In der neueren Zeit kennen wir das Gutachten, das der norwegische Professor für Psychiatrie, OEDEGAARD, über den berühmten Dichter Knut HAMSUN (1859-1952) ausgearbeitet hat. HAMSUN hatte sich, wie man weiß, sehr für die nationalsozialistische Bewegung erwärmt, hatte sich unter HITLER nach Deutschland einladen lassen und war deshalb nach Kriegsende in Norwegen unter starke Kritik geraten. Man zählte ihn zu den Quislingen. Aufgrund des Gutachtens von OEDEGAARD wurde HAMSUN in eine psychiatrische Klinik verbracht, wogegen er sich aufs Äußerste sträubte.

Nun aber zu der *Behandlung* berühmter Patienten: Als erstes nenne ich hier Friedrich HÖLDERLIN (1770-1843), der während nahezu eines Jahres im Klinikum von Tübingen durch Prof. Johann Ferdinand VON AUTENRIETH (1772-1845) behandelt wurde. Genaue Angaben darüber, was für eine Therapie AUTENRIETH bei HÖLDERLIN angewendet hat, besitzen wir nicht. Wie ich in einem Kapitel meines Buches »Vom Tollhaus zum Psychozentrum« dargestellt habe, ist AUTENRIETH bekannt und berühmt geworden durch Einrichtungen zur Bändigung und Fesselung von Kranken. So hat er beispielsweise die Autenriethsche Birne erfunden, ein gepolsterter Lederbeutel, der schreienden Kranken in den Mund gestopft wurde. Auch das Palisadenzimmer von Autenrieth ist bekannt. AUTENRIETH hat im übrigen in der deutschsprachigen psychiatrischen Literatur des beginnenden 19. Jahrhunderts eine gewisse Rolle gespielt.

Beinahe in die gleiche Zeit fällt ferner die Behandlung des englischen Königs GEORG III. (1760-1820) durch den englischen Arzt F. WILLIS (1717-1807). In der Literatur wird diese Behandlung immer wieder erwähnt. Sie war offenbar erfolgreich. Es wird geschildert, wie WILLIS durch festes Auftreten, möglicherweise sogar durch Züchtigung den König beeinflußte. Dieser Psychiater soll im übrigen seine Zeitgenossen beeindruckt haben durch die Fähigkeit, sie mit durchdringendem Blick anzusehen.

Auf die Behandlung des französischen Dichters Gérard DE NERVAL (1808-1855) durch den berühmten französischen Psychiater Emile BLANCHE (1820-1883) bin ich an anderer Stelle eingegangen. Es soll hier nochmals betont werden, daß Gérard DE NERVAL zu den wenigen Berühmten zählt, die ihrem behandelnden Psychiater jahrelang ihren Dank abstatteten. Dr. Emile BLANCHE, der im übrigen auch andere Künstler, z.B. MAUPASSANT, behandelt hat, stellte für Gérard DE NERVAL sicher eine positive Vaterfigur dar. Er leitete in Paris eine psychiatrische Privatklinik, die er von seinem Vater übernommen hatte.

In chronologischer Folge lasse ich nun Bertha PAPPENHEIM (1859-1936) folgen, welche von BREUER und FREUD (1856-1939) behandelt und in der aufsehenerregenden Publikation »Studien zur Hysterie« (1895) erwähnt wird. Frau PAPPENHEIM hat sich einen Namen geschaffen durch ihren Einsatz für Schutzbedürftige, und ihr Porträt zierte vor wenigen Jahren eine deutsche Briefmarke. Über Sigmund FREUD hier etwas auszusagen, erübrigt sich.

Daß LENIN (1870-1924) nach seiner Apoplexie 1924 von deutschen Neuropsychiatern behandelt wurde, habe ich anderswo ausgeführt. Der berühmte deutsche Psychiater, um den es sich handelte, hieß BUMKE (1877-1950). Die entsprechenden Angaben fand ich in seiner Autobiographie.

Schließlich sei der bekannte russische Tänzer NIJINSKI (1890-1950) erwähnt, der nach seinem kometenhaften Aufstieg als Solotänzer schon in jungen Jahren in einer eindeutigen schizophrenen Psychose verfiel. Die Tagebücher, welche seine Witwe nach seinem Tod veröffentlichte, geben Auskunft über die dramatischen Ereignisse, insbesondere die Verstrickung in der Beziehung zu seinem Mentor und Lehrer DIAGHILEV, der bekanntlich homosexuell war. Nach dem Beginn seiner Erkrankung wurde NIJINSKI von einer größeren Zahl von europäischen Koryphäen untersucht und zum

Teil auch behandelt. Hier sei nur Eugen BLEULER in Zürich erwähnt. Später finden wir NIJINSKI in den Kliniken von Ludwig
BINSWANGER in Kreuzlingen und von Max MÜLLER in Münsingen.
Die damals gebräuchlichen Therapien wie z.b. Insulin- und Elektroschock vermochten nicht, das Schicksal des berühmten Tänzers
zu wenden. Er versank immer mehr in Apathie und Untätigkeit.
Noch sehe ich ihn vor mir, wie er in Begleitung eines Pflegers
stumm durch eine Allee wandelt, ein eher kleiner, rundlich gewordener Mann mit ausdruckslosem Gesicht.

Gehen wir nun zur *dritten Gruppe* über, nämlich zu den bedeutenden Psychiatern, die sich wegen eigener Störungen behandeln
lassen mußten. Hier sei als erstes Jules DÉJÉRINE (1849-1917) erwähnt. Dieser hervorragende Vertreter der französischen Neurologie, Nachfolger von CHARCOT auf dem Lehrstuhl von Paris, weltweit bekannt durch seine wissenschaftlichen Arbeiten, litt offenbar
gelegentlich an Depressionen. Dies war der Grund weshalb er sich
zu seinem alten Freund Paul DUBOIS (1848-1918), der damals in
Bern in der Schweiz praktizierte, in Behandlung begab. Eine eigentliche Krankengeschichte ist mir nicht zu Gesicht gekommen,
jedoch habe ich Hinweise auf die Behandlung DÉJÉRINES durch
DUBOIS in den unveröffentlichten Memoiren des letzteren gefunden.

Auch ein anderer bekannter Neurologe, nämlich W. ERB (1840-
1921), bekannt durch die Entdeckung der Erbschen Lähmung, findet sich in der Liste der durch Paul DUBOIS behandelten Kranken.
Hat Paul DUBOIS bei beiden die Methode der »Persuasion« angewendet? Hat er das Hauptgewicht wie bei vielen anderen darauf
gelegt, sie in einer Privatklinik in Bern vor allen äußern Reizen
abzuschirmen, strenge Bettruhe zu verordnen und die Weir-
Mitchell-Diät anzuwenden? Wir wissen es nicht.

Als letztes seien zwei Patienten von C.G. JUNG (1875-1921) erwähnt. Es handelt sich einmal um Sabine SPIELREIN (1885-1942),
eine russische Frau, die als Patientin nach Zürich geschickt wurde, dort in der psychiatrischen Klinik Burghölzli durch JUNG behandelt wurde und schließlich selbst, nach abgeschlossenem Medizinstudium, eine psychoanalytische Karriere begann, die 1942
brutal mit der Ermordung durch deutsche Truppen endete. Über
die Beziehung zwischen C.G. JUNG und Sabine SPIELREIN gibt es
in der Zwischenzeit mehrere Publikationen. Unter anderen hat M.

MINDER darauf aufmerksam gemacht, daß der erste, bisher nicht bekannte Brief von C.G. JUNG an Sigmund FREUD von dieser Patientin handelte.

Ein anderer sehr bekannter Patient von C.G. JUNG war GROSS (1877-1920), ebenfalls ein begabter Psychoanalytiker von funkelndem Esprit, der drogensüchtig war und im Burghölzli weilte (HURWITZ). Wie ich anderswo betonte, scheint mir im Rückblick, daß das Scheitern dieser Behandlung maßgeblich dazu beitrug, daß JUNG an der FREUDschen Technik der Psychoanalyse zu zweifeln begann.

In einem gesonderten Kapitel werde ich über den französischen Psychiater Gilles DE LA TOURETTE und dessen Behandlung in Lausanne berichten.

Welches Fazit ist aus dieser recht summarischen Anhäufung von Daten zu ziehen? Vielleicht dies, daß es alles gibt: den berühmten Psychiater, der keine berühmten Patienten behandelt, die berühmte Persönlichkeit, die von einem unbedeutenden Psychiater behandelt wird, den berühmten Psychiater, der selbst krank wird usw. usw. Zufälle mögen hier auch eine gewisse Rolle spielen. Zufall aber ist es sicher nicht, daß wir unter den Bedeutenden der Geschichte so viele Anfällige treffen. Hier kann ich nicht anders, als den Antipsychiatern ins Gedächtnis rufen, daß es nicht in erster Linie soziales Elend und Armut sind, die zur Psychose führen. So geht es nicht, und unsere Beispiele zeigen es: Was nützten einer Charlotte von Mexiko, einem C.F. MEYER, einem DÉJÉRINE, einem NIJINSKI Wohlstand und materielle Sicherheit? Nichts, aber auch gar nichts.

Literatur

BREUER, J., FREUD, S. (1895): Studien über Hysterie. Verlag F. Deutike, Leipzig und Wien

BUMKE, O. (1952): Erinnerungen und Betrachtungen. Richard-Pflaum-Verlag, München

DUBOIS, P.: Unveröffentlichte Autobiographie, im Besitz der Familie

FALRET, J.P. (1864): Des maladies mentales. Baillière et fils, Paris

GRUHLE, W. (1948): Verstehende Psychologie. Thieme-Verlag, Stuttgart

HURWITZ, E. (1970): Otto Gross. Paradiessucher zwischen Freud und Jung. Suhrkamp Verlag, Zürich

JASPERS, K. (1955): Wesen und Kritik der Psychotherapie. Piper-Verlag, München

KRAEPELIN, K. (1889): Psychiatrie. Verlag S. Abel, Leipzig

MINDER, B. (1993): Sabina Spielrein. Jungs Patientin am Burghölzli. Med. Diss. Bern

MOLL, A. (1936): Ein Leben als Arzt der Seele. C. Reiser-Verlag, Dresden

MÜLLER, C. (1992): Die Gedanken werden handgreiflich. Springer-Verlag, Berlin/Heidelberg/ New York

MÜLLER, C. (1993): Vom Tollhaus zum Psychozentrum. Verlag G. Pressler, Hürtgenwald

NIJINSKY, R. (1936): The Diary of Vaslav NIJINSKY. Simon and Schuster, New York

SCHULTZ, J.H. (1964): Lebensbilderbuch eines Nervenarztes. Thieme-Verlag, Stuttgart

Wie entstand
die Psychogeriatrie?

Die Wahl zwischen verschiedenen Bezeichnungen für diesen Bereich der Psychiatrie wird einem von Anfang an schwer gemacht. Soll es Psychogeriatrie heißen oder aber Gerontopsychiatrie? Soll man Alterspsychiatrie als besseren Ausdruck verwenden? Bei einigen Autoren habe ich auch den Ausdruck »Psychogerontologie« gefunden. Mir scheint, daß die Situation trotz der großen Auswahl relativ einfach ist. Es geht um psychische Störungen, die im Alter, d.h. ab dem 65. Lebensjahr auftreten. Nachdem ich selbst in meinen Publikationen lange Zeit von Gerontopsychiatrie gesprochen habe, entschloß ich mich schließlich doch für das Wort »Psychogeriatrie«; deshalb auch der hier vorliegende Titel.

Lang war der Weg, der dieses Fach zu beschreiten hatte, bis es eine gewisse Selbständigkeit erlangte. Noch vor wenigen Jahrzehnten wäre es niemandem in den Sinn gekommen, von einer Unterspezialität der allgemeinen Psychiatrie zu sprechen. Lange brauchte es, bis ein Konsensus erreicht war, daß die psychischen Störungen des Alters sowohl in psychopathologischer, diagnostischer, therapeutischer als auch institutioneller Hinsicht ein Sondergebiet seien.

Mich interessiert nun die Frage, warum diese Entwicklung im Gegensatz zur Kinderpsychiatrie so spät und so langsam eingesetzt hat. Diesem Punkt möchte ich in diesem Kapitel meine besondere Aufmerksamkeit widmen. Indem ich dies tue, werde ich auch die Etappen besser nachvollziehen können, die uns durch die Geschichte bis heute führen. Während wir die Verselbständigung der Psychiatrie an und für sich vom Beginn des letzten Jahrhunderts an durch handfeste Fakten verfolgen können, nämlich spezielle Institutionen, gesonderte Diagnostik, Fallbeschreibungen usw., ist dies für die Psychogeriatrie nicht der Fall. Wir sind sogar erstaunt festzustellen, daß die großen Klassiker der Psychiatrie diesem Gebiet nur wenig Aufmerksamkeit widmeten.

Natürlich gibt es eine Tradition seit der Antike, sich mit dem Altwerden und dem Altsein auseinanderzusetzen. Man könnte CICERO und SENECA erwähnen, die die positiven Seiten des Alters hervorheben, und im Gegensatz dazu CELSUS, der das Negative betont.

Alle diese Philosophen, Literaten und auch Mediziner beschäftigen sich indessen fast ausschließlich mit der Frage, ob das Alter rückgängig gemacht werden könne, ob es also Verjüngungskuren gebe. Das Thema des Jungbrunnens spiegelt sich sowohl in der Literatur als auch in der bildenden Kunst. Wird man eines Tages das Lebenselixier finden, das die Altersbeschwerden aufhebt? Das war die erste große Frage.

Doch vorwärts zu den Ärzten: Wie ACKERKNECHT mit Recht betont, beginnt im 18. Jahrhundert eine Hochflut geriatrischer Schriften. Robert BURTON weist dem Alter in seinem berühmten Buch über die Melancholie eine wichtige Rolle zu. Es wird nicht mehr nur nach Methoden gesucht, um das Altwerden zu verhindern, sondern man beschäftigte sich nun mehr und mehr mit der Frage nach den Ursachen der Langlebigkeit. Wer sind diese Menschen, die 90 und 100 Jahre alt werden? Wie haben sie es zustande gebracht? Dazu wird unendlich viel geschrieben, und dies war das zweite Thema.

Wir können im übrigen feststellen, daß es eine erstaunlich vielfältige Beschäftigung mit dem gab, was wir heute als Geriatrie bezeichnen, nämlich als die Lehre vom alten Menschen, wobei aber stets die körperlichen Veränderungen im Vordergrund standen. Wohl stützt man sich nach wie vor auf die Viersäftelehre, um das Altwerden zu erklären. Ganz vorsichtig beginnt aber auch die Methode der Hirnsektion und die genauere Beobachtung ihre Triumphe zu feiern. Die Anatomen beschreiben die Struktur des Gehirns. GALL, der Vater der Phrenologie, ist einer der ersten, der auf die Verdickung der Schädelknochen im Alter hinweist. Aber dennoch: Ende des 18. und zu Beginn des 19. Jahrhunderts sind wir noch sehr weit von dem entfernt, was wir heute Psychogeriatrie nennen. In ihren ätiologischen Überlegungen kümmern sich die Autoren mit Leidenschaft um die psychischen Störungen des Erwachsenenalters, nicht aber um die Geriatrie.

Was heißt überhaupt alt, Alter? Gibt es verschiedene Stufen? Dies diskutieren GALTON und QUETLET anfangs des 19. Jahrhunderts, und die Diskussion um die Stufenfolge reißt nicht ab bis hin zu Stanley HALL um 1920. Das ist somit ein dritter historischer Themenkreis.

Fassen wir zusammen, was bis etwa 1850 an Problemen zum Alter in und außerhalb der Medizin abgehandelt wird:

1. Das Thema der Lebensverlängerung.
2. Die Frage nach dem Warum der Langlebigkeit.
3. Das Vorhandensein oder Nichtvorhandensein von Altersstufen.
4. Das allgemein Positive und Negative im Alter.

Wo kann man den Anfang der Psychogeriatrie im heutigen Sinne thematisch und chronologisch setzen? Es wird nicht abwegig sein, mit dem Begriff der Demenz zu beginnen.

Bei Philippe PINEL und Benjamin RUSH, welche seit Ende des 18. Jahrhunderts die Psychiatrie begründen halfen, stoßen wir auf merkwürdige Unklarheiten: In diagnostischer Hinsicht hat PINEL zwar die botanisierenden Systematiker wie z.B. Boissier DE SAUVAGES, in die Schranken gewiesen. In seiner handlichen Klassifikation der psychischen Störungen finden wir auch den Begriff der Demenz. Wollte man indessen meinen, daß hier die Grundlage gesetzt wurde zu dem, was wir in unserem Jahrhundert als Demenz oder mit Eugen BLEULER als das organische Psychosyndrom bezeichnen, so täuscht man sich. Für PINEL sind Demenzen ein Sammelsurium der verschiedenen chronischen Verläufe und umfassen sowohl das schizophrene Versanden, posttraumatische Folgen wie auch andere organische Hirnschädigungen. Und so sollte es noch für lange Zeit bleiben. Ganz kraß fällt das Fehlen der Psychogeriatrie bei Benjamin RUSH auf. In seinen »Medical Enquiries and Observations upon the Diseases of the Mind« von 1809 beinhaltet der Begriff der Demenz vor allem die übrigens glänzend beschriebene Dissoziation des Psychotischen. Zwar erwähnt er auch das »derangement of the memory«, setzt es aber nur locker in Beziehung zum Altersvorgang und beschreibt im übrigen vor allem die aphasischen Störungen. Was wir RUSH zugute halten können ist, daß er die Rolle des Gehirns sehr ernst nimmt. Wie die meisten seiner Zeitgenossen nimmt er an, daß alle mentalen Prozesse ihren Ursprung im Gehirn haben. Er weist auch mit Nachdruck auf die Rolle der Hirngefäße hin, ohne indessen ihre Anomalien zu beschreiben. Skeptisch müssen wir indessen reagieren, wenn wir bei ihm lesen, daß Gedächtnisstörungen besonders häufig bei Ledigen, bei Frauen, bei Reichen, bei Musikern und Künstlern anzutreffen seien.

Sollte RUSH sich getäuscht haben, als er aus einzelnen Beobachtungen voreilige Schlüsse zog? Dieser Versuchung sind vor und nach ihm noch manche Mediziner erlegen. Unsere Vermutung könnte

ihre Bestätigung darin finden, daß sein Biograph BLAIN ausdrücklich die Tatsache erwähnt, daß RUSH alte Menschen behandelt habe.
ESQUIROL, der große französische Systematiker, wird in manchen
Lehrbüchern als derjenige genannt, der als erster psychogeria-
trische Störungen beobachtet und beschrieben habe. Es ist bedingt
richtig. Denn in seinem 1814 erschienenen Lehrbuch nimmt das
ganze Kapitel einen bescheidenen Platz ein. Auch bei ihm ist der
Begriff der Demenz schillernd. Zwar beschreibt er, daß das Gehirn nicht mehr die Kraft habe, Eindrücke aufzunehmen und zu
verarbeiten, die »sensations« seien schwach und unvollständig, die
Aufmerksamkeit sei gestört, Objekte könnten nicht mehr mit
Klarheit perzipiert werden. Die Ideen seien nicht mehr geordnet,
das Denkorgan habe nicht mehr die tonische Kraft, um seine
Funktionen zu integrieren. Vor allem das Frischgedächtnis sei
gestört. Aber trotzdem wird der Zusammenhang zwischen Demenz und Alter nicht klar.

Wichtig ist mir nun aber die Feststellung, daß für ESQUIROL der
Gedächtnisschwund im Alter häufig ist. Er vergleicht auch das,
was er im jüngeren Alter als Demenz bezeichnet, mit den Phänomenen des Altersgehirns. Unter 154 Kranken der Salpêtrière, bei
denen er die Diagnose der Demenz gestellt hat, finden wir 24, die
über 70 Jahre alt sind. Nun, das war 1814. Aber 1838 verfeinert
ESQUIROL seine Beschreibung. Er engt den Begriff der Demenz ein
und beschreibt ausführlich das, was er bei alten Menschen beobachtet hat. Er betont, daß die Demenz des alten Menschen sich
langsam oder schnell manifestieren könne und – ein wichtiger
Punkt – betont, daß die senile Demenz nicht die einzige Psychose des Greisenalters sein könne.

Machen wir nun einen Sprung über einige Jahrzehnte und wenden wir uns dem genialen Kliniker GRIESINGER zu. Auch da sind
wir erstaunt über die Spärlichkeit seiner Angaben über die Psychopathologie des Alters. Senile Demenz heißt bei ihm seniler
Blödsinn. Recht ausführlich bespricht er die Ergebnisse der mi-
kroskopischen Hirnuntersuchungen und weist der Arteriosklerose eine wichtige Rolle zu. Dieser Terminus wurde übrigens von
LOBSTEIN 1833 geschaffen. GRIESINGER betont – und das scheint mir
ein Wendepunkt zu sein –, daß man bei Altersdemenzen im Hirn
meist diffuse Läsionen finde und nicht lokalisierte. Insgesamt wird
aber, wenn man sein Lehrbuch durchgeht, deutlich, daß das gan-

ze Gebiet ihn nicht besonders interessiert und er es deshalb nur mit der linken Hand anfaßt.

Jedenfalls, so können wir nun schließen, wurde in der ersten Hälfte des letzten Jahrhunderts die Psychogeriatrie ausschließlich unter dem Aspekt des Abbaus verstanden, höchstens daß gelegentlich auch Überlegungen zur forensischen Psychiatrie auftauchten. Und GRIESINGER ist nicht ein Einzelfall. Auch in anderen psychiatrischen Lehrbüchern bis zum Ende des letzten Jahrhunderts wird den Altersstörungen nur ein bescheidener Platz eingeräumt.

Anders steht es mit jenen Internisten, die wir heute als Geriater bezeichnen würden. Sie interessieren sich lebhaft für unser Gebiet. Sie sind es auch, die in ihren Lehrbüchern den psychischen Störungen ausführliche Kapitel widmen. So gilt es also, einem Vorurteil entgegenzutreten, wonach die Wissenschaft der Geriatrie erst mit NASCHER anfangs unseres Jahrhunderts begonnen habe. Nimmt man nämlich die voluminösen Bände eines CANSTATT (1839), eines DURAND-FARDEL (1854), eines GEIST (1860) und schließlich eines SCHWALBE (1909) zur Hand, so stellen wir fest, daß es sich um sehr gründliche Erörterungen nicht nur zum Thema der somatischen Alterskrankheiten an sich, sondern gerade auch der Psychogeriatrie handelt. Freilich sprechen diese Autoren noch nicht von Geriatrie. Dieser Ausdruck wurde tatsächlich erst von NASCHER eingeführt. Meistens reden sie von Greisenkrankheiten. Bei CANSTATT finden wir noch eine relativ simple Theorie zur Veränderung des Nervensystems im Alter. Er meint, daß nicht die flüssigen Substanzen die soliden überwiegen, sondern umgekehrt. Im fortschreitenden Alter nehme die Menge des Wassers ab und die des Eiweißes zu. Gehirn und Nervenmark würden verhärtet, gelblich, trocken. Das Nervensystem verliere seine graue Substanz. Das Volumen des Gehirns und sein Gewicht vermindere sich mit fortschreitendem Alter. Hier stoßen wir im übrigen auf ein Forschungsgebiet, das die Wissenschaft während vieler Jahrzehnte beschäftigen sollte, nämlich die Frage des Hirngewichts und dessen Beziehung zu den psychischen Störungen. In einem besonderen Kapitel kommt CANSTATT auf die Hirnatrophie der Greise zu sprechen und beschreibt sie als Dumpfwerden der Sinne und sinkende geistige Tätigkeiten. Die Reihenfolge, in welcher dieselben erlöschen, sei umgekehrt zu der, in welcher sie sich entwickelt hätten. Auch das ein interessanter Hinweis, den wir später bei DE

AJURIAGUERRA wiederfinden. Wie weit aber CANSTATT noch von einer modernen Auffassung der psychogeriatrischen Krankheiten entfernt ist, ersehen wir daraus, daß er neben der senilen Demenz nichts erwähnt.

Wenn wir nun das Buch von DURAND-FARDEL zur Hand nehmen, so sind wir vor allem einmal erstaunt festzustellen, daß die Krankheiten des Nervensystems an erster Stelle abgehandelt werden und daß dieses Kapitel über encephale Prozesse einen Drittel des Gesamtwerkes ausmacht. DURAND-FARDEL versucht eine klare Unterscheidung zwischen Affektionen des Kindes- und des Erwachsenenalters einerseits und des Alters andererseits zu machen. Beim Kind und Erwachsenen stehen Encephalitiden und Meningitiden im Vordergrund, weisen also auf die Peripherie hin, wahrend im Alter Hirnblutungen und Hirnerweichungen die zentralen Teile des Gehirns betreffen. Wohl betont auch DURAND-FARDEL die Rolle der Gefäße, bezweifelt aber doch, daß Hämorrhagien immer auf Gefäßverkalkungen beruhen würden. Ein wichtiger Begriff ist ihm die Hirnkongestion oder Hyperämie. Die Hirnerweichung führt er eindeutig auf diese Faktoren zurück. Diese etwas einseitige Auffassung von der Rolle der Hirnhyperämie, die wir auch bei anderen Autoren seiner Zeit finden, sucht er durch zahlreiche Fallbeschreibungen zu untermauern. Man erhält dabei den Eindruck, daß seine hirnanatomischen Befunde etwas voreilig mit der Beobachtung verknüpft werden, daß alte Menschen öfter als junge ein rotes Gesicht haben.

In dem vier Jahre später erscheinenden Buch von GEIST über die Greisenkrankheiten nimmt die Psychiatrie zwar einen bescheideneren Platz ein als bei DURAND-FARDEL, und das Nervensystem wird erst an letzter Stelle in einem Sonderkapitel erwähnt. Immerhin weist auch GEIST – wie DURAND-FARDEL – der Hyperämie eine maßgebliche Rolle zu. Auch spricht er von einer senilen Atrophie. Zur Psychologie des Greisenalters schreibt GEIST, daß beim alten Menschen die Sinnesempfänglichkeit dem Umfange wie dem Grade nach abgenommen habe. Er sei gleichgültiger gegen vieles, seine Affekte seltener und ruhiger, er erfasse fremde Grundansichten weniger leicht usw. Dithyrambisch aber schildert er dann die Vorteile: Es komme zu einer erhöhten Innerlichkeit des Lebens, es würden mehr die allgemeinen Resultate festgehalten als die Einzelheiten, das Prinzip der Stetigkeit sei vorherrschend. Typisch für den Greis sei seine Universalität. Er sei fernsichtig, und während er das Nahe, Kleine, Einzelne nicht mehr erkenne, schaue er das Große, Ferne, Ganze deutlicher. Die Urteilskraft sei klarer, weil sie nicht durch die Macht der Affekte und Leidenschaften beschränkt werde. Selbst bei einem rauhen Charakter schmelze die Härte und gebe der Milde Raum. Kurz, ein ungemein positives, optimistisches Beurteilen des Greisenalters! Zu den Ursachen der Störungen meint GEIST: »Pathologische Zustände des Herzens, ja schon der pathologische und physiologische Alterszustand desselben sowie sämtliche mit Zirkulationsstörungen verbundenen Lungenerkrankungen enthalten die ursächlichen Momente zur Störung des Gehirns.« Wie DURAND-FARDEL auch, geht er nicht auf die Vererbung ein, widmet aber als erstes einen Abschnitt der Häufigkeit des Suizids im Alter.

Gehen wir nun zu einem der jüngeren Lehrbücher der Geriatrie des 20. Jahrhunderts über, zu demjenigen nämlich von SCHWALBE von 1909. Es ist bereits ein Vielautorenbuch, und die Abschnitte über die Psychogeriatrie hat SIEMERLING, Direktor der Nervenklinik in Kiel, geschrieben. Uns interessieren zuerst seine Einteilungsprinzipien. Folgendermaßen geht er vor: ein erstes Kapitel betrifft das, was er die organisch bedingten Geistesstörungen im Senium bezeichnet. Er versteht darunter die Dementia senilis, die Paralysis progressiva senilis, die arteriosklerotisch bedingten Störungen und schließlich die Störungen nach Schlaganfällen. Und was besonders wichtig ist: In einem Kapitel behandelt er nun endlich die funktionellen senilen Psychosen. Die einseitige Piste, wonach die Psychogeriatrie die Lehre von der Altersdemenz sei, wird also erstmals verlassen. Er führt dort die aus dem Erwachsenenalter bekannten Formen von Störungen auf, z.B. die Manie, die Melancholie, die Paranoia usw. Auch Katatonie und chronischer Alkoholismus werden erwähnt.

Im dritten Kapitel erwähnt SIEMERLING unter dem Titel »Neurosen« in recht altväterischer Weise die Hysterie, die Neurasthenie mit Tetanie, den Tetanus, den Diabetes insipidus, die Migräne usw. Unter den Gehirnkrankheiten des vierten Kapitels finden sich Meningitiden, Anämie und Hyperämie des Gehirns, Hydrocephalus, Gehirntumoren, Bulbärparalyse, Gehirnparasiten usw. Den Begriff der Presbyophrenie hat er von WERNICKE übernommen, der für das Greisenalter besonders typisch sein soll. Aber er behan-

delt ihn nur am Rande und bezweifelt also die Richtigkeit dieser
Psychoseform, die in eine chronische und eine akut-delirante
Form unterteilt werden könne. Gemeinsam sei die Störung der
Merkfähigkeit und die Neigung zu Konfabulation. Die zeitliche
und örtliche Orientierung sei gestört, bei erhaltener Aufmerksamkeit. Die Gemütslage sei indifferent bis euphorisch. Dieser Begriff
der Presbyophrenie hat eine lange und nicht besonders glückliche
Geschichte, und viel Druckerschwärze wurde unnütz dafür verwendet. Daß nun dieser Begriff in diesem Zeitpunkt auftaucht, ist
wohl kein Zufall, handelt es sich doch um eine Zeitperiode, in der
man in übertriebener Weise die Psychopathologie verfeinern wollte. Ich werde darauf zurückkommen.

Die drei erwähnten Autoren sind gemeinsam der Überzeugung,
daß die Psychosen, die wir heute endogen nennen, im Alter seltener werden. Der Altersschwachsinn, wie man damals sagte, kom-
pensiere dieses seltene Auftreten jedoch wieder in bezug auf die
Statistik der Aufnahmen in psychiatrische Institutionen. Das sind
nicht zuletzt moderne Überlegungen, die wir auch in den großen
katamnestischen Untersuchungen der letzten Jahrzehnte bestätigen konnten. Und doch, wie weit sind wir mit SCHWALBE zu Beginn des 20. Jahrhunderts noch entfernt von der rasanten Zunahme altersbedingter seelischer Störungen in den psychiatrischen
Institutionen.

Ich vermute, daß der Leser mein Erstaunen darüber teilt, daß die
Psychiater sich zurückgehalten, ja geschwiegen haben bei dieser
anhebenden Auseinandersetzung mit den psychopathologischen
Erscheinungen des Greisenalters. Man mag darin aber auch ein
zeitbedingtes Phänomen sehen, da die Grenzen zwischen Psychiatrie, Neurologie und allgemeiner Medizin noch recht verschwom-
men waren. Insbesondere betrachteten sich ja damals die Internisten als die rechtmäßigen Vertreter auch der Neurologie.

Es geziemt sich jedoch, nun auch der Psychiater zu gedenken, die
von Ende des letzten Jahrhunderts an begannen, sich mit psychogeriatrischen Problemen zu befassen. Hier soll vor allem WILLE
erwähnt werden. Er schrieb 1873 eine kleine, aber gründliche
Arbeit über die Psychosen des Greisenalters. Haben HOCH und
ZUBIN recht, wenn sie ihn als den großen Pionier der Psychogeriatrie bezeichnen? Auch andere Medizinhistoriker unterstreichen
seine Bedeutung. Es ist zu bedenken, daß er zwar im deutschspra-

chigen Raum neue Wege beschritt, daß aber gleichzeitig in Frankreich ähnliche Publikationen zu registrieren sind. Wille war deutscher Abstammung, lebte aber in der Schweiz und leitete die kantonale Anstalt St. Urban bei Luzern, bevor er den Lehrstuhl für Psychiatrie in Basel übernahm. Bei ihm taucht nun auch die Statistik wieder auf. Nach 1873 – so schreibt er – hätten in einer schweizerischen Irrenanstalt die altersbedingten Psychosen 8 % der Aufnahmen betragen. Ein Vergleich mit den heutigen Aufnahmeziffern ist indessen schwer herzustellen. Die Aufnahmepolitik war damals ja ganz anders. Wille teilt im übrigen die Alterspsychosen in einfache und komplizierte ein. Zu den einfachen zählt er depressive Stimmungen, Mangel an Interesse, hypochondrische Befürchtungen. Als Ursache zählt er vor allem äußere Umstände auf und nennt sie psychische Momente, nämlich heftige Gemütsbewegungen. Heute würden wir dazu wohl vor allem die Vereinsamung rechnen.

Unter den komplizierten Störungen versteht er vor allem die eigentliche senile Demenz. Dazu gehören die Vergeßlichkeit, Veränderung des Charakters im Sinne der Reizbarkeit, Mißtrauen, Geiz. Die senile Demenz könne nach einer Apoplexie auftreten, für die er, wie auch seine Vorgänger, die Hyperämie des Gehirns verantwortlich macht. Weiter: »Im weiteren Verlauf werden die Denkprozesse immer mehr geschwächt und verlangsamt, engen sich die Vorstellungskreise immer mehr ein. Die Kranken erkennen ihre Umgebung, ihre Kinder nicht mehr, sie wissen nicht mehr, wo sie sind. Sie verlieren das Gefühl für Schicklichkeit. Es ist wie eine Umkehr der kindlichen Entwicklung.«

Auch da also wiederum ein Ansatz, den wir bereits gefunden haben und den später Ajuriaguerra wieder aufnimmt, nämlich die Frage, ob der Abbau der psychischen Funktion im Alter dem Aufbau im Kindesalter gleichzusetzen sei. Wille geht im übrigen auch auf das ein, was wir heute Polymorbidität nennen, nämlich die Gleichzeitigkeit von verschiedenen körperlichen Störungen, Schwerhörigkeit, Sehstörungen, reduzierte Geschmacksempfindung, auch ferner als Folge einer regelmäßig zu beobachtenden Abmagerung Dekubitus. Die Schrift werde unleserlich. Es komme häufig zu Urininkontinenz. Zur anatomischen Pathologie bemerkt Wille, daß zwischen Veränderungen der Gefäße und solchen der Hirnsubstanz unterschieden werden müsse. Er beschreibt sehr kompetent die Arteriosklerose der Hirngefäße. Er erwähnt auch das Amyloid. Bemerkenswert finde ich, daß er dem Krankheitsprozeß einen passiven Charakter zuschreibt und daß die fortschreitende Atrophie des Gehirns eine regressive Metamorphose darstelle als Folge mangelhafter Ernährung. Zur Therapie ist er lakonisch wie alle anderen vor und nach ihm: es gibt nur die Pflege für diese Unheilbaren, die nicht leicht sei. Und so schreibt er: »Ich möchte vielmehr sagen, daß keine Form von Psychose soviel Aufopferung, Geduld und immerwährende Aufmerksamkeit vom Pflegepersonal wie diese erfordert.« Wie recht hat er auch heute noch!

Ein wichtiger Schritt ist nun das Auftauchen des Begriffs der präsenilen Störung. 1885 hält die Société médico-psychologique in Paris eine Sitzung ab, die ganz dem Studium der präsenilen Psychosen gewidmet ist. CHARPENTIER erstattet ein Hauptreferat, und die bedeutendsten Pariser Kollegen wie LUNIER, Legrand DE SAULES, FOVILLE nehmen an der Diskussion teil. Dem Einwand, daß es gar keinen Sinn habe, zwischen seniler und präseniler Psychopathologie zu unterscheiden, wird energisch entgegengetreten. Die mit 40-50 Jahren beginnende Störung wird in einleuchtenden Beispielen dargestellt, und wir finden unschwer das, was man später als Alzheimersche Krankheit bezeichnet hat. Wesentlich ist nun aber im Bericht über die Sitzung, daß wir keinen Hinweis auf die Histologie des Gehirns bei diesen präsenilen Psychosen finden. Im Gegenteil: Die Autoren sehen als Hauptursache eine plötzliche Veränderung des Lebensstils und der Umwelt. Sie nennen den Pensionierungsschock, die Vereinsamung der Witwe, die nicht zu verkraftende Umstellung der Gewohnheiten. An der gleichen Sitzung wird die alte Auffassung begraben, daß es sich bei der präsenilen Symptomatik um exogene organische Störungen, z.B. die Folge eines Alkoholabusus handle. Die Heredität wird erstmals als kausaler Faktor in Erwägung gezogen.

Zur allgemeinen Diskussion der psychischen Altersprozesse trägt 1896 RITTI bei, der eindeutig festhält, daß das Altern an sich ein physiologischer Prozeß sei, während die senile Demenz zur Pathologie gehöre. Er unterscheidet klar zwischen Psychosen im Senium und Psychosen des Seniums.

Inzwischen macht nun aber die Erforschung der Histopathologie des Gehirns beharrliche Fortschritte. FISCHER beschreibt die Drusen im Hirngewebe, 1898 berichtet REDLICH über die senilen Plaques, und gleich wird auch versucht, diese Hirnbefunde in Verbindung mit der Psychopathologie zu stellen. So wird heftig diskutiert, ob die Drusen zu den Kraepelinschen Prebyophrenien oder zum einfache Altersblödsinn gehören. KRAEPELIN verlangt nämlich, daß bei diesem Krankheitsbild der Gedankengang geordnet bleiben müsse. Auch die Urteilskraft sei normal. Interessanterweise äußert KRAEPELIN bereits die Meinung, daß die Prebyophrenie vielleicht anatomisch und klinisch nicht eine Krankheit sui generis sei, sondern nur eine quantitative und qualitative Eigentümlichkeit des gewöhnlichen senilen Prozesses. Dies ist überraschend, finden wir doch bereits ähnliche Überlegungen, wie sie 80 Jahre später zur Frage der Unterscheidbarkeit von der präsenilen Alzheimerschen Demenz und der gewöhnlichen senilen Demenz angestellt werden.

Damit kommen wir zu einem wichtigen Schritt in der Geschichte der Psychogeriatrie: die Aufklärung der präsenilen Demenz durch die neuroanatomischen Befunde von PICK und ALZHEIMER. Letzterer hat seine Befunde 1907-08 veröffentlicht. Sowohl KRAEPELIN wie BLEULER können also seine Befunde in ihren Lehrbüchern verwerten. Wohl versucht KRAEPELIN noch das, was er präseniles Irresein nennt, klinisch in acht Unterformen einzuteilen, nämlich die depressiven Zustände, die Erregungszustände, die Spätkatatonien, den depressiven Wahn, die ängstlich-depressiven Bilder, die Erregungszustände, die nicht mit dem Tod, sondern in einem organischen Schwächezustand enden, und schließlich der präsenile Beeinträchtigungswahn. Diese komplizierte nosologische Zuteilung bringt jedoch nichts Neues. Es werden weder Ätiologie noch Verlauf erhellt, weshalb BLEULER sie nur zögernd in sein 1916 erschienenes Lehrbuch übernimmt. Dieses Auf und Ab der Meinungen entspricht im übrigen genau dem Pendeln zwischen Vereinfachung und Differenzierung, welches die ganze Geschichte der Psychiatrie durchzieht, wie ich es andernorts dargestellt habe. Ein SIEMERLING, ein KAHLBAUM, ein WERNICKE versuchen in Verbindung mit der fortschreitenden Hirnanatomie und Histologie, verschiedene klinische Formen auszuarbeiten und nehmen dabei wenig Rücksicht darauf, daß es bei den psychischen Folgen einer Apoplexie, eines alkoholischen Korsakow, einer präsenilen und dann senilen Demenz, den Folgen eines schweren

Hirntraumas oder eines Hirntumors immer um ähnliche psychopathologische Phänomene gehen kann. Was diese Forscher vielleicht in Bann schlug, war die gemeinsame Meinung, daß nicht nur
die Demenz, sondern überhaupt sämtliche psychischen Störungen eine hirnorganische Grundlage haben müssen. War es das, was
sie hinderte, das Gemeinsame in der Psychopathologie der senilen Demenz, des posttraumatischen Syndroms, der progressiven
Paralyse, der Demenz bei Parkinson usw. zu sehen? Ich halte das
nicht für ausgeschlossen.

Wenden wir uns nun der neueren Zeit zu: Es ist nicht zu übersehen, daß die Psychogeriatrie nach dem zweiten Weltkrieg einen
rasanten Entwicklungsschub durchmachte. Weshalb? Nun ganz
einfach, weil man entdeckte, daß eigentlich keine genauen Angaben über die Häufigkeit, die Geschlechterverteilung, die Heredität
der Störungen im Alter vorlagen. Ein weites Forschungsgebiet lag
da zur Bearbeitung vor. Und last but not least: Mehr und mehr
bildete sich die Überzeugung heraus, daß es im Senium nicht nur
um eine Demenz gehe oder um verschiedene Demenzformen,
sondern daß eben auch funktionelle Elemente eine große Rolle
spielen.

So kommt es nun zu den großen epidemiologischen Untersuchungen, vor allem in Skandinavien durch LARSSON und SJÖGREN, die
später immer wieder zitiert werden. Hinzu kommt, daß in den
psychiatrischen Spitälern der Nachkriegszeit immer mehr alte
Menschen betreut werden. SLATER und ROTH stellen 1960 fest, daß
34 % aller Insassen psychiatrischer Institutionen über 65 sind. So
erarbeitet die englische Schule unter ROTH und POST zwischen 1950
und 1970 genaue Statistiken, macht Enquêten und vervollständigt
das Bild. POST wendet sich vor allem den affektiven Störungen zu.
Auch auf dem Gebiet der Genetik tut sich vieles. PEARL und KAL-
MANN können zu den großen Pionieren der Erbforschung in der
Psychogeriatrie gezählt werden. Sie publizieren ihre Resultate
zwischen 1930 und 1940. Auf einer Arbeit von ARAB und später
von AJURIAGUERRA fußend, bricht sich nach und nach die Erkenntnis Bahn, daß die hirnanatomischen Befunde der sogenannten Alzheimerschen Krankheit nicht maßgeblich von jener der senilen
Demenz zu unterscheiden seien, was schließlich dazu führt, daß
man heute ganz allgemein nur noch von der Alzheimerschen Demenz spricht.

Psychogenetische Faktoren rücken immer mehr in den Vordergrund, ja es wird von interessanten Versuchen der Psychotherapie bei alten Menschen berichtet. Zwar sind die Psychoanalytiker zurückhaltend, hatte doch FREUD bereits von einer Altersgrenze gesprochen, einer Grenze, nach der es keine Möglichkeit des Durcharbeitens von Konflikten geben könne. Dem wurde von kompetenter Seite entgegengehalten, daß gerade die Vielfalt der lebenslänglichen Erfahrungen es dem alten Menschen ermöglichten, im Rückblick zu einer besseren Integration psychotraumatischer Erlebnisse zu kommen, und daß die Rigidität und die Schwierigkeit der Einstellungsveränderung im Alter kein unüberwindbares Hindernis seien.

Auch im Lager der Psychologen wendet man sich nun immer mehr mit Intensität den Problemen des Alterns zu. Allerdings ist es nicht richtig, wenn die amerikanischen Medizinhistoriker den Beginn dieses Interesses auf das Jahr 1922, d.h. auf die Publikation von Stanley HALL festlegen.

Schon früher haben sich vor allem im deutschen und französischen Sprachraum zahlreiche Psychologen und Psychologinnen mit dem Alter befaßt. Ein Höhepunkt war beispielsweise 1881 die Arbeit von RIBOT: »Sur la loi de la regression de la mémoire«. Die Entdeckung, daß gesetzmäßig im Alter zuerst die Merkfähigkeit gestört werde, neue Eindrücke nicht mehr behalten werden könnten, während das Gesamt der jugendlichen Erfahrungen und Erlebnisse weiterhin reproduzierbar sei, war eine wichtige Entdeckung. Nicht umsonst spricht man noch heute von dem Ribotschen Gesetz.

Nach dem zweiten Weltkrieg entwickeln sich im Rahmen der Psychologie verschiedene Schulen, die sich vor allem darin einig sind, daß man den bösen Psychiatern am Zeug flicken müsse, da sie ja nur das Pathologische im Alter sähen. So kann beispielsweise Ursula LEHR schreiben: »Diese zweifellos durch die Konfrontation mit Kranken gewonnene pathologische Sicht dominierte lange Zeit weitgehend die Betrachtung der Norm seelischer Altersvorgänge gerade auch im ärztlichen Denken. Altern erscheint hier als eine pathologische Variante des Normalen, wie es offenbar nur in Kindheit, Jugend und frühem Erwachsenenalter zutagetritt. Die negative Sicht, d.h. Altern als Prozeß des Abstiegs, des Abbaus, des Verlustes von Fähigkeiten herrschte eindeutig vor.«

Und weiter zu den Psychologen: In den Jahren 1960-1980 prallen zwei Theorien zum Altersvorgang aufeinander, die Aktivitäts- theorie und die Disengagement-Theorie. Die erstere wird in Deutschland vor allem von TATLER vertreten, der darauf hinweist, daß durch die Generationennivellierung der alte Mensch nicht mehr »gebraucht« werde und deshalb leide. Der Rollenverlust sei das Negative an der Sache. Es gehe also darum, die Aktivität im Alter als das zentrale Problem anzusehen.

Die Disengagement-Theorie von CUMMING dagegen versteht das Altern als natürlichen Prozeß, in dem der alte Mensch sich loslö- se, die soziale Isolierung suche. Es gelte also einfach, diese Redu- zierung der sozialen Kontakte positiv zu bewerten. Das Leitbild des Aktivbleibens im höheren Alter sei abzulehnen. Eine auf Ex- pansion gerichtete Lebenseinstellung verhindere die Einstellung auf das Lebensende.

Nun frage ich mich, ob diese zahlreichen Publikationen und Er- örterungen der Psychologen zum Alterungsvorgang unsere Psy- chogeriatrie beeinflußt und maßgeblich befruchtet haben. Ich würde meinen, daß dies nur zum Teil der Fall war. Den Psycho- geriatern ist es mehr daran gelegen, das jeweils einmalige Schick- sal des alternden Menschen von seinen gestörten Funktionen her ins Visier zu nehmen als sich über große umgreifende Theorien zu ereifern.

Zur Entwicklung der Psychogeriatrie gehört aber auch, daß die Betreuungsstrategien für psychisch Alterskranke sich gewaltig änderten. Man begann mehr und mehr, sich Rechenschaft darüber zu geben, daß die bisherigen Behandlungs- und Unterbringungs- methoden völlig archaisch waren. Zudem trat das ein, was vor- auszusehen war: Mit der zunehmenden Industrialisierung, der europäischen Prosperität der Nachkriegszeit, der Betonung der Selbstverwirklichung des Individuums nahm die Bereitschaft ab, den psychisch gestörten alten Menschen im Familienverband zu behandeln. Mehr und mehr wurden Altersheime gebaut. Diese Situation wird trefflich erläutert in einer Arbeit von HELLER über die Stadt Lausanne. Hier gab es 1887 ein einziges Heim für alte Menschen, das Unterkunft für 40 Insassen bot, während 1993 rund 25 solche Etablissements vorhanden waren, die 1200 Alte beher- bergten. Entsprechende Zahlen mögen auch für andere europäi- sche Städte gelten.

Was nun aber die Psychogeriatrie betrifft, befand sie sich mit der Zeit in einer schwierigen Situation. Die Fortschritte der Forschung, die Schaffung psychogeriatrischer Zentren und Abteilungen hatte Hoffnungen geweckt, war ins Bewußtsein der Bevölkerung eingedrungen, und die Verantwortlichen der Altersheime wurden darauf aufmerksam. Allmählich begannen sie, die psychisch gestörten alten Insassen aus den Altersheimen in die Psychogeriatrie abzuschieben mit dem Argument, sie seien ja nicht für kranke Alte zuständig, sondern nur für »normale«. Die fortschrittliche Lehre, daß die Störungen des Alters nicht einfach ein natürlicher physiologischer Prozeß seien, daß es also Behandlungsmöglichkeiten geben müsse, hatte Folgen. Als nun die Aufnahmezahlen in den psychogeriatrischen Abteilungen hochschnellten, gerieten die Verantwortlichen in eine Zwickmühle. Sie hatten ja keine Patentrezepte anzubieten, insbesondere kannte man keine neuen Therapien für die verschiedenen Demenzformen. Ist es in den letzten Jahren zu einer Trendwende gekommen? Ich glaube dies zu beobachten. Dadurch daß die Psychiatrie extra muros zu arbeiten begann, dadurch daß sie Konsiliardienste in Altersheimen einrichtete, daß sie Ambulanzen für Alterspatienten gründete, konnte die Zahl der psychogeriatrischen Betten gesenkt werden. Ich spreche da von psychogeriatrischen Spitälern, Abteilungen, Ambulanzen usw. Aber natürlich gab und gibt es diese erst an einigen Orten. Nicht umsonst hat denn auch die große deutsche Psychiatrie-Enquête von 1974 unter der Leitung von Kaspar KULENKAMPFF auf diese unbefriedigenden Zustände hingewiesen. Es wurde klar und deutlich eine Verbesserung der Pflege der psychisch Alterskranken gefordert. Eindrücklich war auch die Erkenntnis, daß die Bedürfnisfrage in bezug auf die Zahl der psychogeriatrischen Betten nicht von der Epidemiologie her beantwortet werden könne. Die senile Pathologie war ja so verbreitet und führte je nach Umständen zu den verschiedensten Lösungen.

Um alle diese Fragen der verbesserten Pflege und Behandlung, der diagnostischen Unterteilung und Erforschung zu diskutieren, schlossen sich die an Altersproblemen interessierten Psychiater immer mehr zusammen. 1970 haben Kaspar KULENKAMPFF und ich die Europäische Arbeitsgemeinschaft für Gerontopsychiatrie gegründet. Sie hat seither regelmäßig Tagungen abgehalten. Auch in den Fachzeitschriften nahm die Alterspsychiatrie immer mehr einen angesehenen Platz ein, und ich erinnere nur an die Arbeit von KANOWSKI von 1974, die den Titel trug: »Zum gegenwärtigen Stand der Gerontopsychiatrie«. Ein Markstein.

Schwierig war es, der Psychogeriatrie einen bestimmten Platz in den internationalen Diagnoseschemata zuzuweisen. Nicht leicht war es auch, zu einem internationalen Konsensus zu kommen, in manchen Sitzungen der WHO haben wir um die besten Schemata gerungen. Sollte weiterhin das von Martin ROTH vorgeschlagene Schema gelten, das fünf Kategorien umfaßt, nämlich affektive Störungen, Spätparaphrenie, akute delirante Zustände, senile Demenz, arteriosklerotische Demenz? Sollte man die verschiedenen Grade des psychoorganischen Abbaus berücksichtigen, wie ich es vorgeschlagen hatte, im Hinblick darauf, daß statistische Erhebungen, die einfach mit diesen globalen Diagnosen arbeiteten, unzuverlässig seien? Diese Anstrengungen führten zu nichts, und wer heute die ICD nach der Alterspsychiatrie befragt, wird in manchen Belangen enttäuscht sein.

Eine andere bittere Enttäuschung blieb den Psychogeriatern im Laufe der Jahre nicht erspart. Ich meine die Suche nach den Ursachen der Alzheimerschen Demenz. Sie war nicht in durchschlagender Weise erfolgreich. Das Lipofuszin hatte seine Glanzperiode, später kam die Theorie vom gestörten Zinkhaushalt, dann die Virustheorie, und heute lesen wir von dem Apolipoprotein E4, das am Zustandekommen der Demenz beteiligt sein soll.

Und erst die pharmakologische Therapie. Merkwürdig, wie seit über hundert Jahren absonderliche Methoden ins Kraut geschossen sind. Immer wieder kreisten sie um den Gedanken, es müßte doch Möglichkeiten geben, um dem Abbau einen Riegel zu schieben. So kam es zu einer nie abreißenden Welle von Therapievorschlägen, deren Anfang man in der Brown-Sequardschen Verjüngungskur durch Affenhodenimplantation über das Bogomoletz-Serum bis zu den Aslanschen Prokain-Injektionsmethode verfolgen kann. Die Frischzellentherapie von NIEHANS trat auf den Plan, später waren es Vitamine, der Royal Jelly, gefäßwirkende Medikamente usw. Das Encephabol war eines der ersten Psychogeriatrika, und es kam, wie es kommen mußte: Unter der erdrückenden Beweiskraft gezielter Untersuchungen wurde eine ganze Reihe von Psychogeriatrika ausgemerzt, und nur wenige überstanden das

große Reinemachen, das ungefähr 1980 eingesetzt hat. Das altbe-
währte Jod des letzten Jahrhunderts war schon längstens vergessen.

Kehren wir aber zum Schluß nochmals zu der eingangs gestellten
Frage zurück, wie es zu erklären sei, daß im Gegensatz zur Er-
wachsenen- und zur Kinderpsychiatrie die Psychogeriatrie sich so
spät zur Blüte entfalten konnte. Verschiedene Erklärungen bieten
sich an: Einmal war es gewiß so, daß der Arzt vom Mittelalter bis
ins 19. Jahrhundert fast ausschließlich die akuten krisenhaften
Veränderungen beobachtete und behandelte, jedenfalls was die
Psyche betrifft. Chronische Krankheiten waren nicht interessant,
und der alte Mensch schon gar nicht. Aufschlußreich ist es auch
nachzulesen, was unsere Vorgänger schon im letzten Jahrhundert
zu der aufgeworfenen Frage sagten. Bei CANSTATT (1839) lesen wir
z.B.: »Liegt es an dem Gefühl, daß der in der Natur selbst vorge-
zeichnete Gang der Dinge, daß es eitel Bemühen sei, der präde-
stinierten Entwicklung entgegenzutreten? Oder ist die Aufgabe
zu gering, karg zubemessene Lebensfristen zu verlängern? Geizt
der Arzt nur immer um den vollen Gewinn eines ganz gesunden
und aus der Krankheit zur vollen Integrität gestellten Lebens?
Oder darf er endlich die Apathie und Gleichgültigkeit des Grei-
ses, die selbst nur die Folge des Alters und ein Gesunkensein or-
ganischer Kraft ist, teilen?«
Später drückt SCHWALBE es 1908 so aus: »Die mangelhafte wissenschaftliche Erforschung des Greisenalters hängt damit zusammen,
daß in den Kliniken und Krankenhäusern die akuten Fälle beobachtet werden, während die Hauptpathologie des Alters sich in
Siechenhäusern vorfindet, dort wo sich niemand um eine systematische Untersuchung kümmert.«
Des weiteren denke ich, daß ein Handicap für die Entwicklung
der Psychogeriatrie die lange vorherrschende Meinung war, daß
die Symptome des Greisenalters prinzipiell dieselben wie diejenigen des Erwachsenenalters seien, daß sich also eine gesonderte
Betrachtung gar nicht rechtfertige.
Schließlich scheint mir noch ein letztes Argument wichtig: Bei der
Kinderpsychiatrie lockte von Anfang an ein Geheimnis. Wie bildete sich eine Persönlichkeit? Wie stand es um die Wechselwir-
kung zwischen Gehirnentwicklung und Lernprozeß? Die Auffassung, daß frühkindliche Prägungen für die spätere Entwicklung

eine maßgebliche Rolle spielten, hat die Pädopsychiater im letzten Jahrhundert beflügelt. Nicht so in der Psychogeriatrie. Hier gab es wohl kaum ein Geheimnis zu lüften, jedenfalls nicht im selben Sinne wie bei der Kinderpsychiatrie.

Aber letzten Endes wird wohl ZUBIN recht haben, wenn er als Hauptargument ins Feld führt, daß die hohe Sterblichkeit bei alten Menschen zu Anfang dieses Jahrhunderts den Blick der Ärzte und Psychiater getrübt habe. Nicht nur war es so, daß die seelisch gestörten alten Menschen nicht in den Kliniken und Krankenhäusern, sondern in den Altersheimen zu finden waren, die hohe Sterblichkeit brachte auch mit sich, daß – wie wir bereits erwähnt haben – die Aufnahmequoten in psychiatrische Institutionen sehr bescheiden waren.

Und endlich wollen wir uns dessen erinnern, was ACKERKNECHT zu der späteren Entwicklung ganz allgemein gesagt hat. Es ist zu beherzigen. Ich zitiere:

»Die Geriatrie ist nicht in erster Linie das Kind wichtiger neuerer Entdeckungen oder humanitären Drängens (z.B. Pädiatrie, Orthopädie), sondern einer sozialdemographischen Zwangslage.«

Er meint damit, daß erst die gestiegene Lebenserwartung, die Anhebung des prozentualen Anteils der Alten in der Bevölkerung die Notwendigkeit einer Psychogeriatrie überhaupt geschaffen haben. Hier kann ich mich nicht enthalten, noch etwas zum Problem des »humanitären Drängens« zu sagen. Es ist erstaunlich zu sehen, wie um die Mitte des letzten Jahrhunderts das Problem des Kretinismus durch alle Fachzeitschriften hindurch einen hohen Stellenwert hatte. Es werden Zählungen vorgenommen, Theorien gewälzt, Therapieversuche unternommen. Kretinismus sei heilbar, verlautet der Schlachtruf. Nichts Ähnliches für die Psychogeriatrie. Sie war und bleibt ein Stiefkind. Recht hatte also auch NASCHER, der 1912 sagte: »The causes of this neglect must be sought in the general mental attitude towards the aged.«

Was soll nun aber dieser Galopp durch die Geschichte der Psychogeriatrie lehren? Ich meine, daß es bedeutsam sein kann, sich auf diesem Gebiet einzusetzen und in den Anstrengungen nicht locker zu lassen, einem Gebiet nämlich, auf dem es keine großen Lorbeeren zu ernten gibt, wo es sich aber um Menschen handelt, die in ganz besonders intensiver Weise unsere Aufmerksamkeit und Pflege nötig haben. Die Psychogeriatrie hat eine wichtige

Rolle zu spielen, die nicht einfach nur dadurch definiert ist, daß es mehr und mehr alte Menschen in der Bevölkerung und deshalb auch mehr psychische Störungen geben wird. Ich denke vielmehr, daß es zu den Hauptaufgaben einer immer humaneren Medizin gehört, sich um die Schwächsten und Hilflosesten der Gesellschaft zu kümmern.

Literatur

ACKERKNECHT, E. (1961). Zur Geschichte der Geriatrie. Schw. Med. Wochenschr. 91, S. 20ff.

AJURIAGUERRA, J. de (1967): Desintegration des notions du temps dans les démences dégénératives. Encephal 56, S. 385ff.

ALZHEIMER, A. (1907): Über eine eigenartige Erkrankung der Hirnrinde. Allg. Zeitschr. Psychiat. 64, S. 146ff.

ARAB, A. (1960): Nosological Unity of Senile Dementia and Alzheimer Disease. Systema nerv. 12, 189-201

ASLAN, A. (1960): Procaine Therapy in Old Age and Other Disorders. Geront. Clinica 2, 147-176

BIRREN, J.E. (1961): A Brief History of the Psychology of Ageing I and II. The Gerontologist l, 69ff.

BLAIN, B. (1959): Psychiatric Aspects of Ageing. GP 20, 85-89

BLEULER, M. (1916): Lehrbuch der Psychiatrie. Springer-Verlag, Berlin

BOGOMOLETS, A.A. (1943): Antireticular Cytotoxic Serum. Brit. Med. Journ. 2

BURSTEIN, S.R. (1957): The Historical Background of Gerontology, Part IV, Geriatrics 12, 494ff.

BURTON, R. (1926): The Anatomy of Melancholy. G. Bell and Sons, London

CANSTATT, C.F. (1839): Die Krankheiten des höheren Alters und ihre Heilung. F. Enke, Erlangen

CHARPENTIER, M. (1907): Des troubles mentaux dans la sénilité précoce et rapide. Annales médico-psychologiques 7, S. 276ff.

CUMMING, E. (1961): Further Thoughts on the Theory of Disengagement. Int. Soc. Sci. J. 15, S. 377ff.

DURAND-FARDEL, C.L. (1854): Traité clinique et pratique des maladies des vieillards. G. Baillière, Paris

ESQUIROL, J.E.D. (1838): Des maladies mentales considéré sous le rapport médical-hygiénique, Paris

134

FISCHER, O. (1910): Die presbyophrene Demenz und deren anatomische Grundlage und klinische Abgrenzung. Z. ges. Neur. Psychiat. 3, 371-471

GALTON, T. (1883): Inquiries into Human Faculty and its Development. London

GEIST, L. (1860): Klinik der Greisenkrankheiten. F. Enke, Erlangen 1860

GRIESINGER, W. (1961): Pathologie und Therapie der psychischen Krankheiten. 2. Aufl., Verl. A. Krabbe, Stuttgart

HALL, S. (1922): Senescence, The last Half of Life. London

HELLER, S. (1994): Vieillir en institution depuis plus d'un siècle. In »Mémoires vives«, pages d'histoire lausannoise

KALLMANN, F.J. (1948): Twin Studies on Ageing and Longevity. J. Mered. 39

KANOWSKI, S. (1969): Probleme der Behandlung psychischer Störungen im Alter. Pharmakopsychiat. 2, 119-129

KOCH, P.K., ZUBIN, J. (1961): Psychopathology of Ageing. Grune and Stratton, New York

KRAEPELIN, E. (1913): Psychiatrie. Verlag A. Barth, Leipzig

LARSSON, T., SJÖGREN, T., JACOBSON, G. (1963): Dementia senilis. Acta psychiatrica scand., Suppl. 39

LEHR, U. (1971): Psychogerontologische Forschung. In Z. Geront. 4/1, 1-7

MÜLLER, C. (1967): Alterspsychiatrie. Thieme, Stuttgart

MUNNICHS, J.M.A. (1966): A Short History of Psychogerontology. Hum. Develop. 9, 230ff.

NASCHER, I.L. (1912): Old Age in its Medicolegal Relations. N.Y. Med. Journ. 95, S. 1089

QUETELET, A. (1935): Sur l'homme et le développement de ses facultés. Tomes I et II, Paris

PEARL, P. (1931): Studies on Human Longevity. Num. Biol. 3, 245-269

PICK, A. (1899): Zur Lehre von der sogenannten transcorticalen Aphasie. Arch. f. Psychiat. u. Nervenkrankh. 32, S. 44ff.

PINEL, Ph. (1815): Traité de médecine clinique. Brosson, Paris

POST, F. (1962): The Significance of Affective Symptoms in Old Age. Maudsley Monogr. 10, Oxford Press, London

REDLICH, F. (1898): Über eigenartige Krankheitsfälle des späteren Alters. Zeitschr. f. ges. Neurol. u. Psychiat. 4, S. 365ff.

RIBOT, T. (1916): Les maladies de la mémoire. 24 edt., Alcan Paris

RITTI, A. (1896): Les psychoses de la vieillesse. Congrès des médecins aliénistes et neurologistes, Vol. I, Masson, Paris

ROTH, M. (1955): The Natural History of Mental Disorders in Old Age. J. ment. Sc. 101, 381-301

Rush, B. (1808): Medical Inquiries and Observations. Johnson and Warner, Edit.Phil.

Schwalbe, J. (1909): Lehrbuch der Greisenkrankheiten. F. Enke, Stuttgart

Tartler, R. (1961): Das Alter in der modernen Gesellschaft. Enke-Verl., Stuttgart

Wille, R. (1973): Die Psychosen des Greisenalters. Allg. Zeitschr. für Psych. 30, S. 269ff.

Ein russisches Irrenhaus
von innen sehend

Das Thema des Künstlers, der als Kranker im psychiatrischen Spital weilen muß, hat mich immer wieder beschäftigt. Einigen meiner Leser wird in Erinnerung geblieben sein, was ich in meinem Buch »Die Gedanken werden handgreiflich«, aber auch im anderen, »Vom Tollhaus zum Psychozentrum«, an Material zusammengetragen und beschrieben habe. Soll ich sie nochmals erwähnen, jene HEMINGWAY, Robert WALSER, Walter VOGT, Friedrich GLAUSER, deren Lebensgeschichte durchwoben ist mit Episoden größter innerer Not und Qual, die sie zum Teil freiwillig, zum Teil unfreiwillig zu Insassen der zu ihrer Zeit zur Verfügung stehenden Institutionen werden ließ? Wenn ich hier nochmals das Thema aufgreife, so ist es, weil in der Zwischenzeit ein mir vorher unbekannter russischer Dichter in meinen Gesichtskreis getreten ist. Ich meine Wsewolod GARSCHIN (1855-1888). Er war der Sohn eines adligen Kürassieroffiziers und der Tochter eines Gutsbesitzers. Diese war offenbar hochgebildet, aber psychisch labil. Sie verließ ihren Mann, als GARSCHIN fünfjährig war. Der Junge wurde bis zu seinem achten Lebensjahr vom Vater betreut. Dann kehrte er zur Mutter zurück. Nach seiner beruflichen Ausbildung und nachdem er als Kriegsfreiwilliger im Krieg gegen die Türken gekämpft hatte, wandte er sich ganz der literarischen Tätigkeit zu. Zeitweilig wurde GARSCHIN manisch erregt, abwechselnd mit depressiven Zuständen, so daß er in die Irrenanstalt Oryol gebracht werden mußte. Später wurde er in Charkow psychiatrisch behandelt. Er besuchte TOLSTOI und lebte auch eine Weile als Gast auf TURGENJEWS Gut. 1888 nahm er sich in einer Periode von Schwermut das Leben, so wie sich übrigens auch zwei seiner Brüder offenbar suizidiert hatten.

In einer seiner Novellen, »Die rote Blume«, erscheinen klar und deutlich seine Erinnerungen an den Aufenthalt im psychiatrischen Krankenhaus. Aber nicht nur das. Er kann auch – wie z.T. Gérard DE NERVAL – sein eigenes Leben in die Geschichte hinein transponieren. Er fängt an mit dem Eintritt eines jungen Mannes, der seit Tagen nicht mehr geschlafen hat, in die psychiatrische Klinik.

Hier einige Auszüge:
»Der Pförtner öffnete die Tür. Die Angekommenen betraten die
Abteilung.«
»Es war ein großes, steinernes Haus von der alten Bauart staatlicher
Gebäude. Zwei große Säle, von denen einer als Speiseraum, der
andere als gemeinsamer Aufenthaltsraum für die ruhigen Kranken
diente, ein breiter Flur mit einer Glastür, die in einen Blumengarten
führte, und etwa 20 Einzelzimmer für die Kranken bildeten das
untere Stockwerk. Hier befanden sich auch zwei Dunkelzimmer,
eines mit Filz-, das andere mit Bretterwänden. Dorthin wurden die
Tobsüchtigen gebracht. Außerdem war hier noch der große, finster
gewölbte Baderaum. Im oberen Stockwerk waren die Frauen
untergebracht. Wüster Lärm, unterbrochen von Geheul und
Gekreisch, drang von dort herab. Das Krankenhaus war für 80
Patienten berechnet, aber da es die einzige Anstalt für einige
benachbarte Gouvernements war, hatte man an die 300 Kranke in
ihm untergebracht. In den kleinen Zimmern standen 4-5 Betten. Im
Winter, wenn man die Kranken nicht in den Garten ließ und die
vergitterten Fenster fest verschlossen blieben, wurde die Luft im
Krankenhaus unerträglich stickig.«
»Der neue Kranke wurde in den Baderaum gebracht. Der Anblick
war geeignet, auch einen gesunden Menschen zu bedrücken. Auf
Menschen mit ihrer erregten Phantasie wirkte er um so beklemmen-
der. Den großen gewölbten Raum mit dem schlüpfrigen Steinboden
erhellte ein Fenster in der Ecke. Wände und Gewölbe waren mit
dunkelroter Ölfarbe angestrichen. In den vom Schmutz dunkel
gewordenen Boden waren zwei steinerne Wannen eingelassen, die
zwei ovalen Wassergruben glichen. Ein riesiger kupferner Ofen mit
einem zylindrischen Kessel, der zum Erwärmen des Wassers diente,
nahm mit einem ganzen System kupferner Röhren und Hähnen die
Ecke gegenüber dem Fenster ein. Alles hatte ein ungewöhnlich
düsteres und für ein verworrenes Gemüt phantastisches Aussehen
H. Der Badewärter, ein dicker, immer schweigender Kleinrusse,
verstärkte mit seiner finsteren Miene noch den düsteren Eindruck.
Als man den Kranken in diesen furchterregenden Raum brachte,
um ihn zu baden und ihm gemäß der Behandlungsmethode des
leitenden Anstaltsarztes eine große spanische Fliege am Nacken
aufzulegen, geriet er außer sich vor Wut. Seltsame Gedanken, einer
ungeheuerlicher als der andere, wirbelten durch seinen Kopf.«...

»Schließlich kam er auf den Gedanken, daß er gefoltert werden sollte. Trotz seines verzweifelten Widerstandes packte man ihn. Mit einer infolge seiner Krankheit verdoppelten Kraft riß er sich mühelos aus den Händen einiger Wärter, so daß sie zu Boden fielen. Schließlich überwältigten sie ihn zu viert, packten ihn an Armen und Beinen und tauchten ihn in das warme Wasser.«...

»Sich verschluckend und wie im Krampf mit Armen und Beinen zappelnd, an denen ihn die Wärter festhielten, schrie er, nach Atem ringend, wirre Sätze heraus. Wer sie nicht gehört hat, kann sich keine Vorstellung von ihnen machen. Es waren sowohl Gebete als auch Verwünschungen darunter. Er schrie, bis ihn die Kräfte verließen.«

Schließlich gelingt es dann, den Kranken zu baden, und er wird auf ein Zimmer verbracht, wo er in einen tiefen Schlaf versinkt. Am anderen Tag wird er vom Arzt untersucht und in ein Gespräch gezogen. Aus dem Gespräch mit dem Arzt folgende Stelle:

»Ein Mensch, der erreicht hat, daß in seiner Seele ein großer Gedanke, ein Gedanke, der alle angeht, lebendig ist, dem ist es völlig gleichgültig, wo er lebt, was er fühlt. Sogar ob er lebt oder nicht lebt... Ist's nicht so?«

»›Vielleicht‹, antwortete der Arzt und setzte sich so auf einen Stuhl in der Zimmerecke, daß er den Kranken im Blick behielt. Dieser ging rasch von einer Ecke in die andere. Seine großen Lederpantoffeln schlappten, und die Stöße seines großgeblümten, mit breiten roten Streifen gemusterten baumwollenen Schlafrocks schwangen hin und her. Der Heilgehilfe und der Aufseher, die den Arzt begleiteten, standen die ganze Zeit in strammer Haltung an der Tür.«

»›Und in mir lebt ein solcher Gedanke‹, rief der Kranke. ›Als ich ihn gefunden hatte, fühlte ich mich wie neugeboren. Die Empfindungen wurden stärker, das Gehirn arbeitete wie nie zuvor. Was ich früher auf dem langen Weg der Gedankenschlüsse und Mutmaßungen erreichte, erkenne ich jetzt intuitiv. Ich erreichte in der Realität, was von der Philosophie erarbeitet worden ist. Ich erlebe an mir selbst die große Idee, daß Raum und Zeit fiktiv sind. Ich lebe in allen Jahrhunderten. Ich lebe ohne Raum, überall oder nirgends, wie Sie wollen. Und deshalb ist es mir ganz gleich, ob Sie mich hier festhalten oder ob Sie mich gehen lassen, wohin ich will, ob ich frei bin oder gebunden.‹«...

»Als der Kranke wieder allein war, nahm er seine hastige Wande-
rung von Ecke zu Ecke wieder auf. Man brachte ihm Tee. Ohne
Platz zu nehmen, leerte er den großen Becher in zwei Zügen und
verschlang fast gleichzeitig ein großes Stück Weißbrot. Dann verließ
er das Zimmer und lief einige Stunden unaufhörlich mit seinem
schnellen, schweren Schritt von einem Ende des Gebäudes zum
andern. Es war ein regnerischer Tag, man ließ die Kranken nicht in
den Garten. Als der Heilgehilfe den neuen Kranken suchte, verwies
man ihn zum Ende des Flurs. Hier stand der Kranke, das Gesicht
an die Glasscheibe der in den Garten führenden Tür gepreßt und
schaute unverwandt auf das Blumenbeet. Eine ungewöhnlich
leuchtende rote Blume, eine Mohnart, fesselte seine Aufmerksamkeit.«...

»Sie gingen in das Sprechzimmer des Arztes. Der Kranke trat auf
die kleine Dezimalwaage. Der Heilgehilfe stellte sein Gewicht fest
und notierte im Buch hinter seinem Namen 109 Pfund. Am
nächsten Tag waren es 107, am übernächsten 106.«

»›Wenn es so weitergeht, hält er nicht durch‹, sagte der Arzt und
ordnete an, ihn so gut wie möglich zu verpflegen.«

»Trotzdem und trotz des ungewöhnlichen Appetits des Kranken
magerte er immer mehr ab, und der Heilgehilfe trug jeden Tag eine
kleinere und kleinere Gewichtszahl ein. Der Kranke schlief kaum
und verbrachte ganze Tage in unaufhörlicher Bewegung.«...

»Er ging bis zum Abend im Park spazieren, knüpfte Bekanntschaf-
ten an und führte seltsame Gespräche, wobei er nur Antworten auf
die eigenen irren Gedanken vernahm, die sich in seltsam geheimnis-
vollen Worten äußerten. Der Kranke ging bald mit dem einen, bald
mit dem andern seiner Gefährten auf und ab, war am Ende des
Tages noch überzeugter, daß ›alles bereit‹ sei, wie er zu sich selbst
sagte. Bald werden die Eisengitter zerfallen, alle Eingesperrten
werden diesen Ort verlassen und sich über die ganze Erde verstreu-
en. Die Welt wird zittern, die alte Hülle von sich werfen und in
neuer, wunderbarer Schönheit erstehen.« ...

»Im Speisesaal wurde das Abendessen aufgetragen. Auf die großen
Tische ohne Decken stellte man je einige bunte vergoldete Holz-
schüsseln mit dünnem Hirsebrei. Die Kranken saßen auf Bänken,
jeder bekam ein Stück Schwarzbrot zugeteilt. Je acht aßen mit
Holzlöffeln aus einer Schüssel. Einigen, die bessere Verköstigung
erhielten, trug man besonders auf. Unser Kranker, dem das Essen

vom Wärter ins Zimmer gebracht wurde, verzehrte eilig seine
Portion. Da sie ihm nicht genügte, ging er in den Speisesaal.«...
»›Gestatten Sie mir, hier zu sitzen‹, sagt er zu dem Aufseher.«
»›Haben Sie denn noch nichts bekommen?‹ fragte der Aufseher,
während er zusätzliche Portionen Brei in die Schüsseln verteilte.«
»›Ich bin sehr hungrig. Ich muß kräftiger werden. Nahrung ist das
einzige, was mir hilft. Die wissen doch, daß ich überhaupt keinen
Schlaf finde.‹«
»›Essen Sie sich gesund, mein Lieber. Taras, gib ihm einen Löffel
und Brot.‹« »Der Kranke nahm vor einer der Schüsseln Platz und
aß noch eine große Portion Hirsebrei.«
»›Na, genug‹, sagte schließlich der Aufseher, als alle andern das
Essen beendet hatten und nur unser Kranker bei der Schüssel sitzen
blieb, mit einer Hand Brei löffelnd, die andere krampfhaft gegen die
Brust gepreßt.«
»›Sie werden sich übernehmen.‹«...
»Er drückte kräftig die Hand des Aufsehers. Seine Stimme zitterte.
Tränen traten in seine Augen.«
»›Beruhigen Sie sich, mein Lieber, beruhigen Sie sich‹, sagte der
Aufseher. ›Wozu so finstere Gedanken? Gehen Sie, legen Sie sich
hin und schlafen Sie gut. Sie müssen mehr schlafen. Wenn Sie gut
schlafen, werden Sie auch bald wieder gesund sein.‹«
»Der Kranke schluchzte, der Aufseher wandte sich um, um den
Wärtern Anweisung zu geben, die Reste des Abendessens möglichst
rasch abzutragen. Nach einer halben Stunde lagen bereits alle
Kranken im Schlaf, nur der eine nicht. Unausgekleidet lag er auf
seinem Bett im Eckzimmer. Er zitterte wie im Fieber. Seine Hände
waren wie im Krampf gegen die Brust gedrückt, die, wie ihm
schien, von einem unerhört tödlichen Gift ganz durchtränkt war.«
»Am nächsten Tag verschlimmerte sich der Zustand des Kranken.
Entsetzlich blaß, mit eingefallenen Wangen und tief in den Höhlen
liegenden brennenden Augen setzte er schwankend und oftmals
stolpernd sein rasendes Umherlaufen fort und redete, redete ohne
Unterlaß.«
»›Ich möchte zu keinen Gewaltmaßnahmen greifen‹, sagte der
Oberarzt zu seinem Assistenten.«
»›Aber man muß dieser Anstrengung Einhalt gebieten. Heute
wiegt er nur noch 93 Pfund. Wenn es so weitergeht, lebt er keine
drei Tage mehr.‹«

»Der Oberarzt überlegte.«

»›Morphium? Chloral?‹, sagte er halb fragend.«

»›Gestern hat das Morphium schon nicht mehr gewirkt.‹«

Damit genug der Zitate.

Die Novelle endet damit, daß der Kranke im Garten eine für ihn symbolträchtige rote Blume pflückt, sie verbirgt, nicht mehr ißt und nicht mehr aus seiner Erregung herauskommt, um schließlich dann vor Erschöpfung zu sterben.

Diese kurzen Schilderungen der Atmosphäre in einer psychiatrischen Klinik um das Jahr 1880 scheint mir sehr wahrheitsgetreu. Das Baden, das Wägen, die Kontrolle der Nahrung, das alles stand damals ja im Vordergrund. Aber auch die manische Erregung wird von GARSCHIN als Erinnerung an seine eigenen Zustände hergeholt: der ständige Bewegungsdrang, die Ideenflucht, das Eindringen von bizarren Vermutungen und wahnhaften Vorstellungen, wobei – wie wir aus der Klinik wissen – oft nicht genau zu unterscheiden ist, ob zuerst die Schlaflosigkeit oder die manische Erregung war.

Literatur

GARSCHIN, W. (1981): Die rote Blume. Das Signal. Philipp Reclam Junior, Stuttgart

Zur Geschichte der Fürsorge für Epileptiker

Einleitung

Die Epilepsie ist, wie man weiß, eine der ältesten bekannten und gut beschriebenen Krankheiten der Menschheit. Sie findet nicht nur beim griechischen Arzt HIPPOKRATES Erwähnung, sondern auch bei allen Nachfolgern. Die griechische, die römische, die arabische Medizin widmete ihr genaue Beschreibungen in Form von Falldarstellungen (s. dazu ACKERKNECHT). Das Ziel dieses Kapitels kann nun aber nicht sein, die Etappen der Gewinnung von Einsichten und Kenntnissen über das Wesen dieser »fallenden Sucht« darzustellen. Mein Anliegen ist es vielmehr, den Formen der Unterbringung und Versorgung von Epileptikern seit Beginn des letzten Jahrhunderts nachzugehen. Dabei stellen sich verschiedene Fragen:

a. Was geschah mit den Epileptikern seit der Aufklärung?
b. Welche Unterschiede bestanden zur Pflege und Hospitalisierung Geisteskranker?
c. Welche Rolle spielte die christliche Liebestätigkeit für die Schaffung von Institutionen?

Der Einfluß der Medizin

S.A. TISSOT hat bereits 1777 in magistraler Weise die diagnostischen und prognostischen Kriterien für die Epilepsie herausgearbeitet. Er kann für sich den Ruhm in Anspruch nehmen, einer der ersten gewesen zu sein, der eine klare naturwissenschaftliche Ansicht von der Epilepsie vertrat. Später finden wir MAISONNEUVE, der als Schüler von Philippe PINEL 1803 und unter dessen Einfluß ein bahnbrechendes Werk zur Epilepsie veröffentlichte. Viele andere Autoren folgten.

Wie stand es jedoch mit der Behandlung und Unterkunft all jener Epileptiker, die zahlenmäßig zu Beginn des letzten Jahrhunderts wohl mit der gleichen Häufigkeit in der Bevölkerung vertreten waren wie heute?

Philippe PINEL, der Vater der Psychiatrie, stand um 1800 vor der gigantischen Aufgabe, das Riesenspital der Salpétrière in Paris zu reformieren. Als er 1795 die ärztliche Verantwortung für die Salpétrière übernahm, fand er sich vor einem unüberblickbaren Gemisch von Menschen mit Altersgebrechen, körperlich Kranken, Bettlern, Invaliden, Geisteskranken, Prostituierten, und eben auch Epileptikern. So verstehen wir sein Anliegen, Kategorien zu schaffen, Ordnung in das Chaos zu bringen. Deshalb gehören auch die Epileptiker zu einer Gruppe von Behandlungs- und Pflegebedürftigen, die er von den übrigen Geisteskranken trennen wollte. Damit ist der Anfang gemacht, der Ruf, es müßten eigentlich die Epileptiker von den übrigen Geisteskranken getrennt werden, wird durch viele Jahrzehnte in den Schriften der Psychiater auftauchen. Wir können DÖRNER folgen, wenn er sagt, daß »jetzt endlich auch die Blödsinnigen, Idioten und Epileptiker in einer differenzierten Weise sichtbar wurden, für die psychiatrische Wissenschaft wie für die gesellschaftliche Aktivität, zu ihrem Schutz und ihrer Integration. Sie lebten bisher weithin noch so ausgegrenzt wie die Irren bis 1750, da auch die meisten ›ayslums‹ sie von der Aufnahme ausschlossen.«

BURROWS hat sich 1820 verdient gemacht, indem er die Situation der von allen Einrichtungen ausgeschlossenen »Fallsüchtigen, Stumpf- und Blödsinnigen« beklagt. Er merkt an, daß in England wohl noch kein Armer von Epilepsie genesen sei, und verlangt besondere Anstalten für sie (TURNER). Wie sehr die Epileptiker den Geisteskranken gegenüber benachteiligt wurden, erhellt u.a. auch daraus, daß in den damals existierenden Institutionen die Epileptiker nicht in die Messe gehen durften.

Der Schüler PINELS, ESQUIROL, schlägt 1838 ähnliche Töne an und verlangt gesonderte Abteilungen. Allerdings ist seine Argumentation fragwürdig, meint er doch, daß der Anblick von Krampfanfällen für die übrigen Mitbewohner der Spitäler untragbar sei und einen ungünstigen Einfluß auf sie ausüben könnte. (»Sie dürfen nicht kunterbunt mit den Geisteskranken zusammen wohnen wie dies in den meisten Spitälern geschieht, wo Epileptiker und Geisteskranke aufgenommen werden. Der Anblick eines epileptischen Anfalls genügt, um bei einer gesunden Person einen solchen auszulösen. Um so größer ist die Gefahr für einen Geisteskranken, der nicht selten besonders beeindruckbar ist.«) Ob die

Abneigung, Epileptiker mit anderen Geisteskranken zusammen zu versorgen, unter Laien immer noch auf der mittelalterlichen Vorstellung fußte, daß die Epilepsie eine ansteckende Krankheit sei, muß offengelassen werden (RITTER). Dieser Auffassung huldigten natürlich die verantwortlichen Ärzte nicht, wohl aber hatten sie vernünftige Gründe, getrennte Abteilungen, ja vielleicht sogar getrennte Spitäler für Epileptiker zu fordern.

Interessant ist in diesem Zusammenhang, daß in Würzburg bereits 1773 im Rahmen des allgemeinen Spitals ein feuerfestes Gebäude aufgeführt wurde, in dessen oberen Etagen die venerischen Kranken und in den unteren die Epileptischen sich aufhielten (JETTER). Diese Abteilung bestand noch 1865 (MOLL).

Zu Beginn des 19. Jahrhunderts wurden in überraschend schnellem Tempo in ganz Europa staatliche Irrenanstalten gebaut. Und wiederum hören wir da und dort die Ärzte dafür plädieren, daß Sonderabteilungen für Epileptiker geschaffen werden sollten. Im »Asyle des aliénés de la Charité-sur-Loire«, das 1812 eröffnet wird, entsteht 1844 eine Trennung zwischen Epileptikern, unruhigen Geisteskranken, ruhigen Geisteskranken und Idioten. Langwierig waren indessen die Vorbereitungen, und erst 1854 konnten offenbar die Epileptiker die für sie bestimmten Räumlichkeiten beziehen (NELLES). Ein anderes Beispiel: Dem »Asyle d'aliénés von Rouen«, Saint-Yon, dessen Neubau 1825 eröffnet wurde, stand der berühmte PARCHAPPE Pate. Er entwarf das Programm für ein »asile idéal« (NELLES).

Hier wird die Liste der getrennt Unterzubringenden etwas größer. Es handelt sich um Heilbare, Unheilbare, Kinder, Alte, Erregte, Ruhige, Unsaubere, Epileptiker.

Können wir also annehmen, daß in den großen europäischen Irrenanstalten, die wie gesagt in der Zeit zwischen 1800 und 1880 errichtet wurden, überall getrennte Abteilungen für Epileptiker bestanden? Dies scheint TEMKIN anzunehmen, er, dessen Werk über »The Falling Sickness« zu den zuverlässigsten Quellen zur Geschichte der Epilepsie gilt. (»In most countries the concealment of epileptics in separate wards of lunatic asylums became an established procedure around 1850.«) Er stützt sich dabei vor allem auf die Berichte aus der Charité in Berlin, wo tatsächlich seit 1857 eine Abteilung für Epileptiker bestand. MEYER schreibt dazu: »Die Beunruhigung, welche die gesellschaftlichen Verhältnisse durch die

Mehrzahl der sogenannten Epileptiker leiden, die Notwendigkeit, diese Kranken unter eine dauernde Aufsicht zu stellen, die häufigen Komplikationen mit Wahnsinn, hat die Unterbringung derartiger Krampfkranken in besonderen Abteilungen größerer Irrenanstalten zu einer fast allgemeinen Praxis erhoben.«

Diese Bemerkung von MEYER, der damals Arzt in der Charité war, scheint mehr einem Wunschdenken entsprochen zu haben als einer Realität. Wir müssen vermuten, daß TEMKIN sich unkritisch auf diese einzige Aussage MEYERS gestützt hat.

In Tat und Wahrheit scheint es nur an einzelnen psychiatrischen Krankenhäusern zur Schaffung solcher Abteilungen gekommen zu sein. Anderes läßt sich nicht aus den Statistiken und Jahresberichten der europäischen Kliniken ableiten. Ganz sicher kann es für die Schweiz belegt werden: In den schweizerischen kantonalen psychiatrischen Anstalten gab es und gibt es auch heute keine gesonderten Abteilungen für Epileptiker. Diese Tatsache läßt sich aber auch leicht verstehen, wenn man die diagnostische Zusammensetzung der Aufnahmen durchgeht. Es stellt sich deutlich heraus, daß in praktisch allen europäischen psychiatrischen Kliniken Epileptiker nur dann aufgenommen wurden, wenn sie zusätzlich zu den wiederholten Krampfanfällen psychische Störungen aufwiesen im Sinne von Erregungszuständen, Verwirrtheit, Wahnbildung oder Demenz. Daß nach diesen strengen Kriterien insgesamt nur eine kleine Zahl von Epileptikern Aufnahme in den psychiatrischen Kliniken fanden liegt auf der Hand. So finden wir beispielsweise in einer Statistik von HAGEN 1871, daß im Erlangener Irrenhaus im Laufe der vergangenen Jahre 1532 Aufnahmen erfolgten, darunter aber nur 45 Epileptiker, die allesamt an einer zusätzlichen Psychose litten. Zwar lesen wir in der »Anatomy of Madness« von W.F. BYNUM, daß in England in der zweiten Hälfte des 19. Jahrhunderts mehr und mehr Patienten mit neurologischen Defektzuständen, Paralytiker und eben auch Epileptiker aufgenommen wurden. Genaue Statistiken liegen aber nicht vor.

In England, im Wakefield-Asylum, das über Jahre von dem berühmten CRICHTON-BROWNE geführt wurde, wurden laut BERRIOS 1871 nur 13 Patienten wegen Epilepsie behandelt, wovon übrigens sechs in einem Status Epilepticus gestorben seien.

Beinahe als Kuriosum muß vermerkt werden, daß 1855 ein Dr. Hermann Andreas REIMER in Görlitz eine Heilanstalt für Epileptische aufbaute. Die Konzession zur Errichtung einer Heilanstalt für an Epilepsie leidende Kranke war ihm 1854 durch ministerielle Verfügung erteilt worden. Man muß sich das Haus als eine »Villa im italienischen Stil« vorstellen, mit einer umliegenden Parkanlage. Dieses Haus war für zwölf Epilepsiekranke aus wohlhabenden Familien bestimmt. Besondere Lagerstätten, Vermeidung scharfer Ecken und weiche Teppiche sollten die Gefahr von Verletzungen beim Sturz im Anfall mindern. Die Therapie bestand in der Anwendung kalter, lauer oder warmer Bäder, in körperlicher Bewegung und der Verhütung von Kongestionen sowie der Regulierung des Stoffwechsels und in der Verordnung mineralischer und vegetabiler Substanzen (HEINTEL). Offenbar ging es REIMER jedoch vor allem um kommerzielle Vorteile, wobei die Rechnung aber nicht aufging. Da es nicht genügend wohlsituierte Epileptiker gab, nahm die Anstalt immer mehr auch andere psychisch kranke Menschen auf.

Ganz anders stellt sich die Situation in London dar: Hier wurde 1859 am Queen's Square die erste neurologische Klinik unter dem Namen »National Hospital for the Paralysed and the Epileptic« eröffnet (VANEY). Hier war der Einfluß der universitären Psychiatrie und Neurologie unverkennbar. Berühmte Kliniker wie REYNOLDS und GOWERS führten dort eine ambulante Praxis mit vielen Epilepsiekranken. In einer bedeutenden Arbeit beschrieb REYNOLDS die Befunde bei 62 Epilepsiekranken zwischen den Anfällen, wobei er bei 38 % keine psychischen Besonderheiten fand. Eine wichtige Erkenntnis aus seinen Arbeiten bestand darin, daß Epilepsie nicht unbedingt mit Geistesstörung einhergehe. Auch GOWERS berichtet über Untersuchungsresultate bei 1085 Epilepsiekranken. Er unterstreicht das relativ häufige Vorkommen von mnestischen Störungen. Die beiden erwähnten Beispiele von Görlitz (Privatanstalt) und London (staatliche Einrichtung) dürfen jedoch nicht darüber hinwegtäuschen, daß in Europa trotz der wiederholten Aufforderung von Fachleuten getrennte Abteilungen für Epileptiker zu schaffen, sehr wenig, ja fast nichts geschah. In Italien gab es im 19. Jahrhundert und bis heute für die Epilepsiekranken keine andere Möglichkeit als die Aufnahme in einem staatlichen Irrenhaus (persönliche Mitteilung von Prof. J. CARTA). Ähnliches gilt für Österreich. In einer Tabelle der Krankenbewegung nach Krankheitsformen der zweiten psychiatrischen Klinik

von Wien finden wir, daß 1883 insgesamt 1655 Patienten aufgenommen wurden, worunter aber nur 84 Epileptiker (HIRSCH-
MÜLLER).

Wie stand es in der Schweiz? Greifen wir als Beispiel die Zahlen
aus der bernischen psychiatrischen Klinik Waldau in den Jahren
1880-1900 heraus (frühere Statistiken fehlen). Aus den Tabellen
geht hervor, daß die Zahl der insgesamt pro Jahr Verpflegten von
452 im Jahr 1880 auf 692 im Jahr 1900 stieg. Während 1880 darunter sieben Epileptiker waren, sank diese Zahl um 1885 auf zwei,
um 1896 ein Maximum von 32 Epileptikern auf total 695 Verpflegte
zu erreichen, wie man sieht also ein äußerst geringer Anteil. Auch
hier ist natürlich keine Rede davon, daß diese in einer eigenen
Abteilung untergebracht worden wären. So erstaunt es eigentlich,
wenn ULRICH 1907 als Chefarzt der Schweiz. Anstalt für Epileptiker in Zürich schreiben konnte, daß zwischen 1887 und 1907 in
der Schweiz 2068 Epileptiker in Irrenanstalten versorgt waren.

Zusammengefaßt können wir also festhalten, daß es bis gegen 1865
vier Betreuungsmöglichkeiten für Epilepsiekranke im medizinischen Bereich gab:

a) Ambulante Betreuung durch den Hausarzt, ev. Unterbringung
in einem Armenhaus.

b) Aufnahme in die allgemeine Abteilung einer psychiatrischen
Anstalt.

c) Aufnahme in eine Spezialabteilung der Irrenanstalten.

d) Aufnahme in eine spezielle, nur für epileptische Kranke reser-
vierte Institution.

Zum letzten Punkt muß bemerkt werden, daß nicht nur die bereits erwähnte Privatanstalt in Görlitz für Epileptiker reserviert war,
sondern wir finden in dem Übersichtsreferat von MOLL 1866 die
Erwähnung folgender Anstalten für Epileptische in Deutschland:

- Die Anstalt des Pastors FRÖHLICH in Niederlösswiz, Filiale des
Dresdener Diakonissenhauses.

- Die Anstalt des Pfarrers PROBST in Secksberg in Bayern.

- Die Anstalt für Epileptische in Pforzheim (Staatsanstalt).

Auch in Holland scheint es zur Gründung von Spezialinsti-
tutionen für Epileptiker durch die Kirchen gekommen zu sein
(persönliche Mitteilung von Prof. VAN ANDEL).

Was steckt hinter der Tatsache, daß praktisch im ganzen letzten
Jahrhundert und bis heute Epileptiker nur in Ausnahmefällen

Aufnahme fanden in den psychiatrischen Anstalten? Es muß daran erinnert werden, daß die Funktion des psychiatrischen Spitals vor allem im letzten Jahrhundert eine doppelte war: Einmal sollten heilbare Geisteskranke vorübergehend von den krankmachenden Einflüssen der Umgebung getrennt werden, Unheilbare sollten ein dauerndes Asyl bei geregelter Tätigkeit finden, aber nicht zuletzt sollte auch das Irrenhaus als Bewahrungsort dienen für jene, welche für die Umgebung gefährlich waren. Es spukte eben noch immer die magische Vorstellung, daß der Geisteskranke, insbesondere der Schizophrene, ein potentieller Gewalttäter sei, unberechenbar und impulsiv, vor dem es die Allgemeinheit zu schützen gelte. In dieses Schema passen die Epileptiker nun freilich nicht. Ein weiteres Argument für die zahlenmäßig geringe Proportion von Epileptikern in den Irrenanstalten kann sicher auch darin gesehen werden, daß die Angehörigen von Epileptikern davor zurückschreckten, ihre Kranken in Gesellschaft mit den »eigentlich Verrückten« zu sehen. Es gilt auch heute noch zu bedenken, daß die große Mehrzahl der Anfallskranken zwar behindert sind in der Ausübung einer Tätigkeit, aber doch nicht an einer eigentlichen Geistesstörung leiden.

Eine Rolle mag auch gespielt haben, daß die Ärzte in der ersten Hälfte des Jahrhunderts dem Anfallsleiden hilflos gegenüberstanden, es zwar wissenschaftlich zu erforschen versuchten, aber keinen Erfolg hatten mit ihren Versuchen, die Häufigkeit und die Art der Anfälle zu dämpfen. Dies änderte sich nun freilich, als die Bromtherapie ihren Siegeslauf antrat. Als erster teilte LOCOCK 1857 seine Beobachtungen über die Heilwirkung des Broms mit, und WILKS publizierte 1861 einen Artikel, in dem genaue Anweisungen über Dosierungen und Heilerfolge verzeichnet wurden. Erstaunlich erscheint es heute, wenn wir von den ungeheuren Dosierungen lesen, die bis Ende des letzten Jahrhunderts teilweise angewandt wurden, nämlich bis zu 20 Gramm Brom pro Tag. Daß damit auch große Nebenwirkungen auftraten, sei hier nur nebenbei bemerkt (SCHNEBLE).

Doch kehren wir zurück zur Versorgungslage: Zwar waren bis gegen 1870 die meisten europäischen psychiatrischen Anstalten gebaut und eingerichtet, und sie nahmen gelegentlich Epileptiker unter besonderen Bedingungen auf. Eine neue Therapie hatte sich eingebürgert. Die große Mehrzahl der Epilepsiekranken und vor allem der Kinder wurde aber weiterhin von den Familien getragen, manche befanden sich in Armenhäusern, die praktischen Ärzte versuchten ambulante Therapien, aber so oder so war der Nährboden vorhanden, um diesen Menschen, die in kein institutionelles Schema paßten, tätige Hilfe zu gewähren. Hier setzte nun die Tätigkeit der evangelischen Kirchen ein, auf die im folgenden speziell eingegangen werden soll.

Die christlichen Institutionen

Die Zeit wurde reif dazu, daß von nichtstaatlicher, d.h. also von kirchlicher Seite aus neue Initiativen ergriffen wurden. Hier angelangt, muß auf die Entwicklung der christlichen Liebestätigkeit im Rahmen der inneren Mission eingegangen werden. Offensichtlich genügte es vielen, vor allem pietistisch orientierten Kreisen der evangelischen Kirche nicht mehr, den Begriff der inneren Mission ausschließlich mit der Verkündigung des Wortes zu verknüpfen. Den Armen und Unterprivilegierten sollte tätige Hilfe geboten werden. Der christlichen Caritas sollten neue Inhalte gegeben werden. Von 1860 an ist ein wahrer Schub an Initiativen festzustellen, der von christlichen Kreisen ausging. Die Gründung der Diakonissenanstalten, die Schaffung von Heimen für Schwachsinnige, die Gründung von Heimen für Tuberkulöse und schließlich eben der Bau von Anstalten für Epileptische, alle diese mit missionarischer Zukunftsgläubigkeit auftauchenden Bemühungen müssen zusammengefaßt betrachtet werden. Typisch dafür ist z.B. das Wirken eines evangelischen französischen Pfarrers, Jules BOST (1817-1881). Dieser gründete in den sechziger Jahren in Laforce bei Bordeaux Anstalten für Epileptische. Die Zuständigkeit der Kirche für die Versorgung der epileptisch Kranken begründet BOST mit theologischen Argumenten. Mit dem Hinweis auf Markus 9.19 »Bringet ihn her zu mir« postulierte er, daß nicht zunächst der Staat, sondern die Kirche die Verpflichtung übernehme, diesen armen Kranken eine Heimat zu bieten, in welcher sie »zu dem einzigen gründlichen und vollkommenen Helfer in dieser großen Not gewiesen würden«. BOST schreibt aber auch, daß er zur Überzeugung gekommen sei, daß die Epilepsie eine unheilbare Krankheit sei und daß alle menschlichen Mittel gescheitert seien, um Heilung herbeizuführen.

Im Mai 1865 schreibt Jules Bost einen Brief an den rheinischen Provinzialausschuß für innere Mission. Darin heißt es: »Ja, meine Herren, eröffnen Sie ein Asyl. Gründen Sie ein Bethel, ein Ebenezer. Wir haben unsere Kranken in eine schöne Gegend zu bringen versucht, die reine Luft, die sie atmen, ist ein wesentliches Mittel für ihre Erleichterung. Das Asyl ist von Gärten umgeben, der Duft der Pflanzen ist eine Wohltat, die Morgen- und Abendröte, der Gesang der Vögel, die Harmonie der ganzen Natur, ihr ganzer Einklang, die Stille der Nacht, die Betrachtung des Himmels, all dies sehen wir als notwendige Elemente unserer Heilmittel an. Die Asyle sind wie Inseln in der bösen Zeit. In solchen Asylen sollte Ruhe sein, Erholung. Der Gesang der Choräle, wenn möglich auf einem kleinen Harmonium sanft begleitet, sollte zu hören sein. Die Gegenwart des Herrn werde ohne Unterlaß angerufen.«

Als Leiter und Leiterin empfiehlt er starke Seelen, die energisch sein können, was aber zarte, mitfühlende Seelen miteinschließt. »Dann können wir den unglücklichen Epileptischen ein Los so glücklich wie nur möglich sicherstellen in ihrem Unglück ohne Heilmittel.«

So wird also bei Bost die Auffassung von der Heilkraft des Evangeliums mit einer romantischen Naturphilosophie verbunden.

Der Appell dieses unbekannten französischen Pfarrers hatte nun offenbar ungeahnte Nachwirkungen. Im Juni 1865 beschäftigte sich der rheinisch-westfälische Verein für innere Mission in Bonn mit der Epileptikerfürsorge. Ein Vortrag fand ein durchschlagendes Echo, jener von Pfarrer Bahlke, Präses der evangelischen Pflegeanstalt Hephata für blödsinnige Kinder. Bahlke betont, daß der Staat nicht zur Fürsorge für epileptisch Kranke verpflichtet sei. Epileptische seien ja, im Gegensatz zu den Irren, nicht gemeingefährlich. Er betont die schwierige pädagogische Behandlung, welche nur in einer Anstalt geleistet werden könne. Soll die Anstalt für Epileptische Hospital oder christliche Erziehungsschule sein? Soll sie unter der Leitung des Mediziners oder des Pädagogen stehen? Bahlke formuliert: »Der Erzieher arbeitet dem Arzte, der Arzt dem Erzieher in die Hand.«

Im selben Jahr, nämlich im Oktober 1865, behandelt auch die südwestdeutsche Konferenz für innere Mission in Bruchsal die Frage der Fürsorge für epileptisch Kranke. Es referieren Pastor

BAHLKE und Dr. Albert MOLL. Letzterer schlägt dramatische Töne an: »Ein großer Teil Epileptischer bleibt in seinem Elende dem Auge der Mitmenschen entzogen, denn er ist entweder in den Familien oder in den sogenannten Armenhäusern begraben. Wenn in diesem furchtbaren Jammer der Reiche von seinen Angehörigen in liebevollster Weise verpflegt werden kann, so ist der Arme einer solchen Pflege bis jetzt völlig bar. Für ihn verschließen sich alle Anstalten, er ist verlassener als der Geisteskranke, als der Blinde, als der Taubstumme, als der Kretine. Denn nirgends hat er ein Asyl zu finden, das eine menschenfreundliche Idee ihm geschaffen oder geöffnet hätte. Er muß an den Palästen, welche die Humanität für die Geisteskranken geschaffen hat, vorüberziehen. Er darf nicht über die Schwelle von Häusern schreiten, wie sie dem Blinden, dem Taubstummen geöffnet sind. Er hat nicht das Recht, Aufnahme unter einem Dache zu suchen, wo er, der Verlassenste von allen, gleich dem gewöhnlichsten Verwahrlosten aufgenommen würde. Die einzigen Stätten, die ihm offenbleiben, sind die entlegensten Winkel eines Armen- oder Tollhauses, in welchem er durch die Hartherzigkeit der Menschen alles dasjenige entbehrt, worauf der Kranke aus naturrechtlichen Gründen Anspruch machen darf.«

Nun schritten die Verantwortlichen zur Tat. Die südwestdeutsche Konferenz für innere Mission erreichte die Errichtung einer Anstalt für Epileptische in einem Nebengebäude der Anstalt für Blödsinnige im Schloß Stetten in Württemberg. Sie spielte für die Entwicklung der Epileptikerfürsorge in der Schweiz eine bedeutende Rolle. In Norddeutschland beschloß der rheinisch-westfälische Provinzialausschuß für innere Mission die Gründung einer eigenständigen Kolonie für Epileptische. 1867 wurde die Anstalt für Epileptiker in Bielefeld eröffnet. Sie wurde unter der Leitung von Pastor VON BODELSCHWINGH zum Modell für andere Einrichtungen. Vorausgegangen waren Gespräche, die ein Ch. BARTHOLD 1865 mit Kaufleuten in Bielefeld geführt hatte, mit dem Ergebnis, daß die Finanzen gesichert waren. Immerhin muß vermerkt werden, daß nun nicht explosionsartig eine Institution nach der anderen für Epileptische geschaffen wurde. Denn bereits vor der entscheidenden Konferenz für innere Mission hatte die Pilgermission Sankt Chrischona 1862 eine Heil- und Bewahrungsanstalt für Epileptische auf der Pfingstweide (Gemeinde Meckenbeuren) gegründet.

Immer wieder tauchen dieselben Argumente auf: Es sei für ein christliches Volk eine heilige Verpflichtung, für dieses massenhafte Elend Wege zur Linderung zu suchen. Geisteskranke, Blinde, Taube, Verwahrloste hätten schon längst Fürsorge genossen, nicht aber die Epileptiker. Da Christus sich ganz besonders der Fallsüchtigen angenommen habe, entstehe daraus eine Verpflichtung für seine Nachfolger. Ob Geisteskrankheit oder Epilepsie das schwerere Leiden sei, könne nicht ohne weiteres entschieden werden, sicher sei indessen, daß der Geisteskranke die Größe seines Leidens nicht kenne.

Versuchen wir nochmals, die verschiedenen Punkte zu überblikken, welche den evangelischen Kreisen Anlaß gaben, aktiv zu werden. Einmal muß sicher betont werden, daß sich bis zur zweiten Hälfte des letzten Jahrhunderts die theologische Auffassung über Epilepsie gründlich gewandelt hatte (s. dazu Schwager). Noch Luther hatte ja den Einfluß des Teufels bei der Fallsucht betont. Die Aufklärung, die medizinische Forschung, die Erkenntnis, daß psychische Störungen jeder Art eine körperliche Grundlage haben könnten, all das war nun mehr und mehr auch in das Bewußtsein gläubiger Christen eingedrungen. Der Pietismus hatte dem Zugang zum Individuum den Weg bereitet, jedes einzelne Menschenschicksal bildete eine in sich abgerundete Einheit, und es galt, sie in ihrer Eigenart zu berücksichtigen. Die Biographie hatte sich ihr Recht erworben. Daß mit Organisation, mit tätiger Fürsorge – wir würden heute sagen mit Management – etwas erreicht werden könne, war im Rahmen des raschen industriellen Fortschritts fast eine Selbstverständlichkeit geworden. Können wir in der Haltung der evangelischen Kreise auch Spuren des damals herrschenden Positivismus vermuten? Ich glaube, daß man dies nicht absolut verneinen kann. Kühne industrielle Unternehmungen, Bahnbau, Tunneldurchstiche, Fortschritte im Maschinenbau – all das hatte dazu beigetragen, daß vieles machbarer erschien, was vorher als unerreichbar gegolten hatte. Das alles mag zur erstaunlichen Initiative der Kirchen damals beigetragen haben.

Ein anderes Element war folgendes: Die Geisteskrankheit mit all ihren unabsehbaren Folgen war mehr und mehr von den Ärzten, von der Medizin vereinnahmt worden. Hier sah die Kirche keine spezifische Aufgabe. Daß sie indessen in der Betreuung der Epileptiker eine Lücke feststellte, daß sie dort einspringen wollte, wo sowohl Staat wie Medizin sich der Vernachlässigung schuldig gemacht hatten, können wir ihr als positives Verdienst anrechnen. Wohl war es vielleicht übertrieben zu sagen, daß die Psychiatrie, die damals einer Blütezeit entgegenstrebte, sich überhaupt nicht um die Epileptiker gekümmert hätte. Wie wir gesehen haben, war dies nur teilweise der Fall. Es war sicher richtig, wenn die verantwortlichen Leiter der psychiatrischen Kliniken zurückhaltend in der Aufnahme von Epileptikern waren, die nicht schwere Persönlichkeitsstörungen aufwiesen. Was sollte denn Menschen, die nur gelegentlich durch ihre Anfälle auffielen, der Aufenthalt in einer Heilanstalt bringen? Daß dabei die Ärzte und Psychiater die soziale Not der Angehörigen, das Schicksal der Ausgegrenztheit der Anfallskranken zu sehr auf die leichte Schulter nahmen und daß hier die christlichen Gruppierungen einspringen wollten, ist nachträglich verständlich. Ein letzter Punkt ist indessen zu erwähnen: Mit Recht haben damals die Vertreter der inneren Mission darauf hingewiesen, daß es auch um das Schicksal der epilepsiekranken Kinder gehe. Diese würden in den Schulen häufig diskriminiert, für sie gelte es in erster Linie zu sorgen. So ist es nicht verwunderlich, daß in einigen der erwähnten neugegründeten Epileptikeranstalten in erster Linie Kinder aufgenommen wurden, um ihnen Schutz und Pflege, aber vor allem auch Erziehung und Ausbildung anbieten zu können. Dies gilt insbesondere auch für die Gründung der Schweiz. Anstalt für Epileptiker in Zürich, auf die wir noch zu sprechen kommen.

Es lag im übrigen in jenen Jahrzehnten zwischen 1860 und 1900 in der Luft, daß Schwachsinnige und Epileptische mehr und mehr in Anstalten gepflegt werden sollten. Deutlich wird das z.B. in einem Artikel, den H.A. WILDERMUTH 1885 geschrieben hat. Ich zitiere: »Die wenigen bis jetzt bestehenden Anstalten für Epileptische können sich über mangelnden Zuspruch nicht beklagen. Sie sind genötigt, einen großen Teil der Aufnahmegesuche abschlägig zu bescheiden.«

WILDERMUTH erörtert dann die Frage, welches die Indikation für die Überbringung eines Epileptischen in die Anstalt sei. Und er fährt fort: »Meist sind dann alle Mittel versucht worden: der Doktor und der Schäfer, Allopathie, Homöopathie und Sympathie, nichts konsequent. Die Anfälle sind häufiger geworden, das geistige Leben fängt an Not zu leiden, der Schulbesuch wart immer häufiger unterbrochen und ist schließlich nicht mehr möglich, die Ruhe des Familienlebens ist gestört. Oder es handelt sich um heimatlose Kinder: Kosthaus um Kosthaus wurde versucht, eine Stelle nach der andern probiert, überall ist der Kranke fortgeschoben worden. Dann kommt als ultimum refugium die Anstalt.« WILDERMUTH kommt dann auch auf die Frage der Kontraindikation zu sprechen und bekämpft den Mythos, daß es eine Gefahr der Imitation gebe, d.h. daß die Epilepsie ansteckend wirke. Später: »Nicht viel besser steht es mit der Behauptung, der deprimierende Einfluß der Entfernung aus den gewohnten Verhältnissen und die Unterbringung in eine Anstalt seien die Heilung schädigende und die Besserung des Kranken beeinträchtigende Momente. Aus unserer Erfahrung heraus muß ich feststellen, daß namentlich jugendliche Epileptische sich im Ganzen gut und rasch in den Anstaltsaufenthalt finden.« ...

Zur Frage, ob das Verbleiben im Familienverband für Epileptiker nicht günstiger sei, äußert sich WILDERMUTH wie folgt: »Ich kann also das Vorhandensein eines wohltätigen Einflusses, den das Familienleben auf unsere Kranken ausüben soll, bei irgend schweren Fällen nicht zugeben, glaube im Gegenteil, daß dasselbe vermöge der unvermeidlichen Absonderung und Isolierung des Kranken ungünstige Momente für den Patienten enthält.«

»Die Verhältnisse in der Anstalt gestalten sich günstiger, wie oft genug hervorgehoben wurde: Die Äußerungen der Krankheit, die in der häuslichen Umgebung Angst und Aufregung verbreiten, erscheinen hier als nichts Besonderes. Die auf den Patienten verstimmend wirkende ängstliche Beaufsichtigung fällt weg. Dem Kranken kann bei aller Überwachung genügend freie Bewegung gestattet werden, was für jugendliche Kranke in dieser Hinsicht der Beschränkung nicht mehr ist als in irgendeinem Erziehungsinstitut. Daß die ärztliche Behandlung in einer Anstalt unter der Leitung eines mit diesen Krankheiten speziell sich befassenden Arztes, der die Kranken täglich sieht, bei einem gut geschulten Personal, bei einer besonders für die Kranken eingerichteten Tagesordnung, im allgemeinen günstigere Aussichten bietet, daß hier auch eine individualisierende Behandlung im vollsten Masse durchführbar ist, ist zweifellos.«

Wenn man also in bezug auf die Notwendigkeit der Anstaltsgründung zwischen Ärzten und kirchlichen Vertretern einig war, so bestanden gewisse Unterschiede in bezug auf die Rolle der Ärzte. War in kirchlichen Kreisen nicht ein gewisses Mißtrauen im Spiel, das der ärztlichen Hybris galt? Müssen wir nicht vermuten, daß unterschwellig auch ein leichter Protest in Kirchenkreisen herrschte gegen den Forschungsoptimismus der damaligen Hirnanatomen, die alles aus einer materialistisch geprägten Hirnbiologie erklären wollten? Was war also wichtiger? Die Hirnfunktionen zu verbessern, beispielsweise mit dem früher geschilderten Aufkommen der Bromtherapie, oder aber die Seele des Anfallskranken zu pflegen, zu stützen und entwickeln zu helfen? Der Antagonismus christlicher Pädagogie versus medizinische Behandlung hat sich über Jahrzehnte noch abgebildet in der Frage nach der Priorität der Leitung solcher Epilepsie-Institutionen. Sollte der Arzt die oberste Verantwortung haben oder aber der christliche Pädagoge? Bis in unser Jahrhundert hinein hat diese Frage nicht aufgehört zu existieren.

Es konnte auch nicht ausbleiben, daß die Psychiater Stellung nahmen zu den Gründungen der evangelisch orientierten Epileptiker-Institutionen (SEIDLER). Wohl wurden die großen Anstalten wie Bethel von ihnen mit Lob bedacht, aber eine gewisse Kritik konnte nicht unterdrückt werden. So schreibt z.B. SPONHOFF, Direktor der Provinzial-Irrenanstalt in Neustadt, daß das Werk der inneren Mission seine Hochachtung verdiene, daß aber die Tatsache kritisiert werden müsse, daß der konfessionelle Charakter der Anstalt ungünstige Folgen habe. Andersgläubige würden ja faktisch ferngehalten. Verdächtig sei auch die Tatsache, daß die auf Spenden und Pflegegelder angewiesenen Einrichtungen nicht der Heilbarkeit, sondern der Zahlungsfähigkeit Vorrang einräumen würden. Es seien so aus beabsichtigten Heil- und einer wissenschaftlichen Epilepsiatrie gewidmeten Anstalten einfache Asyle zur Erziehung und Pflege geworden. Später, d.h. 1882, schlägt Prof. F. JOLLY, Leiter der psychiatrischen Universitätsklinik in Straßburg, die Einrichtung von möglichst zahlreichen kleinen Spitalabteilungen vor. Diese sollten für die Behandlung von Kranken zuständig sein, die infolge ihrer Epilepsie vorübergehen erwerbsunfähig würden. Es seien keine Spezialanstalten erforderlich, vielmehr gehe es um besondere Epileptikerstationen in den allgemeinen Krankenhäusern. Als Paradigma nennt JOLLY die bereits erwähnte Krampfstation der Charité in Berlin.

Zur Versorgung dauernd pflegebedürftiger Epileptiker hält JOLLY ausschließlich für sie bestimmte Einrichtungen nicht für notwendig, obschon er »gegen sie prinzipiell nichts einzuwenden hat«. Dagegen stützt er nachdrücklich die Idee, daß bei epileptischen Kindern pädagogische Einrichtungen unbedingt notwendig seien. Ein anderer Psychiater, K.P. PELMANN, teilt nicht alle Auffassungen von JOLLY und hält im selben Jahr 1882 fest, daß eigene Kolonien für nicht geistesgestörte, aber erwerbsunfähige Epileptiker sinnvoll seien (Diskussion auf der Jahresversammlung des Vereins der deutschen Irrenärzte, Eisenach September 1882). K. RIEGER äußert sich 1885 zur Frage der Epileptikeranstalten in einem längeren Artikel.

Die Verhältnisse in der Schweiz

Wenden wir uns nun den Verhältnissen und Entwicklungen in der Schweiz zu: Den Beginn machte Zürich. In der Schrift »100 Jahre Epi, 1886-1986« hat Frau U. BLÄTTLER in sehr gründlicher Weise Gründung und weitere Entwicklung dieser schweizerischen Institution für Epileptiker geschildert. Eine neuerliche Durchmusterung des Archivs hat keine Anhaltspunkte dafür ergeben, daß ihre Ausführungen ergänzungsbedürftig wären, was die Zürcher Situation seit 1884 betrifft. Mit Recht hat sie die führende Rolle des Pädagogen Heinrich BACHOFNER geschildert, der den Gedanken eines früheren Präsidenten des christlichen Vereins namens Sulzer-Wälti übernahm, eine Anstalt für Epileptiker zu gründen. Eindrücklich schildert sie, wie in erstaunlich raschen Schritten von der Idee zur Tat geschritten wurde, wie auch finanzkräftige Geldgeber aus den religiösen Kreisen Zürichs gefunden wurden, die ein ansehnliches Gründungskapital zusammenbrachten. Der Einfluß der erwähnten Diskussionen in Deutschland ist nicht zu übersehen. Daß BACHOFNER von denselben christlich-philanthropischen Motiven beflügelt wurde wie seine deutschen Kollegen, geht im übrigen aus seiner Korrespondenz eindeutig hervor. Lesen wir doch in einem seiner Briefe von 1885 Stellen wie z.B. folgende: »Die Sache der Epileptiker ist ein gottgefälliges Werk. Die Anstalt für Epileptiker soll eine Stätte der ›Geringen‹ sein, wo Tag und Nacht Gott angebetet wird. Sie soll ein Werk des Friedens und des stillen Heilandswaltens sein. Auch soll es der Welt zeigen, daß es noch ein Reich der Liebe gibt.« Und über die Leitung der Institution schreibt er 1885: »Sie wird auf den Schultern und dem Herzen des Hausvaters stehen, der ein Laie ist und eben darum das Zutrauen aller Gläubigen und aller Menschenfreunde genießt.« Nachdem die finanziellen Voraussetzungen gesichert waren, wandte sich BACHOFNER, von sicherem Instinkt geleitet, an F. KÖLLE, der damals die Epileptikerklinik in Stetten leitete. KÖLLE schreibt später (1901): »Es war im April 1883, daß ein mir unbekannter Herr in mein Arbeitszimmer in der Heil- und Pflegeanstalt Stetten in Württemberg trat. Er wünschte Auskunft über eine in der Schweiz zu gründende Anstalt für epileptische Kinder. Der Herr war der selige Herr Seminardirektor Bachofner. Die wichtigste Frage war ihm zunächst die: ›Ist ein Haus für 40 Kinder nicht zu groß für die Schweiz?‹ Es gab eben damals in der Schweiz noch keine Statistik über Epileptische, und vielerorts hielt man das Land, in welchem jährlich Tausende von Menschen Erholung suchen, für ein sehr gesundes Land. Ich konnte aber sofort nachweisen, daß wir in Stetten selbst eine stattliche Zahl von Schweizern beherbergen und wir in Büchern noch viel mehr Anmeldungen hatten. Die Schweiz war damals mit ihren Epileptischen auf das Ausland angewiesen.«

KÖLLE nahm nach einigem Zögern den Ruf nach Zürich an und hat dann während Jahren tatkräftig den Ausbau der Anstalt vorangetrieben. Wie bei Frau U. BLÄTTLER nachzulesen ist, mußte schon bald die ursprüngliche Idee, nur für epileptische Kinder ein Heim zu schaffen, aufgegeben werden, da die Anmeldungen für erwachsene Epileptiker immer zahlreicher wurden. Dies war übrigens schon bei der Gründung vorgesehen, heißt es doch in den Statuten vom 17. Dezember 1884: »Der Zweck der Anstalt ist die Fürsorge für Epileptische, sei es um ihnen zur Gesundheit und Arbeitsfähigkeit zu verhelfen, sei es um sie zu pflegen und zu bewahren. Sie tritt zunächst als Heilanstalt für Kinder ins Leben. Ihre Erweiterung zur Pflegeanstalt und zur Aufnahme Erwachsener wird in Bedacht genommen.« Bedeutungsvoll ist aber auch der Paragraph 2 dieser ersten Statuten, wo es heißt, daß die Anstalt sowohl Krankenhaus als Erziehungsanstalt sein soll und somit ihren Zweck einerseits durch ärztliche und diätetische Behandlung, andererseits durch pädagogische Einwirkung zu erreichen habe. »Für die Verpflegung und Erziehung der Kranken sowie für die ganze Führung des Hauswesens in evangelisch-christlichem Geiste bildet das Wort Gottes Grundlage und Richtschnur.«

Die Ziele, welche sich die Verantwortlichen der Zürcher Anstalt setzten, stimmten also nicht in allen Punkten mit dem überein, was 1882 der berühmte Pastor BODELSCHWINGH sagte, daß nämlich nicht die ärztliche, sondern die pädagogische und seelsorgerische Arbeit die erste Stelle einnehme. Als Begründung führte er an, daß nicht der Krankheitsstatus der Epileptischen eine entscheidende Rolle spiele, sondern der soziale Status. Dies sei das vordringlichste Problem: Die Epileptischen, die sich in einer Kolonie einfänden, gehörten zumeist der Klasse der Hoffnungslosen und eben darum auch der Arbeitslosen und Heimatlosen an. So befürwortet er denn auch die gemeinsame Versorgung Epileptischer und Arbeitsloser.

Über die drei übrigen schweizerischen Anstalten für Epileptische, nämlich Petit Lancy (1884), Tschugg (1886), Lavigny (1906) soll hier nicht berichtet werden.

Der Einfluß der theologischen Gegensätze

Der inneren Mission als Trägerin des Gedankens, den Epileptikern praktische Hilfe zu leisten, sollen vorerst einige Überlegungen gewidmet werden. Wie R. BARTH betont, kann die innere Mission des 19. Jahrhunderts als die besondere christliche Anstrengung zur Bekämpfung der Armut und der sozialen Probleme betrachtet werden, und sie erhält ihre Hauptimpulse aus der Erweckungsbewegung bzw. dem Pietismus. Nach Ansicht gewisser christlicher Kreise sowohl in Deutschland als auch in der Schweiz hätte gegen Mitte des letzten Jahrhunderts das sittliche, soziale und kirchliche Verderben ein so außerordentliches Maß angenommen, daß die kirchlichen Organe zu dieser Erneuerung der Christenheit nicht ausreichten. So lautete es z.B. in einer Denkschrift von WICHERN.

Da ja inzwischen die Aufgaben von Staat und Kirche im Sinne der Säkularisierung getrennt wurden, lehnten sich offenbar orthodoxe kirchliche Kreise gegen einen Zerfall auf und waren der Ansicht, daß die Zunahme des sittlichen Massenverderbens ihre Ursachen sowohl in äußerer materieller Not als auch in innerer Haltlosigkeit habe. Ziel wäre also gewesen die Wiederherstellung einer christlichen Gesellschaftsordnung, die sich auf die Familie als göttlichen Hausstand, auf Eigentum, Arbeit, Staat, Kirche und die Stände stützte. Gewiß hat auch das Faktum eine Rolle gespielt, daß bei diesem Aufbruch pietistisch orientierter Kreise auch Laien, d.h. Nichttheologen im Sinne der Diakonie eine wichtige Rolle spielen konnten. Endlich konnten nun auch Kirchenmitglieder, die nicht Pfarrer waren, eine verantwortungsvolle Rolle übernehmen. Dies hat sich gewiß auch in der Realisierung von Institutionen wie beispielsweise der Epileptikeranstalten abgezeichnet.

Ein Zitat, das sich bei W. Bühler findet, ist in diesem Sinne aufschlußreich: «Wo der Laie religiös selbsttätig werden will, geht er zur Sekte. Warum? Weil er in der Kirche nichts zu sagen und nichts zu tun hat.» Dazu paßt im übrigen die Feststellung, wonach in der Kirche das Prinzip des »allgemeinen Priestertums (alle Gläubigen)« verlorengegangen war. Sie sei zu einer reinen Pfarrerkirche geworden, die Laien nurmehr als Zuhörer im Gottesdienst gefragt. In der Schweiz ging die Entwicklung der inneren Mission etwas andere Wege als in Deutschland, indem sie oft von liberalen Gemeindepfarrern abgelehnt wurde. So wurde die Evangelische Gesellschaft zu einer der wichtigsten Trägerinnen (R. Barth). Wer waren die Stützen der Evangelischen Gesellschaft? R. Barth meint: »Sucht man nach den Trägern, so stellt man fest, daß sich seine Hauptstützen vor allem in der Frühzeit aus Mitgliedern angesehener, alteingesessener und reicher Zürcher Familien zusammensetzen. Ihr konservatives Gesellschaftsideal findet seine Entsprechung in der positiven Evangelischen Gesellschaft. In Winterthur verbinden sich mit dem Verein gleichfalls die Namen eingesessener Geschlechter, auch wenn hier das konservative Erbe weniger stark erhalten geblieben ist. Auf der Landschaft stützt sich die Gesellschaft ebenfalls auf Einzelpersönlichkeiten aus der Mittel- und Oberschicht.« Hier liegt also die Erklärung dafür, daß ein Bachofner in so erstaunlich kurzer Zeit finanzielle Beiträge zusammenbringen konnte, die den Kauf von Land und den Bau von Häusern für Epileptiker ermöglichte. Den liberalen Pfarrern ist die Evangelische Gesellschaft ein Dorn im Auge, weil sie in ihr den Keim zur Bildung einer Freikirche sehen. Tatsächlich besteht innerhalb der Gesellschaft ein Trend zu einer Abspaltung von der Landeskirche, der um 1860 seinen Höhepunkt erreicht. Es ist nicht abwegig anzunehmen, daß diese Kämpfe sich auch auf das Erleben und Empfinden der Gründer der Anstalt für Epileptische übertragen haben, stammten sie doch – wie wir gezeigt haben – alle aus Kreisen der Evangelischen Gesellschaft. Die Auffassung jener Mitglieder der Evangelischen Gesellschaft ist klar: Der Arme müsse zu Gott geführt werden, müsse sich bekehren. Damit dies geschehen könne, müsse er auch tätige Hilfe von christlichen Kreisen erhalten. Wie BARTH schreibt, geben zwar die Pfarrer selbst immer wieder zu, daß durch die Mittel der Predigt und des Unterrichts lange nicht mehr alle Glieder der Kirche zu erreichen sind, doch dauert es bis in die neunziger Jahre, bis die innere Mission die aktive Unterstützung der Synode und des Kirchenrates erhält. Nach all dem Gesagten ist es also nicht abwegig anzunehmen, daß die theologischen Gegensätze innerhalb der protestantischen Kirche eine Rolle bei der praktischen Realisation von Liebeswerken gespielt haben. Wie sehr der Richtungsstreit die schweizerischen protestantischen Kirchen erschüttert hat, kann man bei BLOESCH nachlesen, und auch BARTH und BÜHLER gehen darauf ein: Mit verbissenem Eifer standen auf der einen Seite die Liberalen, auch Reformer oder freisinnig genannten Theologen den positiven oder auch evangelisch oder konservativ genannten gegenüber, während in der Mitte Vermittlungstheologen standen. Während die Reformer sich kritisch und mit wissenschaftlicher Genauigkeit mit der Bibel auseinandersetzen wollten und überdies nach BLOESCH eine »vorwiegend kultische Religiosität durch eine rein bürgerlich-moralistische« ersetzen wollten, strebten die Positiven eine Theologie an, die wir heute wohl als evangelikal bezeichnen würden. Die innere Mission, welche die Laien zur Mitarbeit aufruft durch tätige Sozialhilfe, die Bekehrung der Armen wird im wesentlichen von den Positiven getragen. Die Liberalen resp. Reformer distanzieren sich davon bis zur Annäherung in den neunziger Jahren.

Allerdings scheint man im Bereich der positiven Christen nicht unglücklich zu sein, die Werke der inneren Mission »nur in Gemeinschaft mit ihren Gesinnungsgenossen und einer bestimmten Glaubensrichtung schaffen und fortführen« zu können. Die wichtigste Trägerin der inneren Mission im Kanton Zürich, die Evangelische Gesellschaft, hat neben ihrem Wirken in der Sozialfürsorge eine weitere wichtige Funktion: Sie ist das Sammelbecken für orthodoxe pietistische und herrenhutische Gläubige, die besonders angesichts der wachsenden Dominanz Liberaler in der Landeskirche eine Tendenz zu Freikirchen zeigen. Innerhalb der Evangelischen Gesellschaft können sie sich verwirklichen, ohne sich von der Landeskirche abspalten zu müssen (R. BARTH). So werden also nacheinander in Zürich die Freie Schule, in Bern das Freie Gymnasium gegründet, Gesellenherbergen, Taubstummenanstalten, und eben auch – wie wir gesehen haben – die Anstalten für Epileptiker. Zu diesen letzteren nur noch das folgende: BACHOFNER und sein Stiftungskomitee gehörten zu der positiven Richtung, während in Bern Pfr. LANGHANS zu den Vermittlern gehörte.

Weitere Entwicklungen

Seit dem Beginn des zwanzigsten Jahrhunderts kommt eine Epoche zum Abschluß: Neue spezielle Epileptiker-Institutionen, sei es auf staatlicher oder auf kirchlicher Grundlage, werden nicht mehr gebaut, die Behandlungsmethoden verfeinern sich, viele Kranke können ambulant, ohne Spitalaufenthalt genügend betreut werden. Wie in der Psychiatrie auch, eröffnen sich dem Epileptiker differenzierte, gewissermaßen maßgeschneiderte Möglichkeiten: Leben in der Familie, unter ambulanter ärztlicher Betreuung, Leben in einem geschützten Heim, in einer Übergangseinrichtung, in der Familienpflege. Mehr und mehr geschieht es aber auch, daß die ursprünglich von der inneren Mission getragenen Epilepsiekliniken auf die Unterstützung des Staates angewiesen sind und von dort ihre Haupteinnahmequellen beziehen. Auf ärztlicher Seite findet man ein zunehmendes Interesse für die Epilepsiekrankheit. 1909 wird in Budapest die Internationale Liga für Epilepsie gegründet. Sie forderte als erste genauere statistische Unterlagen über die Häufigkeit der Epilepsie in sämtlichen Ländern. In England war bereits 1892 die National Society for Epilepsy gegründet worden (SANDER/BARCLAY/SHORVON).

Zusammenfassung und Ausblick

Wie wir gesehen haben, hatte die Fürsorge für Epileptiker einen langen Weg zu gehen. Über Jahrzehnte wurden die immer wieder erhobenen Forderungen nach getrennten Abteilungen oder sogar

Spezialanstalten kaum gehört. Einige Ansätze gab es zwar, aber es kann keine Rede davon sein, daß – wie gewisse Autoren meinten – in sämtlichen europäischen Irrenhäusern, die ja zwischen 1820 und 1900 ihre Blütezeit hatten, getrennte Abteilungen vorhanden gewesen wären. Daß es nun die evangelischen Kreise waren, die die Fahne vorantrugen und aktiv für die Schaffung von Spezialkliniken eintraten, hat – wie wir gesehen haben – verschiedene Gründe. Einmal die theologische Untermauerung, daß die moralische Verwahrlosung und »Entchristlichung« auch ihre materiellen Ursachen habe und daß es deshalb gelte, die Ungläubigen nicht nur zu bekehren, sondern ihnen auch materiell zu helfen. Zweitens die Spannung zwischen der freisinnigen und positiven Theologie, wobei unter den letzteren eben auch viele kapitalkräftige alte Familien waren, die freigebig für die Finanzierung der Epilepsieanstalten sorgten. Drittens die Idee der Diakonie, d.h. daß auch nichttheologische Mitglieder der Kirche sich in der Liebestätigkeit betätigen konnten und durften. Viertens ein gewisses Mißtrauen den Ärzten gegenüber, die ja meist aus ungläubigen Kreisen stammten, weshalb es angezeigt schien, ihnen nicht die Oberleitung zu überlassen. Fünftens die lange Zeit vertretene Auffassung, daß es sich bei der Epilepsie um eine unheilbare Krankheit handle, die aber zu einer schweren sozialen Behinderung führe, so daß es notwendig sei, Daueraufenthaltsmöglichkeiten für Epileptiker zu schaffen (z.B. Bost). Sechstens ein gewisses Mißverständnis, das darin bestand, daß theologische Kreise meinten, Epileptiker würden systematisch von den psychiatrischen Anstalten abgewiesen und abgelehnt. Zwar konnten wir zeigen, daß die Zahl der Aufnahmen in die Irrenhäuser des 19. Jahrhunderts gering war, aber eben doch nicht inexistent.

Mit der Trennung von Neurologie und Psychiatrie verlagerte sich übrigens das wissenschaftliche Interesse, und so waren nicht mehr die Psychiater zuständig für die Behandlung und Erforschung der Epilepsie, sondern mehr und mehr die Neurologen. Dank immer vollkommenerer Apparaturen hat auf der medizinisch-therapeutischen Seite die Epilepsiebetreuung einen gewaltigen Aufschwung genommen, während man sagen kann, daß das ursprünglich von den evangelischen Kreisen anvisierte pädagogische Ideal etwas in den Hintergrund getreten ist. Heute müssen wir nicht mehr in denselben Alarmruf einstimmen wie die Pioniere des letzten Jahrhunderts, daß nämlich die Epileptiker zu den ärmsten und am meisten vernachlässigten Gliedern unserer Gesellschaft gehören. Dank moderner Therapiemethoden ist es möglich, sie ohne allzugroße Behinderung ins Berufsleben einzugliedern.

Wie wird die Zukunft aussehen? Wird die Gesellschaft weiterhin gesonderte Spitäler für Epileptiker benötigen? Prophezeiungen sind immer gewagt; dennoch kann ich mir gut vorstellen, daß sich derselbe Prozeß entwickeln könnte wie für die Psychiatrie: Während noch vor 20 bis 30 Jahren in ganz Europa die psychiatrischen Kliniken Hunderte wenn nicht Tausende von Patienten als Dauergäste beherbergten, sind es heute nur noch Bruchteile und geht es um kurzdauernde Aufenthalte. Langzeitpatienten in der Psychiatrie werden in den Übergangseinrichtungen behandelt und adäquat betreut. Ähnliches kann wohl auch für die Epilepsiekranken gelten.

Fragen wir zuletzt noch einmal, wie es denn eigentlich mit dem Nebeneinander von medizinischen und theologischen Prinzipien gestanden hat. Hat SCHWAGER recht, wenn er sagt, daß das Nebeneinander von medizinischen, pädagogischen und sozialen Einrichtungen für die Versorgung nicht förderlich war? Ich würde diese Feststellung nicht ohne weiteres unterschreiben. Ich glaube, daß es gerade in der stimulierenden Konkurrenz lag, daß Fortschritte erreicht wurden. Denn um Fortschritte handelte es sich in der zweiten Hälfte des letzten Jahrhunderts.

Literatur

ACKERKNECHT, E.H. (1985): Kurze Geschichte der Psychiatrie, Enke-Verlag, Stuttgart

ALEXANDER, F., SELESNIK, Sh. (1966): The History of Psychiatry, Harper & Row, New York

BACHOFNER, H. (1902): Lebensbild und Briefe. Verlag Depot der evang. Ges. Zürich

BARTH, R. (1981): Protestantismus, soziale Frage und Sozialismus im Kanton Zürich, 1830-1914, Theologischer Verlag, Zürich

BENZENHÖFER, U. (1992): Literatur der zwischen 1975 und 1989 erschienenen Schriften zur Geschichte der Psychiatrie, Burgverlag, Tecklenburg

BERRIOS, G.E. (1984): Epilepsy and Insanity during the Early 19th Century, Arch. Neurol. 41, 978-981

164

BERRIOS, G.E., FREEMAN, H. (Hrsg.) (1991): 150 Years of British
    Psychiatry, Gaskell, Royal College of Psychiatrists, London
BLOESCH, E. (1899): Geschichte der Schweizerisch-reformierten
    Kirchen, Bd. 2, Verlag Schmid u. Francke, Bern
BÜHLER, W. (1983): Brückenköpfe der Nächstenliebe. Jubiläumsschrift
    des Vereins für kirchliche Liebestätigkeit. P. Hapt, Bern
BYNUM, W.F., PORTER, R., SHEPHERD, M. (1988): The Anatomy of
    Madness, Routledge Edit., London
Denkschrift hrsg. v. Ausschuß der Conferenz für innere Mission. Zwei
    Vorträge von Dr. A. Moll und Pf. Balke, Stuttgart, J.F. Steinkopf
    1866
DÖRNER, K. (1969): Bürger und Irre. Europ. Verlagsanst., Frankfurt
    a.M.
ESQUIROL, J.E.D. (1838): Des maladies mentales, Baillières, Paris
FISCHER, F. von: 50 Jahre Bethesda 1886-1936. Ohne Angabe v. Vrlg.
HAGEN, F.W. (1876): Statistische Untersuchungen über Geisteskrank-
    heiten. Verlag E. Besold, Erlangen
HEINTEL, H. (1975): Quellen zur Geschichte der Epilepsie. Verlag
    Huber, Bern/Toronto
HEINTEL, H. (1982): Hermann Andreas Reimer und seine 1855
    eröffnete »Heilanstalt für Epileptische«. Görlitz medizinhist.
    Journal, 1/2
HIRSCHMÜLLER, A. (1991): Freuds Begegnung mit der Psychiatrie.
    Edition Diskord, Tübingen
75 Jahre Schweiz. Anstalt für Epileptische. Druck 1961 d. Schweiz.
    Anst. f. Epileptische, Zürich
100 Jahre Schweizerische Epilepsieklinik. Herausg. Schw. Epilepsie-
    klinik, Zürich 1986
Institution de Lavigny: Prospekt
Jahresberichte der Psychiatr. Univ.klinik Waldau, Bern 1880-1900
JETTER, D. (1971): Zur Typologie des Irrenhauses in Frankreich und
    Deutschland. F. Steiner-Verlag, Wiesbaden
KELLER, M. (1994): Die Diakonissen-Krankenhäuser Deutscher
    Staaten. Inaugural-Dissertation, Med. Fakultät Köln
LANGHANS, G. (1887): Erster Jahresbericht der Anstalt Bethesda.
    Manusk.
LENNOX, W.G. (1960): Epilepsy and Related Diseases. Little Brown &
    Co., Baltimore
LÖHE, W. (1907): Etwas aus der Geschichte des Diakonissenhauses.
    Gütersloh
MAISONNEUVE, J.G. (1803): Recherches et observations sur l'Epilepsie.
    F. Louis, Paris

MANN, G. (1988): Gehirn, Nerven, Seele. G. Fischer, Stuttgart

MÜLLER, Chr. (1993): Vom Tollhaus zum Psychozentrum. Verlag Pressler, Hürtgenwald

MÜLLER, Chr. (1992): Die Gedanken werden handgreiflich. Springer-Verlag, Heidelberg

NELLES, C. (1994): Französische Staatsanstalten für arme Irre. Inaugural-Dissertation. Med. Fakultät Köln

POSTEL, J., QUETEL, Cl. (1971): Nouvelle Histoire de la Psychiatrie. Privat, Toulouse

REUBER, M. (1994): Staats- und Privatanstalten in Irland. Verl. J. Eul, Bergisch-Gladbach

RIEGER, K. (1885): Über Epileptikeranstalten. Irrenfreun, S. 17ff.

RITTER, A. (1907): Friedrich Kölle, Neujahrsblatt der Zürcher Hilfsges. vom Jahr 1907. Schulthess & Co, Zürich

RITTER, G. (1975): Bemerkungen zur Sozialgeschichte der Epilepsie. Nervenarzt 46

SANDER, J.W., BARCLAY, J., SHORVON, S.D. (1993): The Neurological Founding Fathers of the National Society for Epilepsy and of the Chalfont Centre for Epilepsy. J. Neuro. Neurosurg. Psychiatry, 56

SCHNEBLE, H. (1993): Antiepileptische Bromtherapie einst und jetzt. Nervenarzt 64

SCHNEBLE, H. (1987): Krankheit der ungezählten Namen. Verlag Huber, Bern/Stuttgart

SCHWAGER, H.J. (1992): Wohin mit den Epileptikern? Epilepsieblätter

SCHWAGER, H.J. (1989): Die Einstellung zur Epilepsie unter evangelischen Theologen und Heilpädagogen. Zeitschr. für Heilpädagogik 40, Heft 10

SCHWEINGRUBER, R. (1988): Zur Geschichte der Epileptologie und der Klinik Bethesda Tschugg. Schw.Arch.Neuro.Psychiat. 139

SEIDLER, A. (1994): Die Epilepsie in der psychiatrischen Diskussion im deutschsprachigen Raum von 1870 bis 1913. Inaugural-Dissertation Mediz.Hochschule Hannover

SPISKE, H. (1975): Literatur zur Geschichte der Anstaltspsychiatrie. K. Wachholz-Verlag, Neumünster

TEMKIN, O. (1945): The Falling Sickness. J. Hopkins Press, Baltimore

Thesen zur Einführung in die Geschichte der christlichen Liebestätigkeit. Druck: Schweiz. Anst. f.Epileptische

TISSOT, S.A. (1770): Traité de l'épilepsie, faisant le tôme troisième du traité des nerfs et leurs maladies. Lausanne et Paris

VANEY, C. (1989): Psyche und Epilepsie. Schweiz. Rundschau f. Medizin 78, Nr. 29/30, 816-824

166

WENGER, O. (1942): Geschichte der Epilepsie. Verl. S. Karger, Basel

WILDERMUTH, H.A. (1885): Über die Behandlung von Epileptischen in
Anstalten. Zeitschr. f. d. Behandlung Schwachsinniger und
Epileptischer V, Jg. 2

WILKE, S. (1861): Bromide and Jodide of Potassium in Epilepsy, Med.
Tms Gaz., London

ZELLER, K. (1969): Heinrich Bachofner. Gotthelf-Verlag, Zürich

ZILBOORG, G. (1966): A History of Medical Psychology. Norton, New
York

Archiv Schweizerische Epilepsieklinik Zürich

Briefwechsel BACHOFNER-KÖLLE, Manuskript

Statuten der Schweizerischen Anstalt für Epileptische 1885

KÖLLE, F.: Mitteilungen an die Freunde und Gönner der Schweizerischen Anstalt für Epileptische

Statuten der Schweizerischen Anstalt für Epileptische 1910

KÖLLE, F. (1901): Entstehung und Entwicklung der Schweizerischen
Anstalt für Epileptische in Zürich

Der geisteskranke
Psychiater

Daß Psychiater selbst nicht davor gefeit sind, ernsthafte psychische Störungen zu erleiden, habe ich im Kapitel »Berühmte Patienten berühmter Psychiater« bereits erwähnt. Warum sollte es auch anders sein? Psychiater sind auch nur Menschen, ja sie sind vielleicht sogar noch verletzlicher und anfälliger als die Durchschnittsbürger. Jedenfalls scheint es sich zu bestätigen, daß unter den Ärzten die Psychiater sich am häufigsten suizidieren. In den Aufnahmelisten der berühmten Privatkliniken, wie z.B. Bellevue, Kreuzlingen, oder Les Rives de Prangins bei Nyon würden sich sicher eine Reihe von Krankengeschichten über angesehene Kollegen unseres Faches finden. Wenn ich hier über einen weiteren Fall berichte, so geschieht es nicht aus Sensationslust, sondern weil sein Schicksal mit der Situation der Psychiatrie um 1900 eng verknüpft ist.

Der Kollege, über den ich hier berichten möchte, ist Gilles DE LA TOURETTE (1857-1904). Als Schüler und enger Mitarbeiter des großen CHARCOT in Paris wurde er berühmt. In seinen Schriften äußerte er sich zur Hysterie, vor allem aber ist er der Schöpfer eines Syndroms, das heute noch unter seinem Namen in den Lehrbüchern steht, nämlich die Gilles-de-la-Tourettsche Tickkrankheit. Merkwürdig ist es festzustellen, daß viele neurologische Krankheiten, die früher mit dem Namen ihres Erstbeschreibers verbunden waren, heute neutralere, persönlichkeitsunabhängige Namen tragen, während die Gilles-de-la-Tourettsche Krankheit sich hartnäckig in allen Lehrbüchern hält. Auf sein wissenschaftliches Werk hier einzugehen, ist nicht meine Absicht. Man kann darüber bei A. LEES nachlesen.

Was uns hier beschäftigen soll, ist seine Krankheit und sein Tod. Als Leiter der psychiatrischen Universitätsklinik Lausanne bin ich schon 1962 auf seine Krankengeschichte gestoßen und habe diese sorgfältig aufbewahrt. Dem jetzigen Leiter der Klinik, Prof. FERRERO, bin ich zu Dank verpflichtet. Er hat mir die Verwendung der Krankengeschichte gestattet.

Wie kam es dazu, daß der berühmte französische Neuropsychiater in die Schweiz, nach Lausanne zur Behandlung kam? Lausanne gehörte ja damals von Paris aus gesehen zur weit abgelegenen Provinz. Aus der Krankengeschichte erfahren wir grob gesagt folgendes: Am 28. Mai 1901 tritt der damals 43jährige Psychiater in die Klinik in Lausanne ein. Es liegt ein Einweisungszeugnis von CHARCOT vor. Allerdings handelt es sich nicht um seinen Lehrer und früheren Vorgesetzten Jean-Martin CHARCOT, sondern vermutlich um dessen Sohn. CHARCOT war nämlich schon 1893 verstorben. Darin wird gesagt daß Gilles DE LA TOURETTE seit zwei Jahren an melancholischen Anfällen leide, daß er sich suizidieren wollte, daß er nun aber in einem Zustand von manischer Expansivität mit Größenideen geraten sei. Aufgrund dieser Vorgeschichte und angesichts der positiven neurologischen Untersuchungen (typische Akommodationsstörung der Augen) wird die Diagnose progressive Paralyse, d.h. eine postsyphilitische Hirnkrankheit gestellt.

Warum aber Lausanne? Es ist nicht von der Hand zu weisen, daß man dem unglücklichen Gilles DE LA TOURETTE den Aufenthalt in einem Pariser Spital ersparen wollte. So erfahren wir aus den Notizen, daß CHARCOT ihm offenbar geraten hatte, in Urlaub zu fahren und dafür Luzern empfohlen habe. Im Hotel gebärdete sich Gilles DE LA TOURETTE aber offenbar immer aufgeregter, kaufte für 1500 Franken 25 Spazierstöcke, stahl im Hotel Menus und Zahnstocher, so daß man sich nicht anders zu helfen wußte, als CHARCOT aus Paris zu Hilfe zu rufen. Dieser spiegelte dem Kranken offenbar vor – es ist schrecklich, dies zu erfahren –, daß in Lausanne ein berühmter Patient auf ihn warte und er dorthin gehen müsse, um ihn zu untersuchen. Hat CHARCOT den damaligen Leiter der psychiatrischen Klinik in Lausanne, einen gewissen MAHEIM aus Belgien, gekannt? Wir können es nur vermuten. Jedenfalls trifft Gilles DE LA TOURETTE wie gesagt am 28. Mai 1901 im Hôpital de Cery ein. Natürlich ist dort kein berühmter ausländischer Patient. Er wird also mit Gewalt zurückgehalten und in den Notizen wird deutlich, wie sehr ihn diese Zwangseinweisung erschütterte. Am 1. Juni heißt es, er sei so aufgeregt gewesen, daß man ihn in eine Zelle habe verlegen müssen.

Seine Frau wird nun von den Ärzten befragt, und sie gibt Auskunft: In den letzten Monaten habe er die Studenten beim medizinischen Examen gefragt, wer der berühmteste Neurologe sei,

und wenn die Studenten antworteten, CHARCOT, habe er gesagt:
»Après moi.« Er habe die Studenten auch gefragt, was man ihm
für eine Statue errichten müsse.

Im Spital in Lausanne redet er pausenlos, schmückt sich mit allerlei Dingen, so sei er ein ganz großer Jäger und er werde ein
Theater bauen. In einem andern Moment heißt es, er werde mit
seiner Praxis hundert Millionen Franken einnehmen. Noch später meint er, er sei der Präsident der französischen Republik, ja er
könnte wohl auch der König von Italien sein.

In den kommenden Monaten finden sich regelmäßige Notizen in
der Krankengeschichte, die aber immer dasselbe Bild ergeben: Gilles DE LA TOURETTE ist in ständiger Bewegung, er singt, muß zur
Beruhigung ins Dauerbad gelegt werden, und später findet man
ihn sogar im Gitterbett. Er zerreiße seine Wäsche und sei schmut-
zig. 1902 erscheint in einer Pariser Zeitung ein Artikel, wonach
dem Publikum mitgeteilt wird, daß der berühmte Gilles DE LA
TOURETTE als psychiatrischer Patient in der Schweiz weile. Es werden auch die bereits erwähnten Exzentrizitäten mit den Studenten erwähnt. 1903 ist der Kranke immer noch in Lausanne. Man
notiert, daß sein Reden inkohärent werde, auch müsse man ihm
Zwangshandschuhe anlegen, da er sich ständig kratze. Gilles DE
LA TOURETTE richtet von seinem Krankenzimmer aus immer wieder empörte Briefe an die Sanitätsbehörden, an den Staatsanwalt,
an den Direktor der Klinik und verlangt seine sofortige Entlassung. Offenbar geht aber der Abbauprozeß relativ schnell vor sich,
jedenfalls finden wir 1903 nun auch die Anmerkung, daß er un-
reinlich geworden sei. Am 22. Mai 1904 stirbt er in der Klinik.

Was lehrt uns diese Krankengeschichte? Einmal daß die Hirn-
syphilis damals eine recht verbreitete Krankheit war, wissen wir
doch von andern Größen (z.B. NIETZSCHE), daß sie ihr erlagen. Die
Art und Weise, wie Gilles DE LA TOURETTE in ein psychiatrisches
Spital gelockt wurde, mag uns heute abstoßen. Wie man mit ihm
aber dort umgegangen ist, entsprach wohl den allgemeinen Ge-
bräuchen. Wie sollte man ohne Neuroleptika einen Tag und Nacht
ständig erregten Paralytiker beruhigen, wenn nicht durch lauwarme Bäder? Vom psychopathologischen Standpunkt her gesehen
sind die Symptome eindrücklich. Die völlig unsinnigen Größenideen, vor allem sind es, die auffallen. Therapeutisch war damals
die Fieberkur von WAGNER VON JAUREGG noch nicht anwendbar.

Erst 1917, also lange nach dem Tod von Gilles DE LA TOURETTE, konnte sie ihre eigentliche durchbrechende Wirkung entfalten.

Literatur

LEES, A. (1986): Gilles DE LA TOURETTE, The Man and His End. Revue Neurologique, 14211, S. 808ff.

Hat die Forschung
die Krankenversorgung beeinflußt?*

Während bis zu Beginn unseres Jahrhunderts Wissenschaft mit
Fortschritt gleichgesetzt wurde, während ein positivistisches Welt-
bild der Wissenschaft eine stets triumphierende, sieghafte Stellung
zubilligte, sind wir heute kritischer geworden. Es wurden und
werden Argumente laut gegen einen überbordenden Szientismus,
und FEIERABEND meint beispielsweise, daß eine unheilige Allianz
von Wissenschaft und Rationalismus entstanden sei, die in einem
quasi imperialistischen Chauvinismus der Wissenschaft kulmi-
niere. Ihre biologische Unfehlbarkeit habe zu einem totalitären
Würgegriff in nahezu allen Gesellschaftsgebieten geführt. Dazu
wendet allerdings LENK mit Recht ein: »Wir können nicht aus unserer rationalistischen und wissenschaftlichen Tradition einfach
aussteigen. Wir können nicht jede irrationalistische Sicht als
gleichberechtigt zulassen. Die abendländische Entscheidung zur
Rationalität hat immerhin auch ihr Gutes, sie hat eine nicht zu
unterschätzende Humanisierung des Lebens durch Erhöhung des
Lebensstandards mit sich gebracht.«
Und im selben Sinn hat PANETH zum Problem der Ratio gesagt:
»Was die Ratio abbaut, ist die verwirrende Mannigfaltigkeit des
Daseienden, und der Erfolg des Abbaus ist Übersichtlichkeit und
dadurch Beherrschbarkeit des vorhandenen Realen.«
Es geht also darum, so meine ich, einer Verabsolutierung zu ent-
gehen. Totale Rationalität und totale Irrationalität sind beides
absurde Strategien. Die Einsicht, daß Regeln nicht verabsolutiert
werden sollen, darf nicht dazu führen, die Regellosigkeit absolut
zu verherrlichen. Kritische Bemerkungen zur Fragwürdigkeit einer überspitzten rationalen Wissenschaft finde ich auch bei ATTES-
LANDER, der von Methodenrigorismus, Methodenfetischismus, von
Quantomanie und Logozentrismus spricht.
Dies sind einleitend einige Gedanken zur Frage der Beziehung
zwischen Wissenschaft und Psychiatrie resp. den Folgen der Forschung. Blicken wir zurück, so müssen wir sagen, daß die Wissen-
schaftsgläubigkeit tolle Blüten getrieben hatte. Wie leicht hatten
es unsere Vorfahren noch, wenn sie mit Claude BERNARD das Ziel

der Wissenschaft naiv folgendermaßen definieren konnten: »Um
die Wahrheit zu finden, genügt es, daß der Wissenschaftler sich
der Natur gegenüberstellt, sie mit experimentellen Methoden befragt, die immer perfekter sein werden. Ich denke, daß dann das
beste philosophische System ist, keines zu besitzen.« Freilich wissen wir heute, daß es ein Irrtum ist, von der Wissenschaft absolute Wahrheit zu erwarten. Und auch die Naivität des Claude
Bernardschen Naturbegriffs ist uns abhanden gekommen. In An-
lehnung an POPPER kann man sagen, daß Gewißheit nie ein Ziel
der Wissenschaft sein kann, da immer nur unsere Irrtümer gewiß
sind, nie aber unsere Erkenntnisse. Die Zukunft der Wissenschaft
formuliert ATTESLANDER folgendermaßen: »Das human Rationale
an zukünftiger Wissenschaft ersteht nicht im Ausgrenzen des sogenannt Irrationalen, sondern in dessen Integration. Das Irrationale an der Wissenschaft ist wesentlich Bedingung für ihre eigene
Entwicklungsmöglichkeit.«
Hier ist vor allem natürlich der Psychiater angesprochen, denn ihm
ist es mehr als jedem andern Mediziner klar, daß das Irrationale
seine Bedeutung für das Verstehen seelischer Phänomene hat.
Warum betreibt aber der Mensch überhaupt Wissenschaft? Was
motiviert ihn dazu, das wäre zu fragen. Wir kämen dann selbstverständlich auf Motive wie Neugierde, Narzißmus, Kausalbe-
dürfnis, Wunsch nach Ordnung und Vorhersehbarkeit, was uns in
weite Gefilde führen würde. Für mich gilt, daß Wissenschaft, ja
Philosophie nichts anderes bedeuten als eine Fortführung der alltäglichen Erkenntnispraxis mit verfeinerten Mitteln. Mit Cécile
ERNST glaube auch ich, daß ein Grundmotiv schon seit Jahrhunderten in uns allen lebt: Der Mensch will nicht vom Zufall abhängen, also sucht er Erklärungen, wie es Hiob schon tat, als er sagte, da er im Unglück sei, müsse er Gott erzürnt haben.
Gehen wir nun aber über zur Frage, was die Wissenschaft, d.h. die
Forschung – historisch gesehen – der Psychiatrie an Praktikablem
gebracht hat. Vielleicht ist meine Vermutung falsch, aber ich wage
zu sagen, daß die Wissenschaft in unserem Fach wohl einige große Erfolge zu verbuchen hat, aber andererseits auch eine Unmen-
ge von Irrtümern produziere. Wir müssen feststellen, daß unsere
Wissenschaft sich vor allem dann in Sackgassen verrannte, wenn
sie versuchte, holistische Modelle zu entwerfen, die das ganze
Spektrum psychischen Leidens auf einen Nenner zu bringen such-

ten. Ein klassisches Beispiel hierfür ist die Degenerationslehre von MOREL und MAGNAN, die wir heute als falsch durchschauen, die aber ungeahnte praktische Folgen hatte, gerade auch in der Krankenversorgung, und die bis in weite Volksschichten hinein in unseliger Weise gewirkt hat. Während in der übrigen Medizin Forschung und Praxis geradliniger verliefen, machte unsere Wissenschaft Sprünge. Daß die Forschung keine Ziele angeben, sondern nur Wege aufdecken könne, daß sie auch zweckfrei sein solle, das hat sich in unserem Fach als undurchführbar erwiesen. Daß Forschung weder zum Nutzen noch zum Schaden der Menschheit betrieben werde, sondern allein aus dem Willen heraus, die Gesetze sichtbar zu machen, von denen Natur und Mensch bestimmt würden – dieses Rezept können wir unserer psychiatrischen Wissenschaft nicht verschreiben.

Das große Verdienst der psychiatrischen Forschung besteht für mich darin, daß sie sich anfangs des letzten Jahrhunderts eindeutig in den Kampf warf gegen das Verhängnis einer einseitig irrationalen Auffassung der seelischen Störungen, aber auch gegen die Theorie einer Selbstverschuldung. Wir sind von den simplifizierenden Erklärungsmodellen, seien es nun diejenige der Somatiker oder aber der Psychiker, weggekommen. Wir erkennen heute dank unserer Wissenschaft und unserer Forschung, daß es keine Wege gibt, die über einen Besessenheitsglauben oder aber über eine überspannte Hirnmythologie weiterführen würden. Der psychiatrischen Wissenschaft ihre Existenzberechtigung abzusprechen, bedeutet Anarchie, Triumph der Ideologie, die schließlich zum Elend des einzelnen beiträgt. Dieses Elend des einzelnen psychisch Kranken sehe ich vor allem in jenen verpolitisierten, wissenschaftsfeindlichen neuen Antipsychiatriemodellen, wie sie in verschiedenen radikalen Kreisen aufgetaucht sind.

Wenn also die bisherige wissenschaftliche Forschung Früchte in einem allgemeinen entmythologisierenden Sinn getragen hat, so müssen wir andererseits auch anerkennen, daß die konkreten Ergebnisse nicht besonders stattlich sind, insbesondere was den alten Streit um die Bedeutung des Angeborenen versus Erworbenen betrifft. Manfred BLEULER sprach von einem Tropfen Wissen in einem Meer des Nichtwissens. Und in der Tat: Wir wissen noch heute nicht sicher, welches Kind später einmal als Erwachsener schizophren wird und warum. Auch feinere Unterschiede können wir nicht erklären, warum der eine zwangsneurotisch und der andere hysterisch wird, warum ein Schizophrener halluziniert und der andere nicht. Mehr noch: Die meisten unserer therapeutischen Verfahren sind hinsichtlich ihrer Wirkungsweise noch völlig unklar. Wir wissen letztlich nicht, warum ein Neuroleptikum oder ein Antidepressivum wirkt, ganz zu schweigen von den sogenannten Schockkuren, Insulin- und Elektrokrampftherapie, bei denen wir völlig im dunkeln tappen. Und hier wäre noch zu erwähnen, daß es zu den Bizarrerien der psychiatrischen Wissenschaft gehört, indem falsche wissenschaftliche Theorien gerade im Fall der Sakelschen Kur oder der Medunaschen Krampfbehandlung zu brauchbaren therapeutischen Instrumenten geführt haben.

In diesen Mißerfolgen liegt nicht nur Grund zur Enttäuschung und zur Revolte, sondern es zeigen sich hier wiederum Gefahren in dem Sinne, daß das mühsam aufgerichtete Bollwerk gegen überbordende irrationale Interpretationen zusammenbrechen könnte. Ein junger französischer Psychiater hat in einem flammenden Aufsatz empört geschrieben: »Das wissenschaftliche Nichts, auf welchem die heutige Psychiatrie beruht, führt sie zu lauter Abweichungen, Irrtümern und Empirismen und macht aus ihr, wenn sie nicht acht gibt, eine Soziatrie, welche ihr die Verantwortung für alle Devianzen und zwar nicht nur des Individuums, sondern der ganzen Gesellschaft auflädt.«

Das Bild der psychiatrischen Wissenschaft und Forschung schwankt also wie eh und je zwischen zwei Extremen: Sie kann nichts und weiß nichts, oder aber sie kann und soll alles wissen und erklären, soll vom Individuum bis zur Gesellschaft nicht nur Theorien anbieten, sondern sie auch anwenden.

Ich habe es bereits erwähnt: Die simplifizierenden Theorien über das Wesen der psychischen Störungen haben abgewirtschaftet. Es darf nicht mehr mit GRIESINGER heißen: »Geisteskrankheiten sind Gehirnkrankheiten.« Es darf auch nicht mehr heißen, Geisteskrankheiten sind die Folge ungelöster verdrängter Konflikte. Mir scheint, daß ein Fortschritt darin besteht, daß neben der errungenen Ablösung vom Irrationalen die Brückenbildung zwischen Somatogenese und Psychogenese immer intensiver wurde. Ich kann BENEDETTI beistimmen, wenn er schreibt: »Oft genau dieselben psychischen Phänomene scheinen dichotomisch zu sein. Sie können nämlich ebensowohl aus einer somatischen wie aus einer psychogenetischen Erfahrung hervorgehen.« Und weiter: »Nicht nur manche psychische Funktionen, sondern auch deren biologische Substrate entwickeln sich nur in der Ausrichtung auf die Welt und Mitwelt. Ohne diese dynamische Ausrichtung kommt es zu einer Unreife sowie auch zu einer biologischen Entdifferenzierung.« Und schließlich: »Dieses Verhältnis nimmt in der Skala der Evolution mit der Differenzierung des Organismus an Bedeutung zu. Differenzierte Organismen sind psychodynamisch, plastisch besonders in der Kindheit unfertig, in ihrer Endgestalt erst durch Lernprozesse bestimmt. Invarianz und Präfixiertheit der Funktionen nimmt im gleichen Masse ab wie die Rolle der Erfahrung, die Bedeutung der Individualität, die Zunahme der Autonomie von angebotenen Ordnungen wichtig werden.«

Wie steht es nun aber mit der Beziehung zwischen Wissenschaft, Forschung und Krankenversorgung? Auch hier wieder ein kurzer Deutungsversuch der Geschichte: Zwischen dem Ende des 18. und der Mitte des 19. Jahrhunderts stand die Krankenversorgung eindeutig im Vordergrund. Dann kam es zu einem jahrzehntelangen Stillstand. Dagegen nahm die Wissenschaft einen gewaltigen Aufschwung. Und nach dem zweiten Weltkrieg schwang das Pendel nochmals herum: Die Krankenversorgung hatte Vorrang, und die Wissenschaft mußte sich mit einer Nebenrolle begnügen. Das sind natürlich überspitzte Formulierungen, aber bis zu einem gewissen Grad entsprechen sie doch einer Realität.

Sicher bestand, was die Krankenversorgung betraf, nach dem zweiten Weltkrieg ein gewaltiger Nachholbedarf. Es ist hier nicht der Ort, die verschiedenen Etappen nachzuzeichnen. Einige Stichworte mögen genügen. Öffnung und Verkleinerung der Anstalten, Schaffung von Ambulanzen, Übergangseinrichtungen, Vermehrung der Stellenpläne, Verbesserung der medikamentösen Behandlung, Belebung des intramuralen Lebens durch Einführung von gezielten beschäftigungstherapeutischen Techniken, Vormarsch der Psychotherapie, Einbeziehen der Familie in den therapeutischen Prozeß usw. Was die Einstellung dem Geisteskranken gegenüber betrifft, wurden in einem früheren Kapitel die unverrückbaren Vorurteile dargestellt. Anderseits muß aber auch vermerkt werden, daß die Öffnung der Abteilungen, die vermehrten Frühentlassungen und somit die kürzere Aufenthaltsdauer dem Wunsch der Öffentlichkeit entspricht. Alle diese Dinge sind genügend bekannt aus der deutschen Psychiatrie-Enquête, die unter der tatkräftigen Führung von Caspar Kulenkampff in Deutschland, aber auch im Ausland maßgeblich zur Reform der Krankenversorgung führte.

Zur freiheitlicheren Gestaltung der Krankenversorgung haben also nicht sosehr Forschung und Wissenschaft beigetragen, sondern vielmehr die Tatsache, daß der Staat je länger je weniger gewillt war, eine strenge Sozialkontrolle auszuüben. Das Außenseitertum wurde eher toleriert und psychiatrische Etiketten weniger freigiebig und mit weniger Konsequenzen für den Bürger verteilt. Diese Bemerkung mag suspekt erscheinen, höre ich doch nicht allzu selten die Klage, daß gerade in der heutigen Zeit ein Übermaß an Sozialkontrolle aufgekommen sei. Solche Mutmaßungen werden von extremistischen Gruppen hochgespielt bis zur absurden Anklage, daß wir in unsern westeuropäischen Ländern mehr und mehr in faschistoid dirigierten Polizeistaaten zu leben hätten. Die das sagen, haben wenig Verstand und wissen nicht, wovon sie reden. Nach meiner 25jährigen Erfahrung als Klinikleiter kann ich in bezug auf die Schweiz nur sagen, daß die Toleranz dem Andersartigen, dem Devianten gegenüber nie größer war als heute. Ein kleines Beispiel: In dem Dorf von 200 Einwohnern, in dem ich lebe, wohnt seit Jahren ein Mann, der sich als Indianer ausgibt, sich indianisch kleidet, indianische Gegenstände schnitzt und beharrlich jede Beteiligung am öffentlichen Leben ablehnt. Während um ihn herum die Bauern ihre Felder bestellen, sitzt er im Tipi und raucht das Kalumet. Ich bin ganz sicher, daß er noch vor vierzig Jahren auf dem schnellsten Weg in die psychiatrische Klinik verfrachtet worden wäre, während dies heute keinem Menschen einfällt. Weder hat mich der Gemeindepräsident konsultiert, um zu wissen, ob dieser Bürger geisteskrank sei, noch hat die Polizei eingegriffen. Ich kenne auch viele meiner ehemaligen schizophrenen Patienten, die als verschrobene Originale eine Randexistenz führen, und niemandem fällt es ein, sie wegen ihrer Devianz zu hospitalisieren. Man soll mir also nicht von dieser Intoleranz den Aussteigern und Devianten gegenüber reden.

Nun habe ich aber gesagt, daß die Wissenschaft wenig zur Krankenversorgung beigetragen habe, und ich bin mir bewußt, damit Widerspruch hervorzurufen. Schränken wir also ein: Nur sehr indirekt, beispielsweise durch den Nachweis, daß soziale und psy-

chogenetische Elemente für das Entstehen der Psychose mitver-
antwortlich sind, hat die Wissenschaft ihren Beitrag geleistet, und
ferner noch indirekt dadurch, daß die wissenschaftliche Forschung
bessere psychotrope Mittel entdeckt hat, z.B. die Neuroleptika.
Falsch wäre es indessen anzunehmen, daß die Wissenschaft her-
ausgefunden habe, daß manche Schizophrenien, entgegen der
Kraepelinschen These, ausheilen und daß dies eine Wandlung der
psychiatrischen Institution bedinge. Man könnte geradezu das
Umgekehrte vertreten, nämlich daß man erst nach der Öffnung
der Abteilungen, der freizügigen Entlassungspolitik, entdeckt hat,
daß viele sogenannte chronische Entwicklungen nichts anderes als
Hospitalisierungsschäden waren. In meinem Buch über die psychiatrischen Institutionen habe ich dargelegt, daß die Formen und
Modelle der Krankenversorgung unabhängig sind von der Art der
Behandlung oder der Diagnostik. Das ist ein Spezifikum für die
Psychiatrie. Wir werden eine Schizophrenie genauso korrekt diagnostizieren, ob sie nun innerhalb oder außerhalb des Spitals beobachtet werde, und wir werden kombiniert pharmako-, sozio-
und psychotherapeutische Methoden anwenden, sei der Patient
nun ein Depressiver oder ein Schizophrener und stehe er in ambulanter oder stationärer Behandlung. Nicht sosehr die Ergebnisse
gezielter wissenschaftlicher Forschung haben also das Gesicht der
Institution verwandelt, sondern vor allem der Zeitgeist, der eine
neue Sensibilität für das Miteinandersein, für den Umgang mit
Mitmenschen, für den Abbau aller diskriminierenden, ausschlie-
ßenden und trennenden Maßnahmen forderte.
Endlich sollen wir den Ianus-Charakter der Wissenschaft gerade
im Feld der Psychiatrie nicht aus dem Auge verlieren. Eine unheilvolle wissenschaftliche Theorie, nämlich der Sozialdarwinis-
mus, hat zur größten Katastrophe in der Krankenversorgung,
besser gesagt zur Abschaffung der Krankenversorgung in der
Psychiatrie unter HITLER geführt. Die Pioniere der Verbesserung
der Krankenversorgung waren wohl beraten, den Theorien nicht
allzu großes Gewicht beizumessen und sich auf ihren gesunden
Menschenverstand zu verlassen. Gerade wenn EINSTEINS Wort
wahr ist, daß nämlich die Theorie bestimme, was wir beobachten,
dann müssen wir auf der Hut sein vor unserer Theorienbildung.
Beobachtungen aufgrund falscher Theorien haben in der Chemie
und Physik nur Zeitverlust zur Folge, Energie- und Geldver-

schleuderung. In der Medizin, und insbesondere in der Psychiatrie, kann es aber um Opfer gehen, wir können Schaden an Mitmenschen anrichten. Nun wäre es freilich falsch, einen unüberbrückbaren Antagonismus zwischen Wissenschaft, Forschung und Krankenversorgung zu postulieren. Alle drei sind selbstverständlich nötig und nützlich.

In bezug auf die Praxis der Forschung in Parallelität mit der Krankenversorgung stellen sich allerdings in der Psychiatrie einige Fragen. Lange Zeit galt es ja als unvereinbar, zugleich in der Forschung und der Krankenversorgung tätig zu sein. Universitätskliniken sollten prioritär Forschung und Landeskrankenhäuser eben Krankenversorgung betreiben. Dies hat zu einer unguten Dichotomie geführt. Später haben ernsthafte Planer, z.B. BRISSET in Frankreich und KULENKAMPFF in Deutschland, vertreten, daß die Forschung nicht auf die universitäre Institution beschränkt bleiben solle. Ob und wie das machbar ist, bleibt offen, denn es muß sofort zugegeben werden, daß moderne Forschung immer mehr an subtile Techniken und Spezialkenntnisse gebunden ist. Sollen nach dem Gießkannenprinzip Gelder für Forschungen an sämtliche psychiatrische Institutionen verteilt werden oder nicht? Meine Antwort ist Nein, denn es geht doch um rationale Planung, um das Bestehen tragfähiger Strukturen und ausgebildete Mitarbeiter. Forschung und Wissenschaft an den nichtuniversitären Institutionen somit bedingt? Ja. Unbedingt »Ja« dagegen ist zu sagen zum Auftrag an die Universitätsklinik, an der Krankenversorgung mitzutragen und mitzugestalten. Dieser Aufgabe kann sie sich nicht entziehen. Sich weiter und weiter in einem wissenschaftlichen Elfenbeinturm zu verschließen, wäre unheilvoll. Viele heute selbstverständlichen Verbesserungen der Krankenversorgung hätten sich früher durchsetzen können, wenn sie von der universitären Psychiatrie initiiert worden wären. Nicht selten fühlte sich der Fachmann für Krankenversorgung von seinem großen Bruder an der Universität im Stich gelassen. Seine Vorschläge zur Verbesserung waren eben nicht »wissenschaftlich interessant«.

Natürlich ging und geht es auch um die persönlichen Eignungen und Affinitäten der leitenden Psychiater. Niemand kann in allen Sparten Meister sein. Er muß das tun, wozu er gerüstet und bestimmt ist. So will ich hier mit Respekt von der großen Zahl jener reden, die ohne wissenschaftlichen Ehrgeiz als Pragmatiker Großartiges geleistet haben zur besseren Versorgung ihrer Kranken. Es sind stille Helden; denn ihrer wird kaum gedacht in den Fachblättern und Lehrbüchern. Ich denke aber auch mit Achtung an jene, die ihre ganze Kraft in den Dienst der Wissenschaft gestellt haben und die deshalb willentlich oder unwillentlich nicht zur Krankenversorgung in der Praxis beigesteuert haben. Ich erinnere hier an Lehrer wie Jaspers, Binswanger, Storch, Minkowski u.a. Was nun die Praxis der Forschung im universitären oder nichtuniversitären Bereich betrifft, ist festzustellen, daß die Psychiatrie vor gewissen Schwierigkeiten steht, die andere Fachbereiche nicht kennen. Beispielsweise die Aufklärung des Kranken. Wie können wir einem Wahnkranken erklären, daß wir mit einem neuen Medikament einen Doppelblindversuch machen möchten? In der allgemeinen Medizin enthalten die Formulare über die Aufklärung und Einwilligung des Patienten die Formel, daß u.U. die Einwilligung eines Familienmitglieds oder eines Rechtsvertreters, z.B. Vormunds, genügen kann. Dabei wird natürlich an Fälle gedacht, wo Patienten mit schwerer Bewußtseinstrübung z.B. nach einem Schädel-Hirn-Trauma nicht in der Lage wären, ihre Zustimmung zu geben oder zu verweigern. Dies alles mag in der allgemeinen Medizin handhabbar sein, in der Psychiatrie jedoch erscheint alles komplizierter. Wir müssen uns doppelt und dreifach vor dem Vorwurf schützen, den Kranken ausgenützt, seine verminderte Urteils- und Handelsfähigkeit überspielt zu haben. Die gute therapeutische Beziehung zum behandelnden Arzt kann eine Vertrauensbasis schaffen, kann guter Nährboden für eine wissenschaftliche Studie sein. Sie kann aber auch die Gefahr der Beeinflussung mit sich bringen, vor allem wenn es darum geht, Fragebogen auszufüllen, deren Gehalt oft durch die subjektive Einstellung zum Untersuchen geprägt wird. Hierzu eine Bemerkung von Manfred Bleuler:

»Es gibt Fragebogentests, von denen behauptet wird, sie lieferten uns quantifizierbare Angaben über die Persönlichkeit. In Wirklichkeit ist nur quantifizierbar, zu welchen Fragestellungen der Untersuchte ein Kreuz macht. Die Kreuze sind quantifizierbar, aber nicht das, was sie bedeuten. Z.B. die Feststellung: Manchmal verschiebe ich etwas auf morgen, was ich heute tun müßte, bejaht der eine leichthin und denkt dabei, ›selbstverständlich, wer tut das nicht?‹, der andere aber fühlt sich tief betroffen und denkt: ›ja,

das ist ja mein Elend‹. Doch beide Antworten werden gleich quan-
tifiziert. Fragebogentests quantifizieren also Kreuze und maßen
sich fälschlicherweise an, die innere Dynamik eines Menschen zu
quantifizieren.«

Ganz allgemein gesagt, ist dies ja unsere Krux, aber auch das Faszi-
nosum der Psychiatrie, daß wir nämlich das Partikulare des Einzel-
schicksals voll bejahen sollen und dennoch den Blick offenhalten
müßten für das allgemeine Kategoriale, auch wenn wir dadurch
reduktionistisch vergewaltigen. Der Kranke ist zugleich unser
Bruder, unser Mitmensch, ich muß an ihm stellvertretend Mut-
ter- und Vaterfunktion ausüben, und zugleich schreibe ich ins
Krankenblatt eine Diagnose, eine Nummer aus der DSM III oder
aus der ICD10. Beides zu vereinen, ist das, was der junge Psychiater lernen muß und was ihm Mühe macht. Nicht nur für die Wissenschaft gilt also das Vermeiden überspitzter Antagonismen, sondern auch für die Krankenversorgung, die sich nicht auf das
Ausrechnen epidemiologischer Daten allein stützen kann.

Zum Schluß dies: Unsere Kranken werden zwischen Wissenschaft
und immer perfekteren Versorgungsstrategien stehen. Wir werden
uns hüten vor früher gängigen Dichotomien, werden nicht zulassen dürfen, daß das eine gegen das andere ausgespielt wird. Es gibt
keine Prioritäten: Ob wir wollen oder nicht, wir müssen beide
fördern und pflegen. Wir haben Spezialisten nötig, welche die tech-
nologisch und methodisch hochgezüchteten Forschungsprogram-
me betreiben, aber wir sollen von ihnen nicht die Wahrheit, die
endgültige, über unsere Kranken erwarten.

Anmerkung

* Überarbeiteter Vortrag 1986 an der Universität Freiburg i.Br.
gehalten

Literatur

ATTESLANDER, P. (1984): Wissenschaft gegen Irrationalismus? Vorträge
gehalten anläßlich der Jahresversammlung 1984 der Schweizerischen Geisteswissenschaftlichen Gesellschaft
BENEDETTI, G. (1973): Psyche und Biologie, Hippokrates-Verlag,
Stuttgart

BLEULER, M. (1980): Realistische und unrealistische Zielsetzungen in der Psychiatrie. Psychiatria clin. 13:131-138

ERNST, C. (1984): Wissenschaft gegen Irrationalismus? Das Beispiel Psychiatrie. Vorträge gehalten anläßlich der Jahresversammlung 1984 der Schweizerischen Geisteswissenschaftlichen Gesellschaft

FEYERABEND, P.K. (1976): Wider den Methodenzwang. Verlag, Frankfurt

HELMCHEN, H. (1986): Ethische Fragen in der Psychiatrie. In: Psychiatrie der Gegenwart, 3. Aufl., Bd. 2, Springer, Berlin, S. 309-368

KULENKAMPFF, C., PICARD, W. (Hrsg.) (1979): Die Psychiatrie-Enquête in internationaler Sicht. Rheinland-Verlag, Köln

LENK, H. (1984): Wissenschaft gegen Irrationalismus? Vorträge gehalten anläßlich der Jahresversammlung 1984 der Schweizerischen Geisteswissenschaftlichen Gesellschaft.

MÜLLER, C. (1981): Psychiatrische Institutionen. Ihre Möglichkeiten und Grenzen. Springer, Berlin

MÜLLER, C. (1986): Psychisch Kranke zwischen Wissenschaft und Krankenversorgung, Freiburger Universitätsblätter, Heft 94, Dezember, Rombach-Verlag

ZUR GESCHICHTE
DER THERAPIEN

Die Behandlung schizophrener
Psychosen im Rückblick*

Wer sich mit der Geschichte der Schizophreniebehandlung abgibt,
wird vor zwei Fragen gestellt:
1. Existierte das, was wir heute als schizophrene Psychose bezeichnen, seit dem Beginn der Medizin, d.h. seit der Antike?
2. Wurde das, was wir heute als schizophrene Psychose bezeichnen, seit jeher als Krankheit betrachtet, und ist es infolgedessen
erlaubt, von »Behandlung« zu sprechen, da ja beide Begriffe logi-
scherweise verknüpft sein müssen?

Die erste Frage ist leicht zu beantworten: Den Fallbeschreibungen der Antike (HIPPOKRATES, ARETAEUS, SORANOS etc.) können
wir entnehmen, daß unter den verschiedenen Namen doch immer
wieder dieselbe schwere psychische Störung hervortritt, die wir
heute mit dem Namen »Schizophrenie« belegt haben. Für die gelegentlich geäußerte Vermutung, daß es sich gewissermaßen um
eine Zivilisationskrankheit handle, die erst im Laufe der Mensch-
heitsgeschichte aufgetreten sei, fehlt heute jede Grundlage. Diese
Feststellung korreliert im übrigen auch gut mit den modernen
epidemiologischen Untersuchungen, wonach die Schizophrenie in
allen heute auf der Welt bestehenden Kulturen vorkomme.
Die zweite Frage ist etwas schwieriger zu beantworten. Wir werden sehen, daß in Griechenland und im Rom der vorchristlichen
Zeit die Störungen des seelischen Gleichgewichts durchaus als
Krankheiten aufgefaßt und auch dementsprechend behandelt
wurden. Daß diese Auffassung im abendländischen Denken zeit-
weise verschwand und dem Besessenheitsglauben Platz machte,
wird zu zeigen sein.

Von der Antike zur Aufklärung

Wenn auch mit ACKERKNECHT bedauert werden kann, daß wir nicht
über ausführliche Erörterungen der antiken Medizin zum Problem der Geisteskrankheiten verfügen, erfahren wir doch einiges
bei HIPPOKRATES (460-377 v.Chr.) und GALEN (130-201 n.Chr.). Zu
erwähnen ist auch CELSUS (ca. 30 n.Chr.), ARETAEUS (ca. 150 n.Chr.)

sowie SORANOS (ca. 100 n.Chr.). Bei diesen Autoren finden sich verschiedene Bezeichnungen für die Schizophrenie, erwähnt seien nur die Phrenitis und die Manie. Für diese Autoren, die alle in der Tradition des HIPPOKRATES standen, gab es in ihren therapeutischen Bemühungen den später mit größter Heftigkeit aufflammenden Konflikt um das Problem der Beziehung zwischen Leib und Seele noch nicht. Daß Geistesstörungen körperliche Ursachen hatten, war für sie klar, und auch die überragende Rolle des Gehirns war ihnen bewußt. Die Behandlung war denn auch dementsprechend organisiert. Erwähnt wird die Isolierung des Kranken in einem mäßig hellen, warmen und geräumigen Zimmer mit hohen Fenstern, damit er nicht herausspringen könne. Die Wärter sollten auf einige der Wahnideen eingehen, andere aber ablehnen. Bereits wird auch die Möglichkeit erwogen, bei großer Unruhe eine vorsichtige Fesselung vorzunehmen. Empfohlen wurden warme Ölumschläge auf den Kopf und vorsichtiger Aderlaß. SORANOS wie auch ARETAEUS empfehlen im übrigen das Ansetzen von Schröpfköpfen auf dem kahlgeschorenen Schädel. Ferner seien passive Übungen, beispielsweise auch Schaukeln und vorsichtige Diät angezeigt.

Da aber neben der Hirnstörung auch Überanstrengung, Ausschweifung, das Ausbleiben von Menstruation usw. als krankmachend betrachtet wurde, wurden Massage und Spaziergänge empfohlen. Interessant ist für uns, daß geraten wurde, den Verstand des Patienten zu stärken, indem man ihn Texte, die falsche Feststellungen enthielten, kritisch lesen ließ. Auch Schach spielen und reisen wurde für günstig erachtet. Wir sehen also, daß die Behandlung in der Antike immer empirisch war.

Während nach der spätrömischen Zeit bis zum Mittelalter im westlichen Europa Mitteilungen über psychische Krankheiten und ihre Behandlung fehlen, erfahren wir einiges, was zwischen 800 und 1200 in der arabischen Medizin gedacht und getan wurde. Nicht nur haben AVIZENNA und andere arabische Ärzte diagnostische Schemata über psychische Störungen aufgestellt, sondern wir finden auch Mitteilungen über Behandlungsformen. In den für Geisteskranke bestimmten Institutionen, meist an allgemeine Krankenhäuser angeschlossen, und die lange vor den im christlichen Abendland gegründeten Spitälern bestanden, wurden Geisteskranke und wohl auch vor allem Schizophrene mit Musiktherapie behandelt. Musikergruppen spielten und trommelten vor den Kranken, wobei offenbar unterschieden wurde, ob es sich um Trauer und Lähmung einerseits oder aber um Erregung und Euphorie anderseits handelte. Beides sollte je nachdem mit aufreizender oder beruhigender Melodik angegangen werden.

Ob nun im westeuropäischen Mittelalter die psychischen Störungen als Krankheit erkannt wurden, oder ob sie ganz dem Wirken der Dämonen zugeschrieben wurden, kann nicht in eindeutiger Weise entschieden werden. Daß der Exorzismus, d.h. das Austreiben der Dämonen, der auch in zahlreichen bildlichen Darstellungen zum Ausdruck kam, nicht als Behandlungsform im heutigen Sinne aufgefaßt werden kann, ist klar. Wir können heute vermuten, daß es ein Nebeneinander gab: je nach den Äußerungen der Psychose, je nach den Wahninhalten beispielsweise, wurde entweder auf Hexerei und Dämonenwirkung geschlossen oder aber, immer noch im Rahmen der Viersäftetheorie von HIPPOKRATES, auf eine Störung der inneren Harmonie.

Ende des 16. Jahrhunderts kam nun eine gewisse Wende. Besonnene Ärzte wandten sich gegen die Auffassung, das gestörte Seelenleben sei dem Einfluß des Teufels zu verdanken, und nahmen die alte Auffassung wieder auf, wonach es sich um Hirnkrankheiten handle. Daß damals, wie schon Jahrhunderte zuvor, Kräuterabgüsse verwendet wurden, steht außer Zweifel, kennen wir doch ausführliche, bis zu 300 verschiedene Spezies umfassende Heilkräuterverzeichnisse. Bei Felix PLATTER in Basel finden sich eindrückliche Beschreibungen, wie er einer erregten Wahnkranken kühlende Pflanzenabgüsse auf die Stirne legte. Aber auch brutale Methoden wurden angewendet. So empfahl HELMONT (1577-1644), Kranke ins Wasser zu tauchen, bis sie bewußtlos seien. Später war es der berühmte BOERHAVE (1668-1738), der das Eintauchen der Kranken empfahl (W.L. JONES). Das Morphium als beruhigende, schlaffördernde Substanz war bereits bekannt, ja es war schon in der Antike verwendet worden. Aber auch Helleborus Haemorocallis, Safran, wurde verwendet. Daß Pflanzenextrakte von Hyoszyamus, Mandragora, Belladonna, Cannabis auf die Psyche einwirkten, wußte man. Schon AVICENNA hatte von der entrückenden Wirkung des Cannabis gesprochen (W.L. JONES).

Als Kuriosität ist zu vermerken, daß 1668 ein Arzt, J. DENIS, eine erste Bluttransfusion bei einem Geisteskranken vornahm (Claude

FESTEL et Pierre MOREL). Bei einem Kalb wurde eine Arterie frei-
gelegt, und dem Kranken wurden ungefähr 10 Unzen Blut entnommen und dementsprechend 5 oder 6 Unzen Kalbsblut inji-
ziert. 48 Stunden später sei die Operation wiederholt worden, und
DENIS beschreibt, daß der Kranke ruhig geworden sei. Ich erinnere daran, daß in den letzten 20 Jahren der Blutumtausch bei
Schizophrenen zu einer neuen kurzen Blüte kam.

Sollen die Pilgerfahrten, die man seit dem Mittelalter unternahm,
um Geisteskranke zu heilen, auch zu den Therapiemethoden ge-
rechnet werden? Eigentlich müßte dies abgelehnt werden, da es
ja um den Glauben ging, daß Geisteskranke durch Fürbitte und
Gebet beeinflußt werden könnten. Immerhin ist zu bedenken, daß
vor allem der Kult der heiligen Dymphna schließlich dazu geführt
hat, daß im 19. Jahrhundert der kleine Ort Geel in Belgien nicht
nur zu einem Wallfahrtsort für Schizophrene wurde, sondern daß
sich daraus dann die erste »Irrenkolonie« entwickelt hat, Vorbild
während Jahrzehnten für die extramurale Betreuung von Schizophrenen.

Doch blättern wir in der Geschichte zurück: Während im 17. und
wohl auch bis Mitte des 18. Jahrhunderts die Geisteskranken und
damit auch die Schizophrenen noch vorwiegend Zuhause, sei es
durch Exorzismus, sei es durch Ärzte mit ihren komplizierten
Rezepten behandelt wurden, kam nun die Periode, die der französische Philosoph FOUCAULT als das »grand enfermement« be-
zeichnete. Ich habe bereits in einem früheren Kapitel die Frage
aufgeworfen, ob es wirklich und ausschließlich um das Absondern
der Unproduktiven, der »Parasiten« ging, oder ob nicht auch
caritative Elemente eine wichtige Rolle spielten. Tatsache ist, daß
gegen Ende des 18. Jahrhunderts die aufgeklärten Ärzte, allen
voran CHIARUGI, DAQUIN und vor allem dann PINEL, ihre Proteste
gegen die unmenschliche, ja barbarische Behandlung der Geisteskranken laut werden ließen. Darüber, daß das Hauptverdienst von
Philippe PINEL nicht sosehr in der Entfernung der Ketten zu sehen ist, sondern vielmehr in seinem ersten Versuch, einfache Unterscheidungen zwischen den verschiedenen Geistesstörungen
herzustellen, die Kompetenzen des Arztes abzugrenzen, und die
Bedeutung der »Leidenschaften« zu erkennen (worin damals das
eingeschlossen war, was wir heute als Triebleben bezeichnen),
darüber sind sich die modernen Medizinhistoriker einig.

Wie stand es indessen mit den Behandlungsmethoden eines CHIARUGI, eines PINEL? Zwar wurde die Viersäftetheorie und der Glaube an ein gestörtes Gleichgewicht des Organismus, mehr und mehr in den Hintergrund gedrängt, doch was die körperlichen Behandlungsmethoden betraf, trat nichts grundlegend Neues hinzu. Es wurde weiterhin zur Ader gelassen, obgleich PINEL sich eher kritisch dazu äußert, es wurden Laxantien eingesetzt, da die fortschrittlichen Ärzte damals der Überzeugung waren, daß die gestörte Verdauung eine Rolle spielen könnte, aber auch das, was wir heute als repressive Methoden bezeichnen würden, wurde nicht verschmäht. So hören wir, daß auch aufgeklärte Ärzte um 1800 einhellig der Meinung waren, daß festes Auftreten, Unterdrücken von Unbotmäßigkeit, ja sogar körperliche Strafe bei gewissen Psychosen angezeigt seien. Es ist nicht abwegig, sich vorzustellen, daß auch in der mehr und mehr im Zentrum des europäischen Interesses für Psychiatrie stehenden Salpétrière in Paris gelegentlich die Peitsche geschwungen wurde, daß man fesselte und isolierte. Die Wassertherapie erhielt einen neuen Aufschwung, indem die Erkenntnis, daß lauwarme Bäder beruhigend wirken könnten, zur Praxis der Dauerbadtherapie führte. Die Deckelbäder, die bis in unser Jahrhundert in den meisten psychiatrischen Anstalten verwendet wurden, haben eine lange Tradition. PINEL kann im übrigen als vorsichtiger Praktiker bezeichnet werden, allen Theorien und Klassifikationen eher abhold, und wir finden bei ihm bereits eine Bevorzugung psychogener Erklärungsmechanismen für die Entstehung der Psychosen (ACKERKNECHT).

Eine ähnliche Stellung wie PINEL in Frankreich nimmt in Deutschland Johann Christian REIL (1759-1813) ein. Er verwendet bereits den Ausdruck »Nervenkrankheiten« und wendet sich ähnlich wie PINEL gegen unnötige Klassifikationsversuche. Das Gehirn ist für ihn das »Seelenorgan«. Über dessen Rolle bezüglich der Ursache der Schizophrenie drückt er sich vorsichtig aus, wird aber in seinen »Rhapsodien über die Anwendung der psychischen Curmethode auf Geisteszerrüttungen« heftig und polemisch, indem er sich leidenschaftlich gegen die menschenunwürdige Unterbringung und Pflege der Geisteskranken wendet. Wir stehen am Beginn dessen, was für lange Zeit die »moralische« Behandlung der Schizophrenen genannt wurde, wobei wir heute bedenken müssen, daß im damaligen Sprachgebrauch moralisch fast synonym mit psychisch war. Das Ziel von REIL war also, das Seelenorgan spezifisch zu erregen, die torpiden Teile zu erwecken und die exaltierten zur Ruhe zu bringen. Praktisch gesehen hieß das, daß REIL einerseits das Wohlbehagen anregen wollte (Bewegung, Reinlichkeit, Wärme, Schlaf, Sexualität), andererseits aber auch Schmerz und Mißbehagen anwandte (Hunger, Durst, scharfer Wasserstrahl, ja sogar die Peitsche). REIL empfahl aber auch die Überredung, Überzeugung durch Argumente, die Musik, das Theater.

Das 19. Jahrhundert

Allmählich hatte sich die Erkenntnis Bahn gebrochen, daß es sich bei den Geisteskrankheiten und also auch bei der Schizophrenie nicht um mysteriöse Vorgänge handle, sondern daß alles unter dem Aspekt der gestörten Vernunft zu sehen sei. Daraus leitete sich auch die therapeutische Überzeugung ab, daß eine persönliche Begegnung mit dem Schizophrenen und der Versuch der Einflußnahme auf psychologischem Weg sinnvoll sei. Die Psychose wurde aber auch zu einem naturwissenschaftlich erfaßbaren Phänomen, und daraus leiteten sich Therapieversuche ab, die über Jahrzehnte dem gleichen Muster folgen sollten. Freilich gab es Unterschiede zwischen den Nationen. So kann man etwas gerafft sagen, daß in der französischen Psychiatrie das Beschreiben vorherrschte, während die deutsche Psychiatrie sich vor allem um Erklärung bemühte.

Das »traitement moral«, von dem schon die Rede war, bestand aus einem Versuch, auf den Kranken einzugehen und ihm die gestörte Vernunft notfalls sogar mit Zwangsmaßnahmen wiederzugeben. Neu war nun in Zusammenhang mit dem Bau von Irrenanstalten das therapeutische Prinzip, den Kranken zu isolieren. ESQUIROL hat es 1838 in prägnanten Worten ausgesprochen: »Zuerst werden durch die Isolierung neue Empfindungen geweckt, der Kreis von Ideen, aus dem der Kranke nicht herauskommen konnte, wird gewechselt und gebrochen; unerwartete und neue Eindrücke frappieren und erregen die Aufmerksamkeit des Kranken und machen ihn für die Ratschläge, die ihn der Vernunft zurückgeben sollen, zugänglicher. Der Arzt findet den Kranken von dem ersten Augenblick seiner Isolierung an überrascht, erstaunt, außer Fassung; er bemerkt stets eine sehr wichtige Remission. Hier kann er leichter das Zutrauen des Kranken gewinnen, indem er denselben ohne Vorurteil findet. Auch ist die Isolierung nicht minder nützlich, um die Störung der psychischen Neigung des Kranken zu beschwichtigen. In welchem Hause soll die Isolierung bewirkt werden? Wir haben es schon gesagt, der Geisteskranke muß in ein Haus untergebracht werden, welches für die Behandlung der Geisteskranken bestimmt ist.«

»Der stärkste Einwand gegen die Unterbringung in ein Haus, das für dergleichen Kranke bestimmt ist, betrifft die traurige Wirkung, die für den Geisteskranken daraus entstehen kann, mit seinen Unglücksgefährten zu leben. Ich antworte, daß im allgemeinen dieses Zusammenwohnen nicht schadet, daß es nicht ein Hindernis in der Heilung, sondern ein Mittel zu derselben ist, weil es die Kranken zwingt, über ihren Zustand nachzudenken, weil die gewöhnlichen Gegenstände in der Regel keinen Eindruck auf sie machen, und sie so durch die Extravaganzen ihrer Mitgenossen zerstreut werden. Sie sind gezwungen, nach innen zu leben, sich mit dem, was um sie herum vorgeht, zu beschäftigen, in mancher Beziehung sich selbst zu vergessen, was schon eine Annäherung zur Gesundheit ist.«

Aus unserer heutigen Perspektive müssen wir leider annehmen, daß das, was in der ersten Hälfte des 19. Jahrhunderts als therapeutischer Fortschritt gewertet wurde, nämlich die immer ausgebautere Irrenfürsorge im Sinne der Hospitalisierung in Krankenhäusern, mehr Unheil angerichtet hat als irgendeine andere Maßnahme. Wohl machte die Erforschung der Geisteskrankheit langsame, aber sichere Fortschritte, so beispielsweise als der führende Kopf der »Psychiker«, Johann Christian HEINROTH, als einer der ersten die Abhängigkeit der Seelenstörung vom Lebenslauf erkannte und damit den Weg freimachte für Überlegungen zum Verlauf und zur Prognose. Und bei K.E. IDELER finden wir ganz modern anmutende Hypothesen. So betont er nicht mehr, wie seine Vorgänger, das Fehlen von Vernunft beim Schizophrenen, sondern das gestörte Gleichgewicht der Leidenschaften. Ferner sagt er: »Fassen wir also den Wahnsinn als den Ausdruck einer Idee auf, welche nicht bis zur Reife und Gediegenheit eines tatkräftigen Charakters durchgebildet, deshalb im Zusammenstoß mit dem Widerspruch der wirklichen Welt scheitern, und sich nun deshalb ins Gebiet der Phantasie flüchten mußte, um hier einen freien Raum zu ihrer Wiederherstellung im Bewußtsein zu finden.«

Der Wahnkranke, so meint er, befinde sich in einer »selbstgeschaffenen Welt« und erlebe den »Roman seiner selbst«. Es könne eine vollständige Spaltung des Bewußtseins in das Ich und das Nicht-Ich auftreten. Die Geisteskrankheit sei eine bis aufs äußerste gesteigerte Individualität.

So weit, so gut. Aber was hatten diese treffenden Überlegungen mit der Therapie zu tun? Versuchen wir uns vorzustellen, was um die Mitte des letzten Jahrhunderts mit einem Schizophrenen in therapeutischer Hinsicht geschah: War die Störung des Gedankengangs auffällig, sein Benehmen im Widerspruch zu den Regeln der Gesellschaft, hielt er an Wahnvorstellungen fest, die jedem Zureden unzugänglich blieben, wurde er in einer der nun bestehenden psychiatrischen Großkrankenhäuser eingewiesen. Dort suchte man ihn durch geregelte Tätigkeit innerhalb und außerhalb des Hauses abzulenken, zu beruhigen, man behandelte möglicherweise vorhandene körperliche Symptome wie Eßstörungen oder Schlaflosigkeit, man suchte ihn im Gespräch von der Unsinnigkeit seiner Wahnvorstellung zu überzeugen, und wenn er erregt und unruhig war, wurde er über Stunden in einem lauwarmen Bad festgehalten. Morphiumpräparate wurden verabreicht, es wurde weiter laxiert, während der Aderlaß langsam aber sicher verschwand.

Von einer zeitlich relativ kurzen, aber interessanten Periode der Behandlung muß nun noch berichtet werden, nämlich einer frühen Schockbehandlung. Man suchte gewissermaßen eine Krise herbeizuführen und erfand dazu die verschiedensten Hilfsmittel. Das einfachste waren die Brechmittel. Wie Kraepelin später sagte, sollten diese Brechmittel einmal durch die Erschütterung zur Erregung der Unterleibsnerven und zur Anspornung der Tätigkeit verschiedener Organe führen, sodann die Befreiung des Magens und der oberen Darmteile von Schleim, Galle, unverdauten Nahrungsstoffen, Giften, Säuren und andern Schädlichkeiten bewirken. Endlich sollten durch den Ekel gewisse Nervengebiete »antagonistisch« beruhigt oder angeregt werden. »Ihre erschütternden Wirkungen werden selbst dem Stumpfsten, Blödsinnigsten fühlbar«, erklärte Vering.

Ausführliche Beschreibungen der Emetika finden wir bei J.B.

FRIEDREICH. Er empfiehlt 1838 den Brechweinstein, und zwar in innerer wie äußerer Anwendung. Mit großer Gründlichkeit schildert er die Methode und erörtert die Vor- und Nachteile im Vergleich mit andern Therapien.

Einen breiten Raum nahmen auch die ableitenden und hautreizenden Mittel ein, wozu die Senfteige und Blasenpflaster auf Kopf und Nacken gehörten. Es sollte eine Art Umformung bewirkt werden. Das plötzliche Eintauchen in kaltes Wasser benutzte man, um eine heftige Erschütterung des gesamten Körpers zu erzielen. Dadurch sollte »mit einem derben psychischen Schlag« die Reihe der verkehrten Vorstellungen durchbrochen und neuen, vielleicht gesunden Gedankengängen Raum geschaffen werden (KRAEPELIN). Durch starke Sinneseindrücke und durch erschütternde Stöße auf die Phantasie sollte der Kranke gleichsam aus seinem Taumel geweckt werden (»man ziehe ihn mit einem Flaschenzug an ein hohes Gewölbe auf, daß er wie Absalom zwischen Himmel und Erde schwebt, löse Kanonen neben ihm, nahe sich ihm unter erschreckenden Anstalten, glühendem Eisen usw.«).

Als eigentliche »Schocktherapie« kann das Drehstuhlbett von HORN bezeichnet werden. Obschon es nur kurze Zeit zur Anwendung gelangte und sicher nicht in allen Irrenhäusern zu finden war, stellte es einen einleuchtenden Versuch dar, das Prinzip der provozierten Krise mit hirnphysiologischen Überlegungen zu kombinieren.

Der Kranke – und es waren sicher vorwiegend Schizophrene – wurde nämlich auf einem Stuhl oder einem Bett festgebunden, das sich immer schneller im Kreis bewegte, bis der Kranke schließlich das Bewußtsein verlor. Ganz offensichtlich ging es hier nicht nur um die Erregung von unangenehmen Gefühlen, die therapeutisch wirksam sein sollten, sondern darum, daß via Blutkreislauf auf das Gehirn Einfluß genommen werden sollte.

Fassen wir also zusammen, daß sich bis 1890 wenig an den therapeutischen Maßnahmen änderte. Ihr Hauptinteresse wandten die Kliniker der *tätigen Beschäftigung* der Kranken zu, der Diät, dem lauwarmen Bad, sie gaben nach wie vor Morphium, Digitalis, Kampfer, Laxativa und Emetika.

Um 1890 sind nun aber zwei neue therapeutische Prinzipien zu beobachten: Einmal empfahl NEISSER die Bettruhe. Er wollte beobachtet haben, daß diese auf Geisteskranke eine günstige Wir-

kung hatte. Heute können wir annehmen, daß dieses Bettruhe-
prinzip nicht einfach sinnlos war, sondern dem Bedürfnis nach
Geborgenheit und Ruhe entsprach. Subjektiv konnte der Kranke
Gewinn ziehen aus einer erlaubten Regression. Freilich war da-
hinter auch die Idee zu vermuten, daß es gelte, den Geisteskranken wie einen körperlich Kranken zu behandeln, und die Bettruhe spielte ja damals bei den praktisch tätigen Ärzten eine große
Rolle. Wer hätte indessen damals vermuten können, daß sich gerade diese Bettruhe bei Schizophrenen mit ihrer erzwungenen
Untätigkeit und Abkapselung zu einem unheilvollen Vernachlässigen wichtigster Funktionen ausweiten sollte? Das Signal war
unglücklich: In den darauffolgenden Jahren wurden Hunderte
wenn nicht Tausende von Patienten in großen Schlafsälen einem
stumpfen Versanden preisgegeben, aus dem es kein Entrinnen
mehr gab. Ein klassisches Beispiel also, wie sich eine gutgemeinte therapeutische Maßnahme in ihr Gegenteil verwandelte.
In eben diesem Jahr 1890 versuchte aber ein Schweizer Arzt, Gott-
lieb BURCKHARDT (1836-1907) aufgrund seiner hirnphysiologischen
Forschungen und der daraus sich entwickelnden Theorienbildung
zur Schizophrenie den ersten neurochirurgischen Eingriff. Seine
Vorstellung war, daß es um gestörte Verbindungen zwischen den
Sprachzentren gehe und daß gewisse Assoziationsbahnen derge-
stalt unterbrochen werden sollten, daß eine kleine Menge Hirnsubstanz entnommen wurde. BURCKHARDT hat in einem Privatsa-
natorium am Neuenburgersee insgesamt sieben Patienten mit
dieser Methode operiert, und wir sind genauestens über seine
Technik informiert. 1890 trug er nun seine Resultate an einem
Kongreß in Berlin vor und muß dabei seine Zeitgenossen erstaunt
haben. Begreiflich, daß beim damaligen Stand des Wissens und
angesichts der aufgetretenen Todesfälle diese Methode schnell
wieder verlassen wurde. Trotzdem können wir sie heute als Pioniertat bezeichnen, hat doch später Egaz MONIZ, auf den wir noch
zu sprechen kommen, den Nobelpreis dafür erhalten. Wir können es den damaligen Neuropsychiatern nicht verübeln, wenn sie
angesichts der rasanten Fortschritte der Hirnlokalisationen Mittel und Wege suchten, um fern von jeder psychologischen Betrachtung des schizophrenen Geschehens einen therapeutischen Weg
zu finden. Konnte nicht LUYS, der berühmte Neuropathologe aus-
rufen: »Der Wahn ist ein Symptom, ist der Schrei des leidenden

Gehirns genau wie die Dyspnoe der Ausdruck der ranken Atmungsorgane ist.« Krasser kann wohl eine einseitige Auffassung des Wesens der Schizophrenie nicht ausgedrückt werden.

Nun begannen aber Ende des letzten Jahrhunderts auch mehr und mehr bedeutende Ärzte, sich in immer gezielterer Weise den psychotherapeutischen Problemen zuzuwenden. Aber einhellig waren sie der Ansicht, daß der Schizophrene einer Psychotherapie nicht zugänglich sei. So konnte BERNHEIM, der Führer der Hypnotismusschule in Nancy, ganz klar und eindeutig betonen, daß der Geisteskranke nicht hypnotisierbar sei, da es sich ja um eine Hirnkrankheit handle. In gleicher Weise äußerte sich Paul DUBOIS, um 1900 einer der bekanntesten Psychotherapeuten in Europa, der in seinen Schriften immer wieder darauf hinwies, daß die Geisteskrankheit kein Feld der Anwendung von psychotherapeutischen Maßnahmen sei.

Insgesamt müssen wir feststellen, daß sich in den letzten Jahrzehnten des 19. Jahrhunderts ein weitgehender therapeutischer Nihilismus ausgebreitet hatte. Dies spiegelt sich u.a. auch darin, daß in den großen Lehrbüchern der Psychiatrie von GRIESINGER bis KRAEPELIN der Therapie sehr wenig Raum gewidmet wird. Noch 1913 konnte KRAEPELIN schreiben: »Da wir die eigentlichen Ursache der Dementia praecox nicht kennen, werden wir an deren Bekämpfung zur Zeit nicht denken können.«

Die Großkrankenhäuser blähten sich immer mehr auf, waren überfüllt, in allen Staaten ertönte immer wieder der Ruf nach Erhöhung der Bettenzahl, man klagte über Überfüllung, und insbesondere war es die amerikanische Psychiatrie, die sich bis zum ersten Weltkrieg neuen therapeutischen Versuchen widersetzte mit dem klaren Hinweis darauf, daß es zuerst gelte, die Ursachen der Krankheit zu erforschen und dann erst nach neuen Wegen zur Behandlung zu suchen.

Freilich gab es auch immer wieder naive Ansätze, Erkenntnisse aus der somatischen Medizin auf die Psychiatrie zu übertragen. So tauchen in den Fachzeitschriften immer wieder Meldungen über erfolgreiche Behandlungen mit neuen Substanzen auf, die jedoch allesamt kurzlebig waren. Kaum ein Organ des Schizophrenen, an dem nicht manipuliert wurde. Man sprach der Kastration therapeutische Wirksamkeit zu, man injizierte tierische Organextrakte, kurz, die therapeutische Hilflosigkeit der damaligen Psychiater hatte kein Ende. Von der Idee, daß der Spitalaufenthalt an sich heilsam sein könne, war immer wieder die Rede. Von einer theoretischen Begründung dieses Sachverhalts findet man jedoch in den einschlägigen Arbeiten kaum eine Spur.

Überblickt man alle diese therapeutischen Versuche des 19. Jahrhunderts, so kommt man nicht darum herum, mit Scham und Unbehagen auf das Geschehen zurückzublicken. Dessen ungeachtet war es sicher so, daß die verantwortlichen leitenden Ärzte in diesen Großkrankenhäusern ihr Bestes taten, mit väterlicher Autorität für Ruhe und Ordnung sorgen wollten, aber im übrigen mehr und mehr der Auffassung waren, daß Schizophrenie eine unheilbare Krankheit sei.

Der große GRIESINGER allerdings war optimistisch, was die Heilungsmöglichkeiten betrifft. Auch er glaubte an die Wichtigkeit, die Umgebung des Kranken zu ändern. Auch er glaubte an den Wert der Isolierung von der Familie und an die Nützlichkeit der Arbeitstherapie. Die Dusche sollte nur als Strafmittel benützt werden. In empfehlendem Sinne erwähnt er Bäder, Opium, Digitalis, Blausäure und Datura. Das alte Ich sollte zurückgerufen und gekräftigt werden. Es habe keinen Zweck, Wahnideen zu diskutieren, im Gegenteil: man müsse von ihnen ablenken. Daß GRIESINGER sich gegen die Absonderung der Kranken in den Großkrankenhäusern aussprach und dafür die Stadtasyle empfahl, sei hier nur am Rande erwähnt.

Das 20. Jahrhundert

Trotz dem erwähnten therapeutischen Nihilismus gab es immer wieder Versuche, in Neuland vorzustoßen. Hierzu gehört beispielsweise die Fiebertherapie, die durch Julius WAGNER VON JAUREGG (1857-1940) in einem Artikel 1887 erstmals diskutiert wurde. Dabei stellte sich heraus, daß diese Fiebertherapie, die JAUREGG zuerst mit dem Kochschen Tuberkulin und später mit Typhusvakzine praktizierte, ein Spezifikum für die progressive Paralyse war. Trotzdem knüpfte er doch auch Hoffnungen an diese Behandlungsart, Schizophrene heilen zu können. So finden sich in seinen Publikationen oder denen seiner Schüler immer wieder Ansätze zu einer Schizophrenietherapie. In der Folge mußte man jedoch einsehen, daß sie bei psychotisch Kranken nutzlos blieb.

Neue Initiativen zur besseren Behandlung von Schizophrenen
wurden nun auf verschiedenen Ebenen nach dem ersten Weltkrieg
ergriffen. Es ist unzweifelhaft, daß ernsthafte Bemühungen sich
verbreiteten, dem therapeutischen Nihilismus ein Ende zu setzen.
Dazu trugen einerseits die pharmakologische Forschung bei, anderseits aber die von FREUD initiierte psychoanalytische Bewegung,
auf die wir später zu sprechen kommen.

Jakob KLÄSI hat 1922 unter dem Namen Dauernarkose die Schlafkur eingeführt. Über ihre Geschichte wird in einem andern Kapitel dieses Buches berichtet. Sie sollte sich über Jahrzehnte als ein
wichtiges Therapeutikum bei schizophrenen Störungen erweisen.
Als dritte Achse neben der ständig sich verbessernden Pharmako-
therapie einerseits und der Psychotherapie andererseits können
zwei Initiativen erwähnt werden, welche das psychiatrische An-
staltsleben nachhaltig beeinflußt haben. Einmal kam gegen Ende
des letzten Jahrhunderts die Erkenntnis auf, daß nicht alle chronisch Kranken eines Daueraufenthaltes in einem psychiatrischen
Großkrankenhaus bedurften, sondern daß sie, dem Beispiel schot-
tischer Institutionen folgend, in Familien untergebracht werden
könnten. So entstand in Deutschland die Familienpflege, die sich
zu einem guten Teil auch auf das Beispiel des bereits erwähnten
Geel stützte. Hierüber ist bei ALT nachzulesen. Bis zum ersten
Weltkrieg fanden Hunderte, wenn nicht Tausende von Kranken –
vor allem Schizophrene – bei Familien, die durch das Spital aus-
gewählt wurden, gegen ein Kostgeld Unterkunft und sollten dort
im häuslichen Betrieb beschäftigt werden. Obschon anfangs ein
großer Enthusiasmus herrschte, wurden diese Bestrebungen doch
gedämpft und vor allem auch durch den ersten Weltkrieg in ihrem Funktionieren gestört. Immerhin hat sich die Familienpflege
als erste extramurale Institution in gewandelter Form bis heute erhalten. Wir können sie also ohne Zweifel zu den ersten sozial-
psychiatrischen Einrichtungen zählen.

Als zweiter Impuls auf dieser Achse, den wir als Resozialisation
bezeichnen können, muß der bahnbrechende Einfluß von Hermann SIMON (1867-1947) erwähnt werden. Als Leiter des Landeskrankenhauses Gütersloh gab er der längst bekannten Arbeits-
und Beschäftigungstherapie ein neues Gesicht. In differenzierter
und methodischer Weise setzte er die Beschäftigung für alle, auch
die Akutkranken ein. In seinem 1929 erschienenen Buch »Aktive

Krankenbehandlung in der Irrenanstalt« erläuterte er im Detail sein Vorgehen. Gütersloh wurde berühmt und von vielen Psychiatern aus Europa besucht. Die unselige Bettbehandlung hörte auf, jedem Kranken wurde nach seinen Fähigkeiten eine sinnvolle Tätigkeit zugewiesen. Dadurch konnte Simon die Erstarrung und Abkapselung vieler Schizophrener lösen. Selbstverantwortung und Selbständigkeit wurden großgeschrieben. Freilich wurde der recht militärische Stil und ein gewisser Fanatismus Simons später kritisiert. Er habe den Geisteskranken im Aspekt des unartigen Kleinkindes gesehen und die soziologische Seite überbewertet, die Erzeugung eines »Arbeitsautomaten« sei mit Besserung oder gar Heilung verwechselt worden (W. Schulte).

Wenden wir uns nun den psychotherapeutischen Bemühungen zu. Mit dem steigenden Interesse, das weltweit der Psychoanalyse von Sigmund Freud galt, fing auch eine neue Epoche an. Allerdings ist zu sagen, daß Sigmund Freud seine Theorien vor allem anhand von neurotischen Kranken geschaffen hat. Mit psychotischen Menschen kam er viel seltener in Kontakt. Trotzdem sind seine Gedanken zur Psychologie des Schizophrenen bahnbrechend: Vor allem in seiner Analyse des Falles Schreber zeigt er, daß die Verdrängung und Verschiebung von Gedankeninhalten, aber auch die Verdichtung, die Projektion und die Begriffskontaminierung beim Schizophrenen gefunden werden. Er beschreibt die gelockerte Besetzung der realen Objekte. Die Halluzination kann ähnlich wie der Traum verstanden werden. Ihr symbolischer Gehalt manifestiert sich in regressiver Weise. Im Wahn sieht er eine Form von Selbstheilungsversuch. Unbewußte Inhalte werden beim Schizophrenen übermächtig und überschwemmen das Individuum. Einer aktiv-psychotherapeutischen Behandlung von Schizophrenen stand Freud jedoch wie seine bereits erwähnten Vorgänger im Rahmen der Psychotherapie, nämlich Dubois und Bernheim, skeptisch gegenüber. Eine psychoanalytische Behandlung von Schizophrenen sei nicht möglich, so meinte er, weil nämlich bei diesen die Unfähigkeit bestehe, eine Übertragung zu bilden. Unter seinen Schülern gab es aber nach und nach immer mehr, die sich trotzdem an die Behandlung wagten, so hat beispielsweise C.G. Jung während seiner Tätigkeit an der psychiatrischen Universitätsklinik Zürich Versuche unternommen, getragen von der Auffassung, daß alle Phänomene der Psychose, insbesondere der Wahn und die Halluzination verstehbar und aus der Lebensgeschichte erklärbar seien. Insbesondere ist es aber Paul FEDERN, der maßgeblich dazu beigetragen hat, daß eine psychoanalytische Behandlung Schizophrener denkbar wurde.

In den Jahren 1910-1920 waren vor allem amerikanische Psychoanalytiker aktiv und berichteten über mehrere erfolgreich behandelte Fälle, so z.B. KEMPF, CLARK, CORIAT. Sie lehnten sich in ihren Deutungen meist an die neuesten Arbeiten FREUDS an und rückten oft das Problem der Homosexualität und des Ödipuskomplexes in den Vordergrund. Daß es unmöglich war, Schizophrene mit der gewohnten klassischen Technik des freien Assoziierens zu behandeln, war diesen Autoren zum vornherein klar. Viele ließen sich durch das »aktive« Vorgehen FERENCZIS inspirieren. Andere lehnten sich an WAELDER an. Dieser meinte beispielsweise, daß kein Mechanismus der Schizophrenie an und für sich realitätsunfähig sei, sondern daß nur die Qualität der Inhalte, das Verhältnis zu andern psychischen Phänomenen den Realitätswert oder -unwert bestimme. Dem Versuch, einem Schizophrenen seine Symbole eifrig zu übersetzen und sofort gedeutet anzubieten, setzten sich die meisten energisch entgegen. Wichtig sei nicht die Inhaltsdeutung des Symptoms an sich, sondern das Gefühl, vom Therapeuten verstanden zu werden.

In den Jahren 1925-1930 sind es vor allem BRILL, HINSIE, SIMMEL, BYCHOWSKI, die der Therapie der Schizophrenie neue analytische Impulse zuführen. BYCHOWSKI erhebt beispielsweise die Forderung, daß der Analytiker sich teilweise mit dem Patienten identifizieren und seine psychotische Welt annehmen müsse, da dies ja auch der Versuch sei, die Welt des verlorenen Objektes wiederzufinden. Später führten in den USA A.F. SULLIVAN und im Anschluß an ihn Frieda FROMM-REICHMANN in zahlreichen Arbeiten die Möglichkeit des Arbeitens mit Schizophrenen vor. In Europa war es vor allem Madame Marguerite SECHEHAYE, die mit ihrer Methode der Réalisation symbolique von sich reden machte. Es wäre sicher falsch zu behaupten, daß alle diese intensiven Behandlungsversuche gescheitert seien. Ein neuer Aufschwung kam in Europa vor allem ab 1950.

Zurück zur somatischen Therapie: Es ist auffällig, daß Schlag auf Schlag in den Jahren zwischen 1933 und 1940 neue Methoden entwickelt wurden. Hat sich also in diesen Vorkriegsjahren die alte

Spaltung zwischen Psychikern und Somatikern in neuer Form
aufgezeigt? Fast könnte man es vermuten, wenn man bedenkt, wie
es wieder zu einer ungünstigen Polarisierung kam: Hier die Therapeuten, welche ganz einseitig nur auf eine somatische Be-
handlungsmöglichkeit pochten und jeden psychotherapeutischen
Ansatz verwarfen, dort jene Psychotherapeuten, die von der Überzeugung geleitet wurden, daß die Schizophrenie eine rein psycho-
gene Erkrankung sei und jeder Versuch einer pharmakothera-
peutischen Beeinflussung sinnlos. Um welche »somatischen«
Behandlungen handelte es sich denn in den bereits erwähnten
dramatischen Jahren? Hier wäre vor allem auf die Insulintherapie
einzugehen, worüber aber in einem andern Kapitel dieses Buches
berichtet werden soll.

Die Konvulsionstherapie

Diese wird 1934 vom ungarischen Psychiater von Meduna eingeführt, der durch Cardiazol epileptische Krämpfe auslöst. Er betrachtete, wie bereits Sakel mit der Insulintherapie, seine Methode als
ein Spezifikum für Schizophrenien, ging dabei von der falschen
Voraussetzung aus, daß ein Antagonismus zwischen Schizophrenie und Epilepsie bestehe. Diese Behandlung bestand darin, daß
durch Injektionen von Cardiazol ein epileptischer Krampfanfall
ausgelöst wurde, was über mehrere Wochen wiederholt wurde.
Die Behandlung war jedoch für die Patienten äußerst unangenehm,
so daß sie ohne weiteres aus dem Arsenal der Behandlungsmöglichkeiten gestrichen wurde, als 1938 Ugo Cerletti die Elektrokrampfbehandlung einführte. Angeregt durch Beobachtungen bei
der Tötung resp. Anästhesierung von Schweinen im Schlachthaus
durch elektrische Stromstöße, wandte er zusammen mit L. Bini
diese Methode bei Schizophrenen mit Erfolg an. Aber auch hier,
wie bei der Insulintherapie, erwies sich die Auffassung, daß es sich
um ein Spezifikum handle, als irrtümlich. Mit den Jahren verlagerte sich die Indikation: Nicht mehr Schizophrene wurden mit
dem Elektrokrampf behandelt, sondern nur noch depressive Patienten. Völlig verlassen wurde die Elektrokrampfbehandlung allerdings doch nicht ganz, hat sich doch bis heute erwiesen, daß
bei schwersten, lebensbedrohlichen katatonen Zuständen ein
Elektroschock lebensrettend sein kann.

Und nochmals das Jahr 1935: In diesem Jahre veröffentlicht Egaz
MONIZ, ein portugiesischer Neurologe, die Beschreibung eines
ersten hirnchirurgischen Eingriffes, dem später der Name Leukotomie gegeben wird. Der Eingriff bezweckt eine Durchtrennung
der Marksubstanz des Stirnhirns bzw. eine Trennung der Verbindung zwischen Vorderhirn und Thalamus mit sekundären Dege-
nerationen der medialen und dorsalen Thalamuskerne. Ein italie-
nischer Psychiater, FIAMBERTI, vereinfachte die Methode, indem er
einen Eingriff durch die Orbitalhöhle beschrieb. Vor allem in den
USA gelangte diese Therapie dank FREEMAN und WATTS zu einer
weiten Verbreitung.

Was nun die Frage des Nebeneinander oder Miteinander von Psychotherapie und somatischer Therapie betrifft, pendelte sich in den
Jahren zwischen 1940 und 1980 allmählich ein Konsensus ein,
wonach ein Entweder-Oder falsch wäre und eine kombinierte
Behandlung die beste Lösung sei. Dementsprechend gab es auch
immer wieder katamnestische Untersuchungen, die versuchten, die
verschiedenen Wirkungsweisen gegeneinander abzugrenzen. So
wurde z.B. eine Gruppe von Schizophrenen mit pharmakothera-
peutischer Behandlung, aber ohne Psychotherapie mit einer andern verglichen, die beides erhielt. All diese Untersuchungen führten aber nicht zu stichhaltigen Schlußfolgerungen, vor allem wohl
deshalb, weil Auslesefaktoren eine gewichtige Rolle spielen.

Die offensichtlichen Erfolge, aber auch die Mißerfolge der »großen« Schocktherapien, d.h. Insulin, Elektroschock, aber auch der
Leukotomie, führten dazu, daß in den Jahren zwischen 1940 und
1950 eine große, heute beinahe unübersehbare Zahl von angeblich
psychotrop wirkenden Substanzen erprobt wurden. Es würde zu
weit führen, sie hier alle im Detail aufzuzählen. Nennen wir nur
z.B. das Pervitin, das bei gewissen schizophrenen Symptomen eine
Normalisierung hervorrufen sollte. Mit Natriumdiphenylhydan-
toin sollten katatone Erregungszustände gebessert werden können. In der Annahme, daß bei Schizophrenen allergische Reaktionen eine Rolle spielten und es deshalb um eine unspezifische
Desensibilisierung gehe, wurde das Histamin versucht. Auch hier
wurden zuerst günstige Resultate gemeldet, später wurde diese
Methode jedoch vollkommen verlassen. Ähnliches ist zu sagen von
der Adrenalinbehandlung. Wie kühn die Spekulationen über Ursache und Wirkung sein konnten, zeigt das Beispiel des Methyl-

guanidin. Man hatte nämlich beobachtet, daß bei Verbrennungen ein Schizophrener mit einer Besserung der Symptomatik reagiert hatte, und flugs wurde das Methylguanidin empfohlen, weil es eine Substanz ist, die regelmäßig im Urin von Patienten mit Verbrennungen nachgewiesen werden kann. Apomorphin, ein uraltes Emetikum, kam wieder zu Ehren. In Rußland wurde die direkte Einführung von Heilmitteln durch Subokzipitalpunktion in den Liquor versucht. Da man Beziehungen zwischen der Schizophrenie und der Tuberkulose vermutete, gab man Tuberkulin in steigenden Dosen. Aufgrund der Vermutung, daß beim Schizophrenen eine kurze Periode von Anoxie heilsam sein könnte, benutzte man Stickoxyd und später Kohlendioxyd. Wiederum war es von MEDUNA, der eine Mischung von CO_2 und Sauerstoff empfahl. GEORGI empfahl bei Schizophrenen eine Leberschutztherapie, da seiner Meinung nach während den akuten Schüben eine gestörte Leberfunktion festgestellt werden könne. Schließlich wäre noch über die Kältetherapie zu berichten, die darauf basierte, daß man eine enge Beziehung zwischen Hypothermie und Anoxämie vermutete, die offenbar wichtige Faktoren bei den verschiedenen Schockbehandlungen darstellten. Heroisch war der Versuch von DELAY, Schizophrene durch lumbale oder subokzipitale Luftinjektionen zu behandeln.

Doch wie gesagt – dies alles waren kurzlebige Versuche, auf immer wieder veränderten neurophysiologischen Hypothesen fußend. All diese zahlreichen, unergiebigen Therapievorschläge fanden ihr Ende und wurden endgültig begraben mit dem Aufkommen der Neuroleptikatherapie, über die hier nicht berichtet wird.

Wenn wir zusammenfassend die Geschichte der Therapie mit Schizophrenen durch die Jahrhunderte verfolgen, so wird deutlich, daß es sich im Grunde immer wieder um dasselbe Problem handelte, nämlich das Ringen um die Frage nach der Beziehung zwischen Leib und Seele. Galt es das Gehirn zu beeinflussen, war dort der Sitz der Krankheit, oder aber galt es die Persönlichkeit des Kranken anzusprechen, ihm im Rahmen des »traitement moral« entgegenzutreten? Es war ein ständiges Im-dunkeln-Tappen, denn Fortschritt wollte sich über viele Jahrzehnte nicht einstellen. Hinter manchen vermeintlich therapeutischen Ansätzen mag sich auch die unbewußte Reaktion der Umgebung, die Ärzte miteingeschlossen, abbilden: Wenn es hieß, daß der ungebärdige Kranke eben auch gestraft werden müsse, wenn das Prinzip Zucht und Ordnung hochgehalten wurde, wenn man den Kranken isolierte, von seiner Umgebung trennte, so war dies sicher auch das Ergebnis der uneingestandenen Hilflosigkeit. Freilich gibt es Themen, die in den modernen Therapien nach wie vor anklingen: Wenn also beispielsweise zu Beginn des letzten Jahrhunderts der Wahlspruch war, daß durch das Isolieren an abgelegenen Orten der schädigende Einfluß der Gesellschaft, will sagen der Familie ausgeschaltet werden sollte, so kann darin ein Ansatz zur Familientherapie gesehen werden. Aber ist dem wirklich so? Ich glaube, daß das Prinzip des Isolierens viel mehr Vorwand war, um den Schizophrenen einfach loszuwerden.

Auch die hilflosen Versuche, den Kranken »zur Räson« zu bringen, d.h. an seine Vernunft zu appellieren, ihm das Unsinnige seines Verhaltens zu zeigen, können an moderne verhaltenstherapeutische Prinzipien denken lassen. Aber auch da wäre der Vergleich hinkend. Vielmehr ging es damals wohl um die naive Vorstellung, daß der Kranke eigentlich etwas »könne«, wenn man ihn nur energisch genug dazu zwinge.

Negativ hat sich vor allem bis zu Beginn unseres Jahrhunderts die Tatsache ausgewirkt, daß in all diesen therapeutischen Versuchen die Erlebnissphäre ausgeklammert, die lebensgeschichtlichen Zusammenhänge mißachtet wurden. Nur so ist zu erklären, daß es noch in unserem Jahrhundert zu apodiktischen, von maßgeblichen Koryphäen vertretenen Auffassungen kam, wie z.B. daß der Wahn sei uneinfühlbar und unverstehbar.

Im Rückblick berührt es uns schmerzlich, wenn wir feststellen, daß es in der ersten Hälfte unseres Jahrhunderts gewissermaßen zu einem Aufleben der alten Polarität zwischen Somatikern und Psychikern gekommen ist. Wie zu den Zeiten von HEINROTH und JACOBI verrannten sich die Psychotherapeuten in eine einseitige Auslegung des schizophrenen Geschehens, und andererseits fühlten sich die Somatiker angespornt, durch die stetigen Fortschritte der Hirnphysiologie und Biochemie zu immer kühneren Versuchen der körperlichen Therapie vorzustoßen. Freilich kann gesagt werden, daß die sich gegenüberstehenden Methoden auf einer viel nuancierteren und wissenschaftlich besser untermauerten Vorstellung als früher über das Was und Wie des Körpers und der Seele basierten. Dennoch ist es nicht abwegig, eine Brücke zu schlagen zwischen der Drehstuhltherapie vom Anfang des letzten Jahrhunderts und der Leukotomie oder anderseits zwischen dem »Dämpfen der Leidenschaften« durch autoritatives Zureden und der heutigen Tiefenpsychologie.

Alles in allem kann gesagt werden, daß kaum ein anderes Gebiet wie das der Schizophrenietherapie eine so unendlich lange, nie abreißende Fülle von Irrtümern gekannt hat von falschen Pisten, verfehlten Spekulationen und enttäuschten Hoffnungen. Und trotzdem: Wenn wir auch heute noch kein Spezifikum für die Behandlung des Schizophrenen kennen, so muß doch anerkannt werden, daß dank der konzentrierten Bemühung um Rehabilitation und Resozialisation, dank der erhöhten Achtung vor der Einmaligkeit des Individuums die Chancen bedeutend gestiegen sind, daß der Schizophrene heute unendlich viel besser behandelt wird als vor hundert Jahren.

Anmerkung

* Zugleich erschienen als Kapitel in dem Buch von BÖKER und BRENNER: Behandlung schizophrener Psychosen, Enke-Verlag, Stuttgart 1997

Literatur

ACKERKNECHT, E.H. 81985): Kurze Geschichte der Psychiatrie. 3. Aufl. Enke, Stuttgart

ALT, K. (1899): Über familiäre Irrenpflege. K. Marhold, Halle

BERNHEIM, H. (1911): De la psychothérapie dans les psychoses. Encéphale 6, 375

BELL, L.V. (1980): Treating the Mentally Ill. Praeger Publ., New York

BOERHAAVE. H. (1709): Aphorismi de cognoscendis et curandis morbis. Leiden

BRILL, A.A. (1928): The Application of Psychoanalysis to Psychiatry. J. Nerv. Ment. Dis. 68, 561

BURCKHARDT, G. (1890): Über Rindenexcisionen als Beitrag zur operativen Therapie der Psychosen. Allg. Z. Psychiat. 47, 463

BYCHOWSKI, G. (1928): Über Psychotherapie der Schizophrenie. Nervenarzt 1, 478

CERLETTI, U., BINI, L. (1938): L'elettroshock. Arch. gen. di Neuol., Psychiat. et Psycoanal. 19, 266

CHIARUGI, V. (1793)): Della pazzia in genere et in specie. Firenze 94
(deutsche Übersetzung Leipzig 1975)

CLARK, L.P. (1926): The Phantasy Method of Analyzing Narcisstic
Neuroses. Med. J. Rec. 123, 154

CONOLLY, L. (1860): Die Behandlung der Irren ohne Zwang. Schauen-
buerg, Lahr

CORIAT, I. (1912): The Treatment of Dementia Praecox by Psychoanalysis. J. Abnorm. Psychol. 12, 326

DAQUIN, J. (1804): La philosophie de la folie. 2e Ed. Chambéry An XII
(erste Edit. 1791)

DELAY, J. (1949): Cerebral Pneumotherapy. Psychosurgery, Lisbonne

DENIS, J. (1668): Lettre écrite à Monsieur XXX. Paris

DÖRNER, K. (1969): Bürger und Irre. Europ. Verlagsanstalt, Frankfurt

DUBOIS, P. (1910): Die Psychoneurosen. 2. Aufl. Francke, Bern

ESCHENMAYER, A.K.A. (1979): siehe HOLSTEIN

ESQUIROL, E. (1838): Des maladies mentales. Braillère, Paris

FEDERN, P. (1956): Ichpsychologie und die Psychosen. Huber, Bern

FIAMBERTI, A.M. (1937). Proposta die une technica operatoria modi-
ficata e semplificata per gli interventi alle Moniz sui lobi pre-
frontali in malati di mente. Rass. di studi psychiatr. 26, 797

FOUCAULT, M. (1961): Histoire de la folie à l'âge classique. Paris

FREEMAN, W., WATTS, J.W. (1942): Psychosurgery. Thomas, Springfield

FREUD, S. (1968): Die Abwehrneuropsychose. Ges. Werke Bd. I.
Fischer, Frankfurt

FRIEDREICH, J.M. (1838): Über die innere und äußere Anwendung des
Brechweinsteins bei psychischer Krankheit. Blätter für Psychiatrie, E. Enke-Verlag, Erlangen

FROMM-REICHMANN, F. (1950): Principles of Intensive Psychotherapy.
The Univ. of Chicago Press, Chicago

GEORGI, F. (1944): Rôle du chimisme sanguin. J. Suisse de Méd. 539

GRIESINGER, W. (1871): Die Pathologie und Therapie der psychischen
Erkrankungen, 3. Aufl., Krabbe, Stuttgart

HEINROTH, I.C.A. (1825): Lehrbuch der Störungen des Seelenlebens.
Vogel, Leipzig

HINSIE, L.E. (1927): The Psychoanalytic Treatment of Schizophrenia.
Psychiat. Quart. 1, 313

HOLSTEIN, K. (1979): Die Psychiatrie A.K.A. Eschenmayers. P. Lang,
Frankfurt a.M./Bern

HORN, E. (1818): Beschreibung der in der Irrenanstalt des königl.
Charité-Krankenhauses zu Berlin gebräuchlichen Drehmaschine. Z. Psych. Ärzte, 219

IDELER, K.W. (1835-1838): Grundriß der Seelenheilkunde. Enslin, Berlin

JACOBI, M. (1844): Die Hauptformen der Seelenstörungen in ihren Beziehungen zur Heilkunde. Weidmann, Leipzig

JONES, W.L. (1983): Ministering to Minds Diseases. Heinemann, London

JUNG, C.G. (1907): Psychogenese der Geisteskrankheiten. Marhold, Halle

KEMPF, E.J. (1919): Psychoanalytic Treatment of Dementia Praecox. Psychoanalyt. Rev. 16, 15

KLAESI, J. (1922): Über die therapeutische Anwendung der Dauernarkose mittels Somnifen bei Schizophrenen. Zeitschr. f. d. ges. Psychiat.u.Neurol. 74, 557

KRAEPELIN, E. (1918): Hundert Jahre Psychiatrie. Springer, Berlin

MEDUNA, J.L. von (1937): Die Konvulsionstherapie der Schizophrenie. Marhold, Halle

MONIZ, E. (1936): Tentatives opératoires dans le traitement de certaines psychoses. Masson, Paris

MÜLLER, M. (1949): Prognose und Therapie der Geisteskrankheiten. Thieme, Stuttgart

PICHOT, P. (1983): Un siècle de psychiatrie. Dacosta, Paris

PINEL, Ph. (1804): Traité médico-philosophique sur l'aliénation mentale ou la manie. Paris, An XII

PLATTER, F. (1973): Observationes. Huber, Bern

POSTEL, J., Quetel, Cl. (1983): Nouvelle histoire de la psychiatrie. Privat, Toulouse

QUETEL, Cl., Morel, P. (1979): Les fous et leurs médecins. Ed. Hachette, Paris

REIL, J.Chr. (1803): Rhapsodien über die Anwendung der psychischen Curmethode auf Geisteszerrüttungen. Halle

SAKEL, M. (1935): Neue Behandlungsmethode der Schizophrenie. Perles, Wien/Leipzig

SCHARFETTER, C. (1987): Definition, Abgrenzung, Geschichte. In: Psychiatrie der Gegenwart. Schizophrenie, Springer, Berlin/Heidelberg

SCHRENK, M. (1973): Über den Umgang mit Geisteskranken. Springer, Berlin/Heidelberg/New York

SCHULTE, W. (1962): Klinik der »Anstalts«psychiatrie. Thieme, Stuttgart

SECHEHAYE, M. (1954): Introduction à une psychothérapie des schizophrènes. Presses Univ. de France, Paris

SIMMEL, E. (1929): Psychoanalytische Gesichtspunkte zur Psychotherapie der Psychosen (Schizophrenie). Allg. ärztl. Z. Psychoth. 2, 437

SIMON, H. (1919): Aktivere Krankenbehandlung in der Irrenanstalt. Berlin/Leipzig

STECK, H. (1933): Zur Insulinbehandlung akuter Psychosen. Schw. Arch. f. Neurol. u. Psychiat. 31, 153

SULLIVAN, H.S. (1935): Psychiatric Training as a Prerequisite to Psychoanalytic Practice. Am. J. Psychiat.91, 1117

VERING, A.M. (1817/1818): Psychische Heilkunde, Bd. I/II, Barth, Leipzig

WAELDER, R. (1924): Mechanismen und Beeinflussungsmöglichkeiten der Psychosen. Internat. Z. Psychoanal. 10, 393

WAGNER-JAUREGG, J. (1931): Über spezifische und unspezifische Behandlung von Geisteskrankheiten. Deutsche Nervenheilk. 117

WUNDERLICH, G. (1981): Krankheits- und Therapiekonzepte am Anfang der deutschen Psychiatrie. Matthiesen, Husum

WYRSCH, J. (1957): Über Geschichte der Psychiatrie. In: Beiträge zur Geschichte der Psychiatrie und Hirnanatomie. Karger, Basel

Krankengeschichten
und ihre Historie*

V. WEIZSÄCKER hat geschrieben: »Die Krankengeschichte hat den Wert und nimmt den Platz ein, welchen in den Naturwissenschaften die experimentellen oder systematischen Beobachtungen innehatten.«

Dies ist ein bedeutsamer Satz, und wir ersehen aus ihm, daß VON WEIZSÄCKER mit der »Krankengeschichte« zwar auch das Aufzeichnen, aber doch vor allem die Verbindung zwischen Lebensgeschichte und akuter Krise, zwischen Vergangenheit und Gegenwart meint. Wie sehr ihm die Tiefe dieser Zusammenhänge am Herzen lag, kann man daraus ersehen, daß in seinem Werk immer wieder der Begriff des ungelebten Lebens auftaucht, wie dies A. ZACHER in einer schönen Arbeit nachgewiesen hat.

Nun stehen wir aber vor der Tatsache, daß, wenn im heutigen Sprachgebrauch von Krankengeschichte die Rede ist, es in erster Linie um den Niederschlag von Beobachtungen geht. Die Krankengeschichte, etwas salopp ausgedrückt die KG, ist heute mehr und mehr ein Verlaufsprotokoll. Sie hat im deutschen Sprachraum mancherlei Namen angenommen: Krankenblatt, Krankenjournal – womit bereits angetönt wird, daß es sich um eine zeitlich fortgesetzte Aufzeichnung handelt – im Französischen »dossier«, »observation«. Wie Hanish MAXWELL mit Recht betont, bedeuten die englischen Ausdrücke »clinical record«, »hospital record«, »medical record«, »case sheets«, »case history«, »case records« alle dasselbe und entsprechen dem deutschen Wort »Krankengeschichte«. Wenn ich also hier die Frage überprüfen will, wie die Idee der Krankengeschichte entstanden ist, welche Formen sie angenommen hat, welches ihr Ziel war und für wen sie geschrieben wurde, werden wir uns stets auch immer wieder im Bereich der Biographik im Sinne VON WEIZSÄCKERS bewegen.

Als erstes möchte ich eine These aufstellen: Es ist merkwürdig, daß die Geschichte der Krankengeschichte so wenig Aufmerksamkeit gefunden hat. Dies bedauert und bestätigt auch B. CRAIG, die im übrigen mit Recht betont, wie sehr die Geschichte der Krankengeschichten die ganze Entwicklung des Spitalwesens von der Organisation über die Finanzierung bis zur Medizin widerspiegle. Unter den amerikanischen Autoren, die sich mit unserem Problem befaßten, seien hier nur kurz Reiser, Tevine und Wishner, Lawrence, Bloomfield, Stoeckle, Maxwell-Steward erwähnt. Im deutschen Sprachraum war mir ein Artikel von Tölle über die Krankengeschichte in der Psychiatrie nützlich. Ferner gibt es ein schönes Buch von Böhm, Köhler und Thome, »Historie der Krankengeschichte«, das 1978 erschienen ist.

Sich mit der Beobachtung des Kranken, des Krankheitsgeschehens zu befassen, die Prodrome zu kennen, den Verlauf aufzuzeichnen, das alles gehört zu den ehrwürdigsten Tätigkeiten des Arztes und ist fast so alt wie die einfachen Handlungen selbst, nämlich das Palpieren, Inspizieren, das Reden mit dem Kranken, das Urin Beschauen, das Pulsfühlen. Das Aufschreiben, das Registrieren des Gesehenen und Beobachteten ist beim Arzt eine Kunst wie das Starstechen, das Einrenken von Brüchen, das Steinschneiden. Merkwürdig, so sagte ich, ist es, daß dieser ärztlichen Tätigkeit zu wenig Aufmerksamkeit geschenkt wurde, ist es doch andererseits eindeutig und klar, daß das kritische Beobachten, Sammeln von Eindrücken und Erfahrungen, der Versuch, sie in eine Ordnung zu bringen, einen wesentlichen Unterschied ausmacht zwischen Arzt und Quacksalber. Der Quacksalber über die Jahrhunderte hindurch und heute der alternative Heiler kümmert sich ja nicht um die Biographik, da werden keine Beobachtungen gesammelt und verglichen, es geht nur um das hic et nunc, um die Unmittelbarkeit des Symptoms und dessen Beseitigung. Der seriöse Arzt will sich Rechenschaft geben, der Heiler begnügt sich mit dem Erfolg.

Wann hat denn das Aufzeichnen, das Beobachten, das Sich-Gedanken-Machen über das Gesehene angefangen? Es ist nicht falsch anzunehmen, daß es die ägyptische Medizin war, welche als erste anfing zu beschreiben und zu klassifizieren. Wie R. Thome bemerkt, könnte der 1930 entzifferte Papyrus Smith mit seinen Beschreibungen von 48 verschiedenen Wunden zu dieser These beigezogen werden. Dabei sei uns bewußt, daß es sich nicht um einen Verlauf, ja nicht einmal um einen eindeutigen Fallbericht handelt, sondern mehr um eine Anleitung nach dem Schema: »Wenn du als Arzt das und das siehst, dann tust du...«, also eine Praxisanweisung und nicht eine Krankengeschichte. Viel näher unserer heutigen Krankengeschichte kommen die hippokratischen Texte, vor allem in den Büchern »Epidemien 1 und 3«. Wir staunen, in welch moderner Weise hier Fälle beschrieben werden, wobei zuerst kurz die Symptomatologie bei Beginn, dann der Verlauf, die verschiedenen Befunde und schließlich der Ausgang geschildert werden. Manche hippokratischen Krankengeschichten umfaßten einen Zeitraum von vierzig Tagen, mit praktisch täglichen kurzen Aufzeichnungen. Man kann sogar vermuten, daß HIPPOKRATES eine eigentliche Kartei angelegt hat. Was war der Zweck des Sammelns von Beobachtungen und Verlaufsformen? THOME hat recht, wenn er sagt, daß es dadurch möglich wurde, Symptomenkomplexe zu erkennen und die Diagnose und Differentialdiagnose zu untermauern. Bis heute wurde die deskriptiv-statistische Methode zur Erkennung zunächst undurchschaubarer multifaktorieller Vorgänge in der Natur zu einem unentbehrlichen erkenntnistheoretischen Mittel. Man kann auch sagen, daß es ohne Dokumentation keinen Erkenntnisfortschritt gibt. Zur wissenschaftlichen Evolution einer Idee führt nur das präzise schriftliche Aufzeichnen.

Im Mittelalter wurden diese guten Prinzipien verlassen. In der Scholastik kümmerte man sich nicht mehr um die hippokratische Einfachheit der Beobachtung und Aufzeichnung. Statt der ehrlichen Forschung am Krankenbett wurde jene technische Gewandtheit im Distinguieren und Argumentieren, im Kommentieren und Disputieren gepflegt, die für jede Frage auch schon Antwort, für jedes neu auftauchende Problem auch schon die Argumente spitzfindiger, aus ARISTOTELES, GALEN, AVICENNA etc. geschöpften Buchweisheit bereithielt (THOME). So kann man also sagen, daß die spätmittelalterliche Medizin ein System war, das seinem Werte nach nicht viel mehr bedeutete als ein in Formen gebrachtes Nichtwissen.

Mit der Renaissance entdeckte man die Krankengeschichte wieder als Protokoll des Krankheitsverlaufes. Wir kennen das chronologisch geordnete Tagebuch von Johannes MAGENBUCH (1500-1546), des Nürnberger Stadtarztes (ASSION). Auch er scheint ein nach Patientennamen geordnetes Register angelegt zu haben. Beispielhaft als Verfasser von Krankengeschichten muß im übrigen Felix PLATTER gelten (1536-1614). Es berührt uns ganz modern, wenn wir seine plastischen Schilderungen von Krankheitsfällen lesen.

PLATTER beschreibt einfach, theoretisiert nicht. Es sind Aufzeichnungen eines Praktikers für den Praktiker. Später führt SYDENHAM (1624-1689) die Dokumentation zu einem neuen Höhepunkt, indem er nun den Begriff des Krankheitsprozesses einführt.

Der berühmte BOORHAVE (1668-1738) äußert sich zum Sinn der Dokumentation im Rahmen einer Krankengeschichte: »Ich werde mir Mühe geben, das Bild der schrecklichen Krankheit mit so lebhaften Farben zu malen, daß ein Fall genau derselben Art, der vielleicht später einmal eintritt, dann auch erkannt werden könne oder wenigstens beim Zweifel über das Wesen einer rätselhaften Krankheit der Vorteil geboten wäre, eine Möglichkeit in Betracht zu ziehen, die niemals, wäre sie nicht schon vorher durch ein Beispiel belegt, in den Bereich menschlicher Erwägungen einbezogen werden könnte.«...

»Meiner Meinung nach ist es in jeder nach anatomischen Grundsätzen von Ärzten geschriebenen und für Ärzte bestimmten Krankengeschichte unbedingt nötig, zuerst über die natürliche Körperanlage, die vorangegangenen Krankheiten, die Lebensweise und die angewandten Heilmethoden Mitteilung zu machen, ehe man von der Krankheit zu berichten beginnt, welcher der Patient erlegen ist«. ...

Bei BOSCHUNG können wir nachlesen, wie der berühmte Zimmermann das Problem der Krankengeschichte gesehen hat.

Johann Peter FRANCK (1745-1821) setzt sich für ein phänomenalistisches Schreiben von Krankengeschichten ein. Er läßt durch seine Studenten ausführliche Krankengeschichten schreiben, worin die Anamnese von den Kinderkrankheiten an, die vermutlichen Begleitursachen, der Verlauf, die Behandlung ihren wichtigen Platz einnehmen. Nach Eintritt ins Spital gehe es darum, den status praesens festzuhalten, die Diagnose, die Prognose, den Verlauf täglich zu notieren. Am Ende steht dann entweder die Heilung oder aber das Sektionsprotokoll.

Ähnliches meint PINEL, der Vater der Psychiatrie (1745-1826): »Die Krankengeschichte wird zu verschiedenen Malen von einem meiner besten Schüler erhoben, sie wird dann redigiert und laut am Krankenbett vorgelesen. Ich pflege während dieses Vorlesens meine Schüler auf spezifische Erscheinungen aufmerksam zu machen und weise ihnen ihren Platz in meiner Nosographie zu.« Am Rande möchte ich hier bemerken, daß das Vorlesen der Krankengeschichte am Krankenbett vermutlich um 1800 herum häufig geübt wurde, daß es aber in den mir zugänglichen Publikationen kaum je, außer bei PINEL, erwähnt wird.

PINEL zeigt in seiner Schrift, wie eine Krankengeschichte geführt werden soll: Bei der Aufnahme müsse der momentane Zustand beschrieben werden, die Symptome, die subjektiv geäußerten Klagen, die Schmerzen etc. Es folge dann eine Analyse der verschiedenen Funktionen.

In der Anamnese sei auf die Ursachen und Erscheinungen einzugehen. Man müsse prüfen, seit wann die Symptome aufgetreten seien und was für Medikamente eingenommen wurden.

In einem dritten Kapitel erwähnt PINEL als wichtigen Teil der Krankengeschichte die »causes existantes et préexistantes«, d.h. die Lebensgewohnheiten, den Beruf, die vorangegangenen Unfälle, die Krankheiten der Eltern, der Familie. Nach diesem Schema wird die Krankengeschichte eingeführt und dann jeden Tag nachgetragen, was an neuen Symptomen auftritt, wie der Zustand der Ausscheidungen sei und der Effekt der Medikamente.

Wie bedeutsam die Krankengeschichte auch in der Ausbildung des Arztes ist, betont RAHN im 18. Jahrhundert, wenn er schreibt: »Die Kunst, eine Krankheitsgeschichte aufzunehmen, ist wichtig für den Arzt, auch äußerst schwer, wird nur durch viele Übung erlangt. Eine Krankheitsgeschichte verrät immer ihren Mann auf das Überzeugendste, den Stümper oder den Meister der Kunst.« (STOLZ)

Doch wenden wir uns jetzt der Psychiatrie zu. Es kann als sicher gelten, daß die Pariser Schule zu Beginn des letzten Jahrhunderts Marksteine gesetzt hat, indem sie mit aller Kraft die möglichst genaue Beobachtung des Kranken in den Vordergrund rückte und das Tradieren von Pseudowissen, aus den alten Autoren geschöpft, verdammte. Damals begann ja auch der Siegeszug der Wissenschaftlichkeit in der Medizin, der berechtigterweise erhoffen ließ, daß mit dem genauen Erfassen, Beobachten, Vergleichen die Geheimnisse der Krankheiten besser gelöst werden könnten. Es wäre indessen trügerisch, von einem Siegeszug der Krankengeschichten seit dem 18. Jahrhundert zu reden, hat doch LAWRENCE deutlich nachgewiesen, daß im 18. Jahrhundert die auf uns gekommenen Krankengeschichten fast nur reiche Leute betreffen, während über die Armen nichts gesagt wird.

Dies ändert sich allerdings dann mit Macht vom Augenblick an, da immer mehr Spitäler gebaut wurden, insbesondere auch in der Psychiatrie. Mit dem psychiatrischen Spital wird die Krankengeschichte obligatorisch, sie dient nun nicht mehr nur der Erfassung von medizinischen Beobachtungen, sondern der Registrierung von persönlichen Daten. Die Krankengeschichte wird mehr und mehr formelhaft.

Im Laufe des 19. Jahrhunderts verfolgen wir dann die Verfeinerung der Krankengeschichten, indem z.B. zwischen subjektiven und objektiven Daten unterschieden wird, wobei zu den objektiven die Laboruntersuchungen kommen (STOECKLE). Die Krankengeschichte wird so standardisiert, und es ist interessant, bei BLOOMFIELD nachzulesen, daß am Massachussets General Hospital zwischen 1813 und 1920 die Form der Krankengeschichte praktisch dieselbe geblieben ist.

Während also die Spitalkrankengeschichten immer ausführlicher und gründlicher werden, bleiben die Krankengeschichten der privat praktizierenden Ärzte weiterhin lakonisch und recht rudimentär (STOECKLE). Erst Ende des 19. Jahrhunderts kommt es in den meisten Spitälern zu einer klaren Trennung des administrativen Dossiers von der medizinischen Krankengeschichte. Zugleich kann man eine gewisse Müdigkeit bei den Ärzten feststellen, die in ihren Krankenblatteintragungen relativ stereotyp werden. Dies muß wohl im Zusammenhang damit gesehen werden, daß die großen Hoffnungen, die in die Hirnanatomie gelegt worden waren, sich nicht erfüllten. Gegen Ende des letzten Jahrhunderts sehen wir, daß in vielen psychiatrischen Kliniken ein vorgedrucktes Schema Verwendung findet, in welchem einfach angekreuzt wird oder kurze Bemerkungen hingeworfen werden, und damit hat es sich.

Damit kommen wir in Berührung mit der gesamten Entwicklung der Psychiatrie im letzten Jahrhundert. Während noch in der ersten Hälfte die psychiatrische Anstalt als das Allheilmittel galt und große Hoffnungen an sie geknüpft wurden, was sich auch in dem sorgfältigen Anlegen von Krankengeschichten äußerte, wird die Erwartung immer geringer, zugleich aber die staatliche Sozialkontrolle immer härter, bis wir schließlich im letzten Drittel des 19. Jahrhunderts eine chronische Überfüllung der Landeskrankenhäuser finden. Parallel damit geht auch eine Verschlechterung der

Qualität der Krankengeschichten einher. Wirklich stichhaltige
Anmerkungen finden wir noch bei der Aufnahme, und wenn dann
der Patient zu einem Daueraufenthalter wird, wie das immer häufiger wurde, finden sich manchmal über Jahre hindurch keine Ein-
tragungen in der Krankengeschichte mehr. Auch BLOOMFIELD bestätigt, daß ab 1885 in den USA die Krankengeschichten immer
»strukturierter« werden, d.h. unpersönlicher, schematischer. Erst
mit dem Beginn des 20. Jahrhunderts nimmt die Sorgfalt wieder
zu, so daß CRAIG schreiben kann, daß in England und Kanada
zwischen 1890 und 1940 die durchschnittliche Krankengeschichte von zwei Seiten auf 15 Seiten angewachsen sei.
Trotzdem: es geht doch immer wieder um die Dokumentation
einer persönlichen Begegnung zwischen dem Arzt und dem Kranken, um Eindrücke, um Urteile, leider manchmal auch um Ver-
urteilungen, wie das folgende Beispiel zeigen soll:
Eine 42jährige Frau muß in den Jahren 1869-1872 mehrere Male
in einer psychiatrischen Klinik hospitalisiert werden und bleibt
von jenem Jahr an bis zu ihrem Tod mit 75 Jahren ununterbro-
chen im Spital. In der Krankengeschichte finden wir etwa jährlich
eine Eintragung, z.B. 1885, als sie 58jährig ist. Ich zitiere: »Oktober 1885. Patientin ist körperlich gesund und munter. Sie trinkt
und schläft gut. Gegen ihre Umgebung ist sie ruhig und liebenswürdig, sie ist sehr fromm, besucht regelmäßig die Kirche, macht
viel in Missions- und Bibelsachen. Sie glaubt, durch Handauflegen heilen zu können, sie will ihr leeres Portemonnaie damit fül-
len, ebenfalls durch Handauflegen, und läßt sich durch die Erfolg-
losigkeit ihres Verfahrens absolut nicht von ihrer Idee abbringen.
Ihre Hauptvergnügen sind Malen und vor allem Briefeschreiben.
Tag für Tag schreibt sie einen oder zwei Briefe an alle möglichen
Herrschaften und Pastoren, macht religiöse Gedichte usw. Nebenbei gibt sie mir häufig Anleitungen zu rationellen Heilmethoden,
plagiert viel mit ihren naturwissenschaftlichen Kenntnissen. Sie
hat einen starken Hang zum Mystizismus. Hie und da hat sie Ge-
sichtshalluzinationen.«
Ein anderer Arzt notiert ein Jahr später: »Immer etwas erotisch,
sie glaubt dazu berufen zu sein, in der Waldau eine besondere
Mission zu erfüllen, den rettenden und tröstenden Engel zu spielen. Sie teilt andern Patienten ihren Segen aus und bekam bei dieser Gelegenheit einmal eine Tracht Prügel.«

Das sind banale jährliche Krankenblatteintragungen, ich zitiere sie hier nur aus einem besonderen Grund, nämlich weil sie von Eugen BLEULER einerseits und meinem Großvater andererseits stammen, die damals zusammen Assistenzärzte in der psychiatrischen Klinik Waldau waren.

Weshalb, so kann man heute fragen, wurde denn in den Krankengeschichten gegen Ende des letzten Jahrhunderts, das was heute die von Weizsäckersche Biographik meint, so sträflich vernachlässigt? Es gibt ja immerhin Anzeichen dafür, daß auch die damals führenden Psychiater sehr wohl wußten, daß die Lebensgeschichte eine mitbestimmende Rolle spielen konnte, daß also gewissermaßen die leichteren und schwereren psychischen Störungen nicht wie ein Blitz aus heiterem Himmel kamen. Was die Kollegen aus jener Zeit hinderte, dem Problem der Bedeutung der Lebensgeschichte nachzugehen, war wohl ihre Faszination durch die naturwissenschaftlichen Fortschritte, vor allem in der Hirnphysiologie und -pathologie. Auch dafür kann ich meinen Großvater als Zeugen anführen. Er hat mir, dem jungen Medizinstudenten, einmal gestanden, daß es ein Schlüsselerlebnis für ihn gewesen sei, als er in einem Hirnschnitt mit der Golgifärbung die Nervenzellen gesehen habe. Gegenüber dem Wunsch, es möchte doch endlich möglich sein, durch genauere Erforschung der Hirnstrukturen dem Wesen der Geisteskrankheit auf die Spur zu kommen, mußte die Bedeutung der Lebensgeschichte zurücktreten. Sie kam dann aber doch zum Zug, wie TÖLLE dies sehr eindrücklich schildert, fast zur gleichen Zeit in den Jahren zwischen 1910 und 1920. Er schreibt da: »Den Arbeitsrichtungen der Psychoanalyse (Freud), der Psychopathologie (Jaspers) und der klinischen Psychiatrie (Gaupp) war trotz aller Unterschiede in den theoretischen Ausgangspositionen die ideographische Methode der Lebenslaufforschung gemeinsam. Jedoch trafen sie sich nicht, was wissenschaftsgeschichtlich bemerkenswert ist, im Ziel ihrer Forschungen, obwohl das bei einigen Themen nahegelegen hätte. Ein Beispiel ist die Wahnforschung. Im gleichen Jahrzehnt entstanden die maßgebenden biographischen Arbeiten: der Eifersuchtswahn von Jaspers (1910), Freuds Fall Schreber (1911) und der Fall Wagner (Gaupp 1914) sowie Kretschmers sensitiver Beziehungswahn (1918). Alle Autoren verfolgten das gleiche Ziel, entgegen der herrschenden Lehrmeinung die Ableitbarkeit des Wahns aus dem Er-

leben und der Vorgeschichte des Kranken aufzuzeigen. Die
Schranken zwischen den herrschenden Schulen waren jedoch zu
hoch, so daß keine Verbindungen zustandekamen. Halten wir uns
aber doch vor Augen, was es damals 1940 bedeutete, wenn GAUPP
schreiben konnte: ›Wurde bisher die Geisteskrankheit allzusehr
als ein Krankheitsprozeß aufgefaßt, der mit der Macht seiner de-
struktiven Kräfte alles Individuelle beseitigt, so lag es mir am
Herzen, alle die Fäden aufzudecken, die von der gesunden Persönlichkeit in die Krankheit hineinführen.‹«
Der Grundgedanke war nun also gegeben, daß es Beziehungen
zwischen einer Vorgeschichte ohne Krankheitssymptome und der
danach auftretenden Krankheit geben müsse. Die Anamnese gewinnt durch die biographischen Beziehungen ihren eigentlichen
Sinn.
Viel wäre natürlich zu sagen über die folgende Einführung der
Biographik in der Psychiatrie in bezug auf Forschung und Therapie. Während es in bezug auf die Forschung relativ leicht ist
darzustellen, daß gerade die moderne Verlaufsforschung bei der
Schizophrenie beispielsweise ohne sorgfältige Aufarbeitung von
Krankengeschichten unmöglich wäre, sieht es in bezug auf die
Psychotherapie etwas anders aus. Hier stoßen wir auf die Unterschiede der Schulen. Je nachdem, ob wir Psychoanalytiker, Da-
seinsanalytiker oder Systemtheoretiker sind, werden wir ganz
andere Punkte in die Anamnese hineinbringen, werden unser
Augenmerk je nachdem Äußerungen des Kranken zuwenden, die
zu unserer Theorie passen. Hierher gehört ein Wort von EINSTEIN,
wonach die Theorie die Beobachtung bestimme. Nun wissen wir
aber, daß jede Krankengeschichte unvollständig ist und daß wir
immer wieder Gefahr laufen, aus der Vielfalt der Erscheinungen
das uns Passende herauszulesen. Zwar wird es heute kaum jeman-
den mehr geben, der nicht einverstanden wäre mit der Erklärung,
daß in der Krankheit ein Sinn stecken könne, daß es häufig um
eine Schöpfung wie bei der Dichtung gehe. Aber gerade VON WEIZ-
SÄCKER ist es, der uns auch wieder warnt, wenn er sagt: »Diese
Schöpfung ist nicht als Folge oder Erfolg im Sinne einer notwendigen Kausalität erklärbar, auch nicht als der eigentliche Sinn dessen, was früher geschah, verstehbar. Sondern diese Schöpfung
begegnet uns als ein Wunder.«
»Wenn wir also in anderen Zusammenhängen sagen, jede Krank-

heit habe einen Sinn, dann müssen wir genau und abwehrend sagen, nicht aus den vorhergehenden Tatsachen ergibt sich dieser Sinn, sondern aus etwas, das nicht Tatsache wurde.«

Hier sind wir also wieder bei dem Begriff des ungelebten Lebens. Was ist besser, die ausführliche oder die kurze, knappe Krankengeschichte? Je ausführlicher die Krankengeschichte, desto besser wird dem Individuum, der Persönlichkeit, der Einmaligkeit des Kranken Rechnung getragen. Aber um so schwerer wird sie in ein Schema zu pressen sein, um so verzweifelter der Versuch, sie wissenschaftlich und vor allem statistisch zu nutzen. Umgekehrt: je kürzer die Krankengeschichte, desto leichter läßt sich das Ganze in ein Diagnosenschema pressen, desto einfacher wird die Handhabung, desto gefährlicher aber auch die verkürzende, reduktionistische Interpretation. So sehen wir also, daß man in der medizinischen Krankengeschichte ständig zwischen Scylla und Charybdis schwebt.

Wird die papierene Krankengeschichte eines Tages verschwinden? Dies ist im Zeitalter des Computers nicht von vornherein auszuschließen, ja es scheint, daß sich heute schon Spitäler aufgemacht und das Papier ausgeschaltet haben. Es tauchen in letzter Zeit aber noch andere Probleme auf: Hat die Krankengeschichte auch die Funktion, als Kontrolle zu dienen? CRAIG bejaht dies und schildert plastisch, wie für die Einstufung der Qualität eines Spitals auch die Qualität der Krankengeschichten als Maßstab beigezogen werde. Auch bei Haftpflichtfragen ist eine genaue Dokumentation unerläßlich.

Ferner: Wem gehört die Krankengeschichte? Diejenige, die der privat praktizierende Arzt aufzeichnet, gehört natürlich ihm. Diejenige des Spitals aber gehört nicht dem Arzt, der sie führt, sondern dem Spital. Wer dann aber gerade im Fall von Prozessen darüber das Verfügungsrecht habe, ist eine knifflige Frage.

Anfangs erwähnte ich, daß die Medizingeschichte und insbesondere die Psychiatriegeschichte die Entstehung der Krankengeschichte vernachlässigt habe. Dies muß insofern relativiert werden, als in den letzten Jahren immer häufigere Anstrengungen zu verzeichnen sind, die Krankengeschichtenarchive der Spitäler aufzuarbeiten und systematisch zu erforschen (M. LEVINE u. J. WISHNER).

Was haben uns die Lehrer der Psychiatrie zur Krankengeschichte, d.h. zur Dokumentation mitgegeben? Wenn wir die modernen

Lehrbücher der Psychiatrie konsultieren, so sehen wir, daß sie mit unserem Thema recht unterschiedlich umgehen. Während beispielsweise in dem Lehrbuch von Eugen und Manfred BLEULER, das zwischen 1916 und 1979 14 Auflagen erlebte, kein Wort über die Krankengeschichte steht, ebensowenig wie bei KRAEPELIN, gibt es doch andererseits Lehrbücher die bewußt den Leser über die psychiatrische Krankengeschichte informieren. Wenn überhaupt, taucht der Begriff der Krankengeschichte in der Regel im Rahmen des Kapitels zur psychiatrischen Untersuchung auf. So lesen wir beispielsweise bei HUBER:

»Die schriftlich niedergelegte Krankengeschichte ist in der Psychiatrie wichtiger als in andern Fachgebieten der Medizin. Sie soll möglichst so abgefaßt sein, daß ein fachkundiger Leser schon aufgrund der Beschreibung eine Diagnose stellen kann. ... Die Krankengeschichte soll konkret sein und dem Leser eine wirklichkeitsnahe Vorstellung von Leben und Verhalten des Patienten vermitteln. ... Sie wird im Anschluß an die Fixierung der Untersuchungsergebnisse durch den Verlauf, die endgültige Diagnose und die Therapie vervollständigt.«

Daß eine Krankengeschichte entsprechend der Untersuchungstechnik einem gewissen Schema folgen soll, zeigt der Abschnitt über Examination von MAYER-GROSS. Wie üblich empfiehlt MAYER-GROSS, die Beschwerden, die Familiengeschichte, die persönliche Anamnese, die Persönlichkeitszüge und schließlich die im Moment der Untersuchung zu beobachtenden Symptome zu berücksichtigen.

Eine besonders ausführliche und nützliche Auseinandersetzung mit dem Problem der Krankengeschichte habe ich bei H. HOFF gefunden. In seinem 1956 erschienenen Lehrbuch schreibt er:

»Eine Krankengeschichte dient einem selbst zur Erinnerung, andern zur Veranschaulichung, wissenschaftlich Arbeitenden zum Vergleich und zu statistischen Auswertungen. Da die Inhalte der Krankengeschichte auch für spätere Generationen verständlich sein müssen, dürfen sie nicht in einem dem Untersucher eigenen Jargon geschrieben sein. Die Beschreibung eines Patienten ist desto besser, je anschaulicher sie wirkt, man muß den Kranken direkt vor sich sehen können, sich seine Verhaltensweise vergegenwärtigen, sonst geht uns gerade das Wichtigste, das situative Verhalten, verloren.« ...

218

»Noch einige Worte über die Länge der Krankengeschichte: Je mehr wir über den Patienten wissen, je vielseitiger die Aspekte, unter denen wir ihn betrachten, desto besser ist es. Anderseits sind wir auch keine Romanschriftsteller. Mit 30 Seiten langen Krankengeschichten, in denen das Wesentliche und das Unwesentliche nebeneinander ohne irgendwelche Akzentuierung steht, kann man genauso wenig anfangen wie mit einer 10 Zeilen langen Beschreibung des jetzigen Zustandes. ... Fehler entstehen meist dadurch, daß man die Informationsquellen über die Krankheit des Patienten nicht richtig auseinanderhält und durch die ungenügende Trennung der Begriffe verschiedene Standpunkte in die Beschreibung hineinnimmt, ohne auf die Wesensverschiedenheit der Standpunkte hinzuweisen.«

Und bei H. Kind ist zu lesen: »Ähnlich wie der Psychiater im Untersuchungsgespräch ständig sowohl die Rolle des distanzierten Beobachters als auch jene des engagierten Gesprächspartners benützen muß, sollte auch die Krankengeschichte beide Aspekte der Untersuchung widerspiegeln. Sie muß also einerseits eine genaue Dokumentation der Befunde enthalten, die dem Leser die Identifikation der Symptome und Daten und ihren Vergleich erlauben, und andererseits soll sie eine Beschreibung der Persönlichkeit des Kranken in allen ihren Aspekten geben, ihres Verhaltens, der vorherrschenden Konflikte, der mitmenschlichen Beziehungen, der Interessen und Fähigkeiten.«

Noch ein Wandel im Hinblick auf die Bedeutung der Krankengeschichte als Spiegel der Biographik muß erwähnt werden: Während von Freud bis Weizsäcker und auch heute noch ein wesentliches Ziel darin besteht, zu einem vertieften Verständnis der Hintergründe einer Krankheit zu kommen, während die Verlaufsforschungen ohne erfassende Krankengeschichten nichts ausrichten konnten, darf man nicht vergessen, daß es auch um die Prognostik ging. Diese war ja schon seit Jahrhunderten eine wichtige Aufgabe des Arztes. Es wurde von ihm erwartet, daß er dem Angehörigen, aber auch den Patienten selber Auskunft geben könne über das, was vor ihm stehe. Gerade in der Psychiatrie war bis nach dem zweiten Weltkrieg eine wichtige Frage, inwiefern eine Katatonie, d.h. ein akutes, kritisches schizophrenes Geschehen von einem Dauerzustand, z.B. der Hebephrenie, unterschieden werden könne. Man hielt also die jungen Assistenten – und dazu gehörte ich damals auch – an, möglichst genau zu beobachten und zu notieren. Es ist mir noch sehr deutlich vor Augen, wie sehr in den Jahren zwischen 1950 und 1960 das Aufzeichnen von Krankengeschichten zu einem Selbstzweck wurde. Wenn man Seiten um Seiten gefüllt hatte, meinte man, etwas Wichtiges geleistet zu haben. Subtile Beobachtungen, die vom Chef korrigiert wurden, ließen oft die Anamnese vernachlässigen. Man war damals auch noch recht sorglos in dem, was man über den Kranken aufzeichnete, ja es flossen oft sehr subjektive Urteile in die Krankengeschichten ein, die manchmal bis zu rüden Verunglimpfungen gingen. Heute würde sich wohl kaum mehr ein junger Assistent getrauen, von einem Patienten zu sagen, er sei ein Schwindler, ein Heuchler, ein Erpresser, ein asoziales Subjekt usw. Sosehr wir unsere Vorväter, wie z.B. Auguste Forel oder eben Bleuler, noch heute bewundern, sosehr müssen wir ihren leichtfertigen Umgang mit diesen subjektiven Urteilen ablehnen.

Wenn also Köhler sagt, daß ärztliche Dokumentation heute nicht mehr nur ein Privatvergnügen oder für Lehre und Forschung nötig seien, sondern eine ethische Forderung darstellten von Standes wegen, so können wir ihm nur beistimmen. Heute geht es ja auch um das Einsichtsrecht von Patienten, und es sind daraus schon zahlreiche Strafprozesse entstanden. Reiser betont, daß die Krankengeschichte immer auch das Porträt des Kranken sei.

Und zuletzt noch dies: Wer darf Einsicht nehmen in die Krankengeschichten? Ich habe es als Klinikleiter noch erlebt, wie bittere Kämpfe ausgetragen wurden um die Entscheidung, ob auch die Krankenschwestern in die ärztliche Krankengeschichten Einsicht nehmen dürften oder nicht. Wichtig war dann immer die Frage, ob es nicht Dinge gebe, die nur in der Zweierbeziehung Arzt/Patient ihren Platz hätten und nicht unbedingt zum Wissen der ganzen Gruppe des Teams gehörten. Allerdings tauchte dann sofort das Problem auf, ob solche »Geheimnisse«, die der Patient nur dem Arzt anzuvertrauen wünschte, auch in der Krankengeschichte ihren Platz finden sollten. Heute werden ja unter dem Druck der Öffentlichkeit und der Jurisprudenz häufig doppelte Krankengeschichten geführt, d.h. solche, die den Angehörigen gezeigt werden können und andere, die nur die persönlichen Notizen des Arztes enthalten.

Sei dem wie es wolle – die Geschichte der Krankengeschichte

scheint mir ein Spiegel zu sein. Ganz plastisch können wir in ihr den Wandel des ärztlichen Denkens ablesen, wobei dieser in der Psychiatrie noch sehr viel deutlicher wird als in der allgemeinen Medizin. Von der einfachen Beschreibung dessen, was man als Arzt sieht (HIPPOKRATES bis zu Beginn des letzten Jahrhunderts) bis zu den subtilen Beziehungssetzungen zwischen Verborgenem und Offensichtlichem und zwischen Vergangenem und Gegenwärtigem ist eine weite Spanne.

So möchte ich denn diese Ausführungen mit einer Warnung beschließen: Ich hoffe, als alter Psychiater nicht noch erleben zu müssen, daß die Krankengeschichte zu einem computergerechten, gefühllosen administrativen Rapport wird. Früher sagte man, daß sich die Kultur eines Volkes daran messen lasse, wie es mit seinen Geisteskranken umgeht. Ich würde in Abwandlung dieses Satzes sagen, daß die Kultur unserer heutigen und der künftigen Psychiatrie sich daran messen läßt, wie die Krankengeschichte gehandhabt wird.

Anmerkung

* Vortrag gehalten 1996 in Heidelberg an einer Tagung der V.-von-Weizsäcker-Gesellschaft

Literatur

ASSION, P., TELLE, J.: Der Nürnberger Stadtarzt Johannes Magenbuch. Sudhoffs Archiv 56, 4:353-421

BLOOMFIELD, M. (1994): The Case History in Historical Perspective. Journal of General Internal Medecine 9, 219-221

BÖHM, K., KÖHLER, C.O., THOME, R. (1978): Historie der Krankengeschichte. F.K. Schattauer-Verlag, Stuttgart/New York

BOSCHUNG, U.: »Von dem ersten Schritt, den ich als Arzt in die Welt tat...«. Manuskript

CRAIG, B. (1991): The Role of Records and of Record-keeping in the Development of the Modern Hospital in London, England, and Ontario, Canada, 1890-1940. Bull. Med.Hist. 65, 376-397

GABERTHÜEL, M. (1980): Krankengeschichten und Operationsberichte 1784-1811. Zürcher mediz. gesch. Abhandlungen. Neue Reihe Nr. 140, Juris Druck u. Verlag, Zürich

Hoff, M. (1956): Lehrbuch der Psychiatrie. Schwabe-Verlag, Basel

Huber, G. (1974): Psychiatrie. Schattauer-Verlag, Stuttgart

Kind, H. (1990): Psychiatrische Untersuchung. 4. Aufl., Springer-Verlag, Berlin/Heidelberg

Lawrence, C.H. (1991): The Meaning of Histories. Bull. Hist. Med. 66, 638-645

Levine, M., Wishner, J. (1977): The Case Records of the Psychological Clinic at the University of Pennsylvania. Journal of the History of the Behavioral Sciences 13, 59-66

Maxwell-Steward, H. et al. (1994): Selecting Clinical Records for long-term Preservation. Welcome Unit, Univ. of Glasgow, Publ. No. 5

Mayer-Gross, W. (1960): Clinical Psychiatry. Cassel & Comp., London

Pinel, P.H. (1815): La médecine clinique. J.A. Brosson, Paris

Probst, C. (975): Johann Peter Frank als Arzt am Krankenbett. Sudhoffs-Archiv 59, 1:20-53

Reiser, St.J. (1991): The Clinical Record in Medecine Annals of Internal Medecine, Vol. 114, 11

Stoeckle, J.D., Billings, A. (1987): A History of History-taking. Journal of General Internal Medecine 2, 119-127

Stolz, S. (1989): Ärztliche Theorie und Praxis im Spiegel von 61 Falldarstellungen eines Zürcher Medizinschülers 1785-1787. Med. Diss. Basel

Tölle, R. (1987): Die Krankengeschichte in der Psychiatrie. In Jüttemann u. Thomae: Biographie und Psychologie, Springer-Verlag Berlin/Heidelberg

Zacher, A. (1984): Der Begriff des »ungelebten Lebens« im Werk von V. von Weizsäcker. Psychother. med. Psychol. 34, 237-241

Auguste Forel wettert
über Sigmund Freud

Auguste FOREL (1848-1931) verläßt mit 50 Jahren sein Ordinariat und die Leitung der berühmten Zürcher Psychiatrischen Universitätsklinik Burghölzli.

Er zieht sich 1898 nach Chigny bei Morges zurück. Dort vertieft er sich weiter in das Studium der Ameisen, behandelt einige Patienten mit Hypnose und unterhält weltweite Kontakte zu pazifistischen Kreisen. Die Freudsche Psychoanalyse hat ihn von Anfang an interessiert, und er betrachtet sich als ein Pionier der Psychotherapie. Indessen wird bald klar, daß er FREUDS Theorien nicht zu folgen gewillt ist. Dies geht deutlich aus seinen Briefen hervor (H.H. WALSER), aber auch aus seiner Autobiographie.

Gibt es indessen andere Quellen, die dies belegen? Ich habe eine bisher unbekannte Korrespondenz zwischen A. FOREL und einem Psychiater in Privatpraxis, Dumeng BEZZOLA (1868-1936) publiziert, in der wir weitere Hinweise finden. Dumeng BEZZOLA studierte Medizin in Zürich, Genf und Heidelberg, wurde Assistent bei Heinrich BIRCHER in Aarau und wandte sich dann der Psychiatrie zu. Er versah später den Posten eines Oberarztes im Psychiatrischen Spital des Kantons Graubünden und interessierte sich früh für FREUD, BLEULER und JUNG. Mit BLEULER, JUNG, BERTSCHINGER, FRANCK kann er zu den ersten Schweizer Ärzten gezählt werden, die aufmerksam die neue Bewegung verfolgten und die therapeutische Methode anzuwenden suchten. Später distanzierte er sich jedoch ausdrücklich von FREUD und schuf sich eine eigene Methode, die vor allem auf der Hypnose basierte. Aus mir zur Verfügung stehenden Dokumenten geht hervor, daß er es verstanden hat, sich eine internationale Klientel zu schaffen.

Was die Beziehung zwischen FOREL und BEZZOLA vor allem auszeichnete, war die Tatsache, daß beide unermüdlich gegen den Alkoholismus kämpften. Dies muß ein mindestens ebenso wichtiges Element gewesen sein wie das gemeinsame Interesse für die Psychotherapie einerseits und die Ablehnung der JUNGschen und FREUDschen Theorien anderseits. Da Bezzola während einiger Jahre in einem privaten Nervensanatorium arbeitete und dort vor allem Alkoholiker behandelte, kam es nicht selten zu Überweisungen durch FOREL an seinen Freund BEZZOLA.

Hier ein Brief von FOREL aus Chigny vom 22.4.1902:

»Lieber Herr Kollege,

Herr D. kam gestern total besoffen zu mir. Er war von seinem Vater und Dr. B. in Rom mir empfohlen. Zu seiner Behandlung wurde mir Vollmacht gegeben. Der Mann ist bereits leber- und herzkrank, nicht weit vom Delirium, sauft Cognac und verbringt die Nächte in Genf in Bordellen.

Ich habe ihn gezwungen, eine Nacht hierzubleiben, um seinen Rausch auszuschlafen. Heute früh habe ich ihn untersucht. Er war weich und versprach mir in die Hand, freiwillig zu Ihnen nach Schloß Hard zu gehen und dort 6-8 Monate zu bleiben. Er kann Englisch und einige Worte Französisch. Leider mußte ich ihn heute nach Genf zurückgehen lassen, wo er alle seine Sachen hat. Natürlich wird er dort wieder saufen. Ich ersuche Sie nun aufgrund dieser Zeilen, ihn aufzunehmen. Er hat 10.000 Dollar (50.000 Franken) Einkommen jährlich, kann also 15 Franken oder 20 Franken und mehr täglich bezahlen. Nüchtern ist er wohl gebildet und recht intelligent. Er hat selber durch Arbeit sein Vermögen erworben, sich aber vor sechs Jahren zur Ruhe gesetzt und sich mit Bacchus und Venus ruiniert. Der Vater ist unglücklich und möchte ihn retten. Ich habe Schloß Hard als unbedingte und einzige conditio sine qua non hingestellt. Vielleicht hält er sein Versprechen und geht freiwillig hin und wird wohl die Familie dazu helfen. ...«

Die direkte und unverblümte Art, wie FOREL sich über einen Patienten äußert, ist nicht nur typisch für ihn, sondern wohl auch typisch für die Jahrhundertwende. Man war eben damals sehr viel unbedenklicher, und so können wir in Krankengeschichten oft derbe Charakterisierungen der Kranken finden (siehe das entsprechende Kapitel in diesem Buch).

Nun aber zu FORELS Haltung der Psychoanalyse gegenüber: In einem Brief von 1907 lesen wir:

»... Ich will es dahingestellt sein lassen, ob die berühmte Entdeckung Freuds wirklich ihm gehört und nicht viel mehr Breuer, aber sicher ist es, daß Freud sich in Wien, wo man doch sicher nicht zimperlich ist, einen recht schlechten Ruf gemacht hat, und zwar durchaus nicht ohne Grund: Mit der Kombination von Größenwahn, Eigendünkel und Schweinerei, genannt Freud, Jung und

Kompanie, will ich nichts zu tun haben. Das erkläre ich katego-
risch, um jeder Unklarheit in Zukunft vorzubeugen.«

Auch hier fällt die Derbheit der Ausdrucksweise FORELS auf.
Dabei ist zu bedenken, daß er sich offenbar ernsthaft, aber in völlig
naiver Weise darum bemüht hat, im Sinne FREUDS psychische Trau-
men aus der Kindheit bei seinen Patienten zu »entdecken«. Er
schreibt nämlich an BEZZOLA u.a.:

»... Ich mag die Leute auch noch so sehr im Wachen oder in der
Hypnose zur Erinnerung an die alten Ereignisse mahnen, es will
nichts dabei herauskommen (bei mir wenigstens). ...«

Und später:

»... Ich ärgere mich furchtbar über mich selbst, daß meine Unge-
schicklichkeit, der Mangel an Übung mir keine Komplexe zu
entdecken gestatten. Bei mir wollen die Leute keine verraten, trotz
allen Lehren, die ich von Ihnen und Frank empfangen habe.«

1907 – immer noch auf der Suche nach der Wahrheit in bezug
auf die Psychoanalyse – schreibt FOREL an BEZZOLA:

»Mein lieber Freund und Kollege,
Ich habe eine geniale Idee gehabt, nämlich an die Quelle, direkt an
Breuer zu gehen, mit dem ich gut stehe, und habe ihn frank und frei
gefragt, welchen Anteil er an der Psychoanalyse habe. Die
bezügliche Methode werde jetzt von Bezzola, Frank und andern
mit großem Erfolg angewendet. Ich interessiere mich dafür, und es
sei mir eine Gewissenssache, genau zu wissen, was ihm und was
FREUD gehöre, um niemandem Unrecht zu tun.
Ich kenne Breuer als einen außerordentlich vorsichtigen und
gewissenhaften Menschen, der sich selbst nicht im mindesten
überschätzt, außerordentlich kritisch ist, und schon deshalb, weil er
mit Freud entzweit ist, sich peinlich davor hütet, irgend etwas für
sich in Anspruch zu nehmen, was nicht ihm gehört. Beiliegend
seine köstliche Antwort.
Darin erkennen Sie den Mann, aber auch den Vorsichtspeter, der
nicht ein Wort gegen Freud sagt. Man muß zwischen den Zeilen
lesen. ...«

Der erwähnte Brief BREUERS findet sich abgedruckt bei WALSER.
1908 schreibt FOREL an BEZZOLA, um ihm eine Patientin zu über-
weisen. Das Postskriptum lautet:

»Ich habe jetzt einen Fall (durch Hypnose) in Behandlung, der
durch Psychoanalyse von Freud und Schule total kaputt gemacht

worden ist. Aus lauter sexuellen Deutungen aller harmlosesten
Dinge ist die Betreffende halb toll geworden. Ich glaube, es gibt
eine Art Psychoanalyse, die mehr Komplexe erzeugt als solche
beseitigt! ...«

Wie sehr im übrigen in jenen Jahren der Begriff Psychoanalyse
noch unklar war und auch von FREUD völlig fernstehenden Personen gebraucht wurde, zeigt ein Brief aus dem Jahre 1910, in dem
FOREL u.a. sagt:

>Die ganze Frage wird durch Freud und seinen Anhang total
verfuhrwerkt und diskreditiert. Es ist höchste Zeit, daß die beson-
nenen und wissenschaftlichen Psychoanalytiker durch ein größeres
und ernstes Werk eingreifen. ...«

Der gesamte Briefwechsel zwischen FOREL und BEZZOLA, von
1901 bis 1916 umfaßt 21 Briefe und 16 Postkarten. Der wohl wichtigste Brief BEZZOLAS an FOREL von 1911 ist in der Walserschen
Briefsammlung bereits veröffentlicht. Was kann zusammengefaßt
im Rückblick dazu gesagt werden? Diese Korrespondenz beleuchtet die Lage, in der sich Auguste FOREL nach seinem frühzeitigen
Rücktritt vom Lehrstuhl für Psychiatrie in Zürich befand. Sein
vorzeitiges Ausscheiden aus der offiziellen Psychiatrie hat zu mancherlei Spekulationen Anlaß gegeben. Deutlich wird aus der Korrespondenz, wie sehr Auguste FOREL seinem Nachfolger Eugen
BLEULER grollt, da er sich für FREUD einsetzt. Ein wichtiges Element für das Verständnis der Psychiatrie jener Jahre tritt hervor:
das Aufbrechen des Interesses an der Psychotherapie ganz allgemein. FOREL empfand sich offensichtlich als Vorkämpfer der Psychotherapie, interessierte sich brennend für deren Fortschritt und
fand in BEZZOLA einen jungen Mitstreiter. Was die Psychoanalyse
betrifft, so wird deutlich, daß FOREL zwar bereit ist, sie »objektiv
zu prüfen«, sie aber dann doch in einer ähnlich wunderlichen
Ambivalenz wie Eugen BLEULER ablehnt. Einerseits versucht er,
die psychoanalytische »Technik« in seiner Praxis anzuwenden,
wobei er sich naiv auf das »Herausholen« von Reminiszenzen
konzentriert, andererseits lehnt er FREUDS theoretischen Ansatz
ab. In seinem Donnerwetter werden weder BLEULER noch C.G.
JUNG geschont. Ich frage mich, ob dabei nicht auch der Gene-
rationenkonflikt eine maßgebende Rolle gespielt haben mag.
Handelt es sich nicht um das Drama des älteren berühmten Arztes, der auf der Höhe bleiben möchte und doch die neuen Ten-

denzen nicht bejahen kann? FOREL kann es seinem jüngeren Nachfolger Eugen BLEULER nicht verzeihen, daß er andere Wege ein-
schlägt, als er selbst vorgezeichnet hatte. Da bis heute noch keine
umfassende Biographie Eugen BLEULERs vorliegt, wissen wir wenig darüber, wie BLEULER diesen Konflikt erlebte.

Literatur

FOREL, A. (1935): Rückblick auf mein Leben. Europa-Verlag, Zürich
MÜLLER, C. (1989): Auguste Forel und Dumeng Bezzola, ein Briefwechsel, Gesnerus 46, S. 55-79
WALSER, H. (Hrsg.) (1968): Auguste Forel, Briefe/correspondance,
1864-1927. H. Huber, Bern

Eugen Bleuler und die Psychoanalyse

Eugen BLEULER war einer der ganz großen psychiatrischen Kliniker unseres Jahrhunderts. Daß bis jetzt noch keine gründliche Biographie vorliegt, ist wie gesagt bedauerlich, aber ebenso bedauerlich ist es, daß die jahrzehntelang andauernde Korrespondenz zwischen Eugen BLEULER und Sigmund FREUD noch immer nicht in extenso veröffentlicht ist. Nach einer persönlichen Mitteilung von Manfred BLEULER, seinem Sohn, habe sich Eugen BLEULER 1892 zum ersten Mal mit FREUD beschäftigt, und zwar nach der Lektüre eines Artikels über Aphasien. Und diese Freundschaft sei erst 1937 zu Ende gegangen, als FREUD ein Jahr vor seiner Emigration nach London noch in Wien lebte.

Daß die Psychoanalyse von Sigmund FREUD im wissenschaftlichen Werk von Eugen BLEULER mancherorts anzutreffen ist, wird von kaum einem Medizinhistoriker bestritten. Es gilt jedoch, ein Mißverständnis zu beseitigen: Eugen BLEULER war selber nie Psychoanalytiker, man könnte ihn höchstens als Sympathisanten bezeichnen. Wie C.G. JUNG in einem Brief an FREUD schreibt, hatte BLEULER einen unermüdlichen Forscherimpetus, und mit einem gewissen Fanatismus interessierte er sich für alles Neue, so außergewöhnlich es auch war. Man kann sich den lebhaften Mann vorstellen, wie er mit skeptischem Eifer alle möglichen persönlichen Vorurteile zu überwinden sucht und sich ganz der reinen Wissenschaft »opfert«. Dieses unbedingte Credo, daß vor der reinen Wahrheit der naturwissenschaftlichen Erkenntnis alle persönlichen emotionellen Dinge zurücktreten müssen, treffen wir ja nicht nur bei BLEULER, sondern auch bei andern Vertretern der Medizin seiner Zeit (siehe das Kapital über Autobiographien).

Auf welche Quellen kann man sich stützen, wenn man den Beziehungen zwischen Eugen BLEULER und der Psychoanalyse nachgehen will? Es genügt nicht, auf diesbezügliche Artikel zurückzugreifen, die BLEULER geschrieben hat, oder beispielsweise auf seine Monographie über die Psychoanalyse FREUDs, welche er 1911 publizierte. Nein, in seinem fundamentalen Werk über die Schizophrenie oder später in seinem Buch über die Naturgeschichte der

Seele und ihres Bewußtwerdens findet man überall Hinweise auf die psychoanalytische Theorie. Eine weitere bereits erwähnte Quelle ist die publizierte Korrespondenz zwischen Jung und Freud, wo sehr häufig von der ambivalenten Haltung Bleulers die Rede ist, der damals der Chef von Jung war. Bei Ellenberger finden wir wichtige Hinweise, aber vor allem auch in der Monographie von F. Meerwein, welche den Titel trägt: »Psychiatrie und Psychoanalyse in der psychiatrischen Klinik«.

Zur Biographie von Eugen Bleuler hier zusammengefaßt kurz folgendes: Er wurde 1857 in Zollikon, einem kleinen Dorf in der Nähe von Zürich, geboren. Seine Vorfahren waren Bauern. Eugen Bleuler selber fühlte sich dem Bauernstand immer sehr verbunden. Erst 25 Jahre vor seiner Geburt hatte die Bauernsame das Recht erworben, eine universitäre Ausbildung zu erlangen. Und Eugen Bleuler war sich durchaus der Schwierigkeiten bewußt, welche seine Vorfahren durchmachen mußten. Als er sich nach dem Gymnasium entschloß, Medizin zu studieren, war die Situation in Zürich dadurch charakterisiert, daß die meisten Lehrstühle von Deutschen besetzt waren, für welche die Schweiz offenbar ein unterentwickeltes Land war und die einen Zürcher Lehrstuhl als Sprungbrett für noch eine weitere Karriere in Deutschland benutzten.

So gab es an der Spitze der Zürcher Psychiatrie nacheinander Forscher von großem internationalem Renommee, nämlich Griesinger, von Gudden, Hitzig, welche aber Zürich wieder verließen, um nach Deutschland zurückzukehren. Sie sprachen alle ein Hochdeutsch, das die Bevölkerung nur schwer verstehen konnte. Nach einer persönlichen Mitteilung seines Sohnes Manfred Bleuler habe sein Vater früh verstanden, daß es gelte, eine schweizerische Psychiatrie auf die Beine zu stellen. Es soll auch nicht verschwiegen werden, daß eine Schwester von Eugen Bleuler selber psychotisch war und von ihrem Bruder später behandelt wurde.

Überzeugt wie er war, daß in Zürich für sein Fortkommen Schwierigkeiten bestünden, bewarb er sich nach dem Abschluß seiner Studien 1881 um eine Stelle in Bern, wo er dann zweieinhalb Jahre bei Prof. Schaerer seine ersten Schritte in der Psychiatrie machte. In Bern hat er auch seine Doktorarbeit verfaßt, auf die ich in meinem Band »Vom Tollhaus zum Psychozentrum« eingegangen bin. Nach seiner Assistentenzeit in Bern arbeitete er in Paris bei

CHARCOT und vervollständigte später seine Ausbildung durch ein Praktikum in London und in München.

In die Schweiz zurückgekehrt, gab ihm der große Auguste FOREL, der inzwischen Professor der Psychiatrie und Direktor der Klinik Burghölzli in Zürich geworden war, eine Stelle als Assistent. Dort arbeitete BLEULER während eines Jahres. Er war erst 29jährig, als die kantonale Regierung ihm die Direktion des großen psychiatrischen Landeskrankenhauses Rheinau anvertraute, das sich in einem alten Kloster am Ufer des Rheins befand. Von 1886-1899 wirkte er dort, kannte persönlich jeden seiner Kranken und seiner Mitarbeiter, war zugleich Psychiater, Ratgeber, Familienrat, Verwalter, Hotelier und operierte dort noch Appendices und Hernien.

Sicher kann man nachträglich annehmen, daß das, was er später über die Schizophrenie schrieb, auf Erfahrungen beruhte, die er dort im engen täglichen Kontakt mit den Kranken erlebt hatte. Im Gegensatz zu andern berühmten Psychiatern sah er diese Kranken nicht nur ein- oder zweimal in diagnostischen Situationen, sondern überblickte mit ihnen lange Perioden ihres Lebens. Als Auguste FOREL 1898 mit 50 Jahren vorzeitig den Lehrstuhl in Zürich aufgab, interessierte BLEULER sich für seine Nachfolge. Er hätte allerdings auch andere Möglichkeiten für einen Wechsel gehabt, wurde doch erst kürzlich bekannt, daß, als nach dem Neubau der psychiatrischen Klinik Münsingen bei Bern eine Direktorenstelle frei wurde, die Regierung ernsthaft daran dachte, BLEULER zu berufen. Aber Zürich war eben eine Universitätsklinik. Allerdings schlug die Fakultät nicht ihn, sondern DELBRÜCK, einen deutschen Kandidaten und Schüler von FOREL, vor, der sich auf wissenschaftlichem Gebiet bereits einen guten Namen geschaffen hatte. Zur allgemeinen Überraschung ernannte die Regierung aber nicht den von der Fakultät vorgeschlagenen DELBRÜCK, sondern Eugen BLEULER. Offenbar hat BLEULER nicht ohne Bedauern die Rheinau verlassen, war ihm doch bewußt, daß er wohl in seinem Leben nie mehr gleiche Erfahrungen in einem Spital werde machen können. In Zürich stürzte er sich aber mit Mut in die Arbeit, und unter seiner Leitung wurde das Burghölzli bald zu einem Mekka der Psychiatrie. Von überall her – und nicht nur aus der Schweiz – kamen die jungen Psychiater, und zahlreich waren jene, welche später führende Posten in der europäischen Psychiatrie einnahmen.

Von manchen Eidgenossen wird berichtet, wie sehr sie seine Energie im therapeutischen und wissenschaftlichen Bereich bewunderten, und wie er aber zugleich die Bescheidenheit in Person blieb. Der große Durchbruch in wissenschaftlicher Hinsicht war 1911 die Publikation seines Buches im Rahmen des Handbuches von ASCHAFFENBURG mit dem Titel »Dementia praecox oder die Gruppe der Schizophrenien«. Hier unternahm er es, sich deutlich von KRAEPELIN, dem damals führenden Psychiater in Europa, abzugrenzen. Er führte den Terminus Schizophrenie ein. Später reihten sich Schlag auf Schlag andere Publikationen an dieses fundamentale Werk, nicht zuletzt sein Lehrbuch der Psychiatrie, das unter seinem Sohn Manfred BLEULER zahlreiche Auflagen erlebte.

In seinem Werk über die Schizophrenie, aber auch in seinem Lehrbuch, kann man deutlich nachvollziehen, wie sehr BLEULER der Auffassung war, daß weniger das Symptom an und für sich Bedeutung habe, sondern vielmehr seine Intensität und vor allem seine Beziehung zur psychologischen Umwelt. Klar war ihm, daß nicht sosehr die Form der Psychose interessant sei, sondern ihr Inhalt. Mit Bezug auf die Schizophrenie war er der Meinung, daß die affektiv-intellektuelle Spaltung, der Autismus – ein Begriff, den er geschaffen hat – und die Ambivalenz sowie die Depersonalisation von Bedeutung seien. Im Gegensatz zu KRAEPELIN konnte er nachweisen, daß nicht nur der Beginn der Schizophrenie nicht immer »praecox« war, sondern auch, daß die Entwicklung nicht immer in Richtung einer Demenz ging.

BLEULER vertrat auch temperamentvoll die grundsätzliche Bedeutung der Trennung von Neurologie und Psychiatrie, obschon er selber eine solide Ausbildung in Neurologie hatte. Diese Haltung trug ihm jedenfalls die Kritik von Auguste FOREL ein.

Vom sechzigsten Altersjahr an begann BLEULER, sich weniger für psychopathologische Probleme zu interessieren und wandte sich vielmehr grundsätzlichen Fragen des Seelenlebens zu. 1925 veröffentlichte er ein Buch über die Psychoide und später über die Naturgeschichte der Seele und ihres Bewußtwerdens. Darin vertrat er eine ziemlich eindeutig biologische Position und schrieb beispielsweise, daß der Intellekt als Aufgabe habe, den triebhaften Pol zu kontrollieren, aber daß alles eine Frage der Hirnlokalisation sei, daß der Kortex der Sitz der Intelligenz und die subkortikale Region diejenige der Triebe sei.

Mit 70 Jahren zog sich BLEULER von der Klinik zurück und bezog eine Wohnung in seinem Heimatdorf Zollikon. Er starb 1939 im Alter von 83 Jahren.

Als Mensch und als Charakter wurde er von den einen bewundert und geliebt, von den andern kritisiert. In der erwähnten Korrespondenz zwischen JUNG und FREUD finden sich gelegentlich sarkastische Bemerkungen seines Vizedirektors, der von der BLEULER-schen Bescheidenheit als einer Maske von Komplexen sprach. Wie sehr er seine Schüler und Mitarbeiter beeindruckte, zeigt das Beispiel von Jakob KLÄSI, der Jahre danach berichten konnte, wie BLEULER noch in seinen Träumen auftauchte, und noch heute kann man sagen, daß die Schweizer Psychiatrie den Stempel seiner Persönlichkeit trägt, vor allem was das Ideal der hohen ethischen Verantwortung betrifft.

Doch wenden wir uns nun dem Hauptthema dieses Kapitels zu, nämlich der Beziehung zwischen Eugen BLEULER und Sigmund FREUD. Wie bereits erwähnt, bewunderte BLEULER bei FREUD den wissenschaftlichen Mut, der vor nichts zurückschreckte, und so kam es denn auch, daß er ihn gegen die Angriffe seiner deutschen Psychiaterkollegen, wie z.B. HOCHE, KRAEPELIN oder RIEGER verteidigte. Für FREUD selber war natürlich das positive Echo eines ordentlichen Professors für Psychiatrie von größter Wichtigkeit. Ähnlich kann ja auch die Freundschaft von FREUD mit Pfarrer PFISTER in Zürich verstanden werden. Daß ein protestantischer Theologe sich für seine Lehre interessierte, muß für FREUD ein großer Stimulus gewesen sein. In der bereits erwähnten Korrespondenz zwischen JUNG und FREUD fällt im übrigen auf, daß letzterer in seinen Briefen immer sehr respektvoll von »Ihrem Chef« schreibt, und es wird deutlich spürbar, daß er diesen als eine Autorität betrachtete. Wir wissen, daß BLEULER einige seiner Träume FREUD berichtet hat, kennen jedoch kaum die Reaktion von FREUD. BLEULER akzeptierte zuerst, Herausgeber des Jahrbuchs für Psychoanalyse zu sein, trat aber von dieser Funktion 1913 zurück, d.h. im selben Jahr, als die Krise zwischen C.G. JUNG und FREUD offenkundig wurde. BLEULER hätte auch den Psychoanalytikerkongreß in Salzburg präsidieren sollen. Die beiden Männer begegneten sich, als BLEULER und seine Frau FREUD in Wien besuchten. Darüber schreibt FREUD in seinem Brief an JUNG, daß er die Begegnung mit BLEULER sehr geschätzt habe, aber Schwierigkeiten hatte mit dessen Gattin. Im Sommer 1908 reiste FREUD nach Zürich, besuchte JUNG und ebenfalls BLEULER. In bezug auf die Teilnahme BLEULERS an der Schweiz. Gesellschaft für Psychoanalyse finden wir wiederum seine ausgesprochene Ambivalenz. Zwar trat er zuerst als Mitglied bei, hatte dann aber Zweifel und demissionierte wieder mit der Begründung, daß die psychoanalytischen Sitzungen ihm zu sektiererisch vorkämen.

Der Einfluß von C.G. JUNG auf seinen Lehrer und Chef ist im übrigen, was das psychoanalytische Gedankengut betrifft, nicht zu unterschätzen. Man kann sich leicht vorstellen, daß der Ältere nicht hinter den wagemutigen Schritten des Jüngeren zurückstehen wollte und sich so für das neue, von Wien kommende Denkgebäude begeistern ließ. Was die Beziehung zwischen Eugen BLEULER und C.G. JUNG betrifft, kann hier noch über das Resultat einer Nachforschung im Archiv der medizinischen Fakultät Zürich berichtet werden. Ich verdanke den Hinweis R. WILHELM. Vor mir liegt nämlich die Stellungnahme Eugen BLEULERS zur Doktorarbeit von C.G. JUNG: »Zur Psychologie und Pathologie sogenannter okkulter Zustände«, über welche ich in meinem Buch »Vom Tollhaus zum Psychozentrum« berichtet habe. Offenbar waren damals die Formalitäten zur Annahme oder Ablehnung einer Doktorarbeit noch sehr einfach. BLEULER unterstützt schlicht in drei Sätzen das Ansuchen von C.G. JUNG und fügt ein Formular mit dem Briefkopf der medizinischen Fakultät bei, worin die Mitglieder der medizinischen Fakultät aufgefordert werden, darüber abzustimmen, ob der Kandidat für die Promotion zugelassen werde oder nicht. Auf dem Blatt wird ersichtlich, daß in der Abstimmung niemand gegen C.G. JUNG gestimmt hat (siehe H.R. WILHELM).

Drei Jahre später, nämlich 1905, legt C.G. JUNG bereits seine Habilitationsschrift vor mit dem Titel »Über das Verhalten der Reaktionszeiten beim Assoziationsexperiment«. Hier liegt nun eine ausführlichere Stellungnahme von BLEULER vor. Zuerst beschreibt er die Technik des Assoziationsexperiments, unterstreicht, daß Männer offenbar eine kürzere Reaktionszeit haben als Frauen und daß ferner die Qualität der Reizworte bedeutungsvoll sei. Später schreibt er: »Es ist namentlich interessant, daß der Affekt zu dem ganzen gefühlsbetonten Ideenkomplex gar nicht bewußt sein muß, so daß die Reaktion einen merkwürdigen Einblick in unbewußte psychische Vorgänge gibt. Ich kann hinzufügen, daß alle die schein-

baren Spitzfindigkeiten, die der Verfasser bei der Auslegung verwendet, sich in einem großen Material bewährt haben und daß die
Methode, die Jung unter Mitwirkung von RICKLIN ausgebildet hat,
Einblicke in die Genese hysterischer und namentlich katatonischer
Symptome gegeben hat, an die man vorher gar nicht denken konnte.«... »Ich kann die Arbeit bestens zur Annahme als Habilitationsschrift empfehlen.«

Zum Schluß kommt BLEULER noch auf einige kleinere Arbeiten von
JUNG zu sprechen, die er offenbar seinem Gesuch beigelegt hat, und
spricht ihnen seine Anerkennung aus. Vor allem erwähnt er die
Publikation eines Falles von Simulation, bei der laut BLEULER
»Handlungen schließlich ins Unbewußte entgleiten können« (H.R.
WILHELM).

Mir scheint, daß die beiden neuentdeckten schriftlichen Zeugnisse der Haltung BLEULERS JUNG und der Psychoanalyse gegenüber
aufschlußreich sind.

Wenden wir uns nun aber weiteren schriftlichen Zeugnissen des
Interesses von Eugen BLEULER für die FREUDsche Lehre zu. Es lohnt
sich, sie genauer unter die Lupe zu nehmen, um so mehr als sie bis
heute wenig Beachtung gefunden haben. Wenn man annimmt, daß
die eigentliche psychoanalytische Ära mit dem Jahre 1895 begonnen habe, als BREUER und FREUD nämlich ihre Studie über die Hysterie publizierten, so kann festgehalten werden, daß BLEULER sehr
rasch darauf reagierte. Er publizierte 1896 eine Rezension in der
Münchner Medizinischen Wochenschrift, die durchaus positiv aus-
fiel. So schreibt BLEULER z.B.: »Die Konversion des Affektes geschieht gewöhnlich in der Weise, daß irgendein zufällig während
des Ereignisses vorhandenes normales oder pathologisches Symptom statt des Affektes mit dem ›unbewußt werdenden‹ Erinne-
rungsbild des Ereignisses assoziiert wird. Ein Fräulein z.B., das sich
geliebt glaubte, machte die Entdeckung, daß sie sich getäuscht hatte,
während das Zimmer von Zigarrenrauch duftete. Ihr Stolz oder die
plötzliche Einsicht, daß ihre Liebe überhaupt aussichtslos sein
müsse, veranlaßte sie, den Gedanken an diese ganz zu verbannen.
Von dieser Zeit an wird sie beständig von der Geruchswahrneh-
mung des Zigarrenrauchs verfolgt. ... Es wirken beim Zustandekommen der Konversion, ganz abgesehen von den nervösen Disposition, meistens mehrere Momente zusammen, und in der
Regel folgt nach dem psychischen Trauma gerade wie bei den trau-

matischen Neurosen noch ein längeres Inkubationsstadium, währenddessen das Symptom gleichsam ausgearbeitet wird, bis neue
Anlässe die Krankheit zu manifestem Ausbruch bringen. Zur Behandlung solcher Kranker benutzte FREUD meist nicht die Hypnose, sondern einen Zustand der Konzentration, verbunden mit
Druck auf den Kopf, wodurch er die Kette der mit dem Schock
zusammenhängenden Ereignisse irgendwo aufgreifen konnte, um
dieselbe in sehr komplizierter Weise, oft während vieler Wochen
bis zu ihrem maßgebenden Ereignis zu verfolgen. ...«
BLEULER wird aber auch kritisch, indem er den Autoren FREUD und
BREUER zu bedenken gibt, daß sie noch vieles späteren Aufklärungen überlassen müßten: »Für manche Ihrer Behauptungen fehlt
auch der strikte Beweis.« Trotzdem beendete er seinen Artikel mit
folgendem Satz:
»Sei dem aber wie ihm wolle, das Tatsächliche, was das Buch bringt,
eröffnet einen ganz neuen Einblick in den psychischen Mechanismus und macht es zu einer der wichtigsten Erscheinungen der letzten Jahre auf dem Gebiet der normalen oder pathologischen Psychologie.«
Auch in den folgenden Jahren läßt BLEULER nicht locker, wenn es
darum geht, sein Interesse an der Psychoanalyse zu demonstrieren. 1906 veröffentlicht er im Zentralblatt für Nervenheilkunde und
Psychiatrie unter dem Titel »Vermischtes« eine Erklärung: »Es
scheint mir Pflicht, die Kritik von Freuds Hysterieanalyse in Nr. 211
dieses Blattes nicht unwidersprochen zu lassen. Sie könnte sonst
manchen selbständig denkenden Leser davon abhalten, die Sache
selber zu studieren. Wer die Freudschen Arbeiten nachgeprüft hat,
spricht darüber anders. Sie geben ihm unerwartete Aufklärungen
über ungezählte Erscheinungen des normalen Geisteslebens wie
über die Symptomatologie der Neurosen und der eigentlichen Psychosen. Wer aber die Sache nicht nachgeprüft hat, der hat kein
wissenschaftliches Recht, darüber abzusprechen. Auf diese Weise
hat man Semmelweis abgetan und damit den Massenmord von
Müttern um Jahrzehnte verlängert. Auf diese Weise hat man
Liébault kritisiert und damit den wichtigsten Fortschritt aller mit
der Psychologie zusammenhängenden Wissenschaften um 20 Jahre aufgehalten. Auf diese Weise hätte man von manchen Seiten gern
die Kraepelinschen Forschungen behandelt. Nehmen wir uns ein
Beispiel!«

»Vielleicht mag es in einer solchen Angelegenheit gut sein, wenn der Schreiber diesen seinen Standpunkt noch mit zwei Worten fixiert. Viele Tausende von Einzelbeobachtungen auf hiesiger Klinik haben Freuds symbolischen Bedeutungen recht gegeben. Mehrjährige tägliche Beschäftigung der verschiedenen hiesigen Ärzte mit der Materie haben Freuds Forschungen bis jetzt nur bestätigt. Keine der gefundenen Tatsachen steht im Widerspruch mit denselben. Es ist natürlich nicht unwahrscheinlich, daß die eine oder andere der Einzeldeutungen des genialen Psychologen nicht stimmt. In einer beliebigen Anzahl von Fällen kann man aber die Deutungen mit aller wünschenswerten Sicherheit bestätigen. In der prinzipiellen Auffassung der in Betracht kommenden Mechanismen stehen wir da und dort noch auf einem leicht abweichenden Standpunkt.

Es ist zurzeit aber gleichgültig, wie wir uns das Zustandekommen des ›Symbols‹ denken. Sicher ist, daß das, was wir mit diesem Namen bezeichnen, die Symptomatologie ganzer Krankheitsgruppen beherrscht. – Über die kathartische Heilmethode, den Mechanismus des Abreagierens, die Alleinherrschaft der Sexualität und andere Kapitel der Freudschen Lehre kann ich mich in Kürze nicht äußern. Ich besitze noch keine genügenden Erfahrungen zu einem entscheidenden Urteil. Nur das kann ich sagen, daß die Nachprüfungen Freud bisher viel mehr recht gegeben haben, als wir erwarteten. Den drei Abhandlungen zur Sexualtheorie stehe ich vorläufig verständnislos gegenüber.«

Wenn man bedenkt, mit was für haßerfüllten Tiraden die deutschen Kollegen FREUDS Psychoanalyse titulierten, kann nur nochmals gesagt werden, daß BLEULER mit seinem Bestreben nach Redlichkeit und Objektivität sehr weit ging. Hatte nicht HOCHE von einer krankhaften Doktrin gesprochen und RIEGER, damals ordentlicher Professor für Psychiatrie in Würzburg, von den Psychoanalytikern als Maulhuren.

Zu dieser positiven Einstellung BLEULERS zu der FREUDschen Lehre hat, wie bereits erwähnt, JUNG in bedeutender Weise beigetragen. Seit 1904 wurde im Burghölzli systematisch FREUDS Denkgebäude überprüft und seine Auffassungen in der Praxis angewandt. 1911 veröffentlichte BLEULER schließlich sein kleines Buch mit dem Titel »Über die Psychoanalyse von Sigmund Freud« und kritisierte darin alle jene, welche die Psychoanalyse ablehnten, ohne sie zu

kennen. Insbesondere wandte er sich gegen MENDEL, welcher 1910 in einem wahren Aufschrei sich für seine heiligen Gefühle der Liebe und der Verehrung für die Eltern wehrte und dagegen protestierte, daß sie in den Schmutz der sexuellen Motive gezogen würden, worauf ihm BLEULER antwortete, daß es weder ästhetische oder ethische Gründe gegen eine Wahrheit gebe, daß derjenige, welcher die Wahrheit nicht ertrage, es aufgeben müsse, Wissenschaftler zu sein. Er dürfe sich nicht mit der Frage herumschlagen, ob etwas heilig oder abstoßend sei. Das einzige, was gelte, sei die Wahrheit. BLEULER verteidigt in all diesen Jahren die Idee eines Unbewußten, er akzeptiert den Ödipuskomplex, den er auch bei sich selbst feststellt, und bejaht auch die infantile Sexualität. Mit seinem früheren Lehrer FOREL streitet er sich, der nämlich behauptet hatte, die Psychoanalyse habe nichts Neues gebracht, was frühere Forscher nicht schon gefunden hätten. An einem Psychiaterkongreß in Breslau 1913 hält BLEULER einen Vortrag über die Psychoanalyse. Er kritisiert FREUD insofern, als er an der Theorie des Unbewußten (nicht an dessen Existenz) Zweifel äußert, verteidigt aber die Einführung von Termini wie »Verdrängung«, »Verschiebung«, »Kondensierung« und »Überdetermination«. Im selben Jahr veröffentlicht er in der Münchner Medizinischen Wochenschrift einen Artikel mit dem Titel »Träume mit auf der Hand liegender Deutung«. Darin schildert BLEULER verschiedene Träume, die alle ein Wunscherfüllungsthema beinhalten. Ein kleiner Junge beispielsweise träumt davon, seinen Vater verschwinden zu lassen. Dann schreibt er: »Aus vielen Beispielen noch eines, dessen Analogie mit dem Traum des Jungen mehrfach ist: Eine Frau beklagte sich, sie habe oft nachts schreckhafte Träume. Ihr Mann und eines ihrer Kinder, das Lieblingskind des Mannes, sterben oder seien gestorben. Es ließ sich leicht zeigen, daß diese Träume gerade zu einer Zeit auftraten, wo die Träumerin besonderen Grund zur Unzufriedenheit mit ihrem Mann hatte. Außerdem erwiesen spontane Assoziationen im Gespräch den Zusammenhang des Traumes mit den ehelichen Schwierigkeiten. Das was den beiden Träumen gemeinsam ist, der Untergang dessen, der einen ärgert, mit seinen Kindern, namentlich mit dem Lieblingskinde, und die verzweifelte Gefühlsbetonung dieser Vorstellung ist das Thema für unzählige Träume und schizophrene Wahnideen.«
BLEULER fügt auch noch eigene Träume hinzu und schließt seinen

Artikel mit folgendem Abschnitt: »Wer die Träume kennt, weiß daß noch manches andere in diesen Beispielen stecken muß, als die Beseitigung einer Person oder eines Umstandes, die gerade zur kritischen Zeit der Stein des Anstoßes sind. Ohne Analyse ist es aber nicht herauszuholen. Dafür sind die Beispiele in ihrer nächstliegenden Bedeutung so klar, daß sie vielleicht doch den einen oder anderen Leser auf die Idee bringen, die FREUDsche Traumdeutung möchte nicht so ganz willkürlich sein, wie sie manche hinzustellen belieben, die sie nicht kennen wollen. Wer durch diese Fälle zur eigenen Beobachtung angeregt wird, wird ähnliches finden und damit, ohne daß er weiter eindringt, schon den Schlüssel zu vielen schizophrenen Wahnideen in die Hand bekommen und anderseits vielleicht auch neugierig werden, was alles hinter den komplizierteren Zusammenhängen stecke.«

1919 setzt sich BLEULER ausführlich und intensiv mit der Kritik KRETSCHMERS am Begriff des Unbewußten auseinander. Er schreibt, daß KRETSCHMER den Namen »Unbewußtes« abschaffen möchte. BLEULER sagt dazu: »Weil es ausgezeichnet geschrieben, materiell in allem Wesentlichen auf scharfer und richtiger Auffassung beruht und von Kretschmer herrührt, der berufen scheint, in der nächsten Zeit eine führende Stellung in unserer Disziplin einzunehmen, geht es nicht an, ihn unwidersprochen zu lassen. Der Verfasser täuscht sich nämlich, wenn er meint, es handle sich bei dem Unbewußten bloß um einen Namen, den man besser abändern würde, in den des ›Nichtgewußten‹«.

Und weiter: »Wir sehen, daß Bewußtes und Unbewußtes eng zusammengehören, so eng, daß ein Begriff sie umfassen muß, den wir am besten die Psyche nennen. Andererseits sind mir gar keine auch nur einigermaßen erheblichen Gründe denkbar, die uns veranlassen könnten, die Zuzählung des Unbewußten zur Psyche aufzugeben.« Und nochmals BLEULER: »Das Unbewußte ist ein Begriff, den zu bilden man gezwungen ist, etwa wie den des Neptun aus den Störungen des Uranus. Er ist uns auch im übrigen nicht unbekannt. Aus Analogie wissen wir von ihm indessen, genau wie Levellier vom Neptun, dessen Masse und Umlaufzeiten er zum voraus bestimmen konnte, eine Menge Eigenschaften, und diese sind die nämlichen, wie wir sie der Psyche zuschreiben, mit Ausnahme der bewußten Qualität. Das Unbewußte ist der experimentellen Forschung zugänglich, namentlich auf dem Wege der Hypnose, wo z.B. unbewußte Motive für Handlungen geschaffen werden können. Es handelt sich da nicht um ein unterirdisches Geheimnis und gespensterreiches Stockwerk, sondern geradezu um die Großzahl der nach unserer Abgrenzung psychisch zu nennenden Funktionen. Denn von allen diesen wird nur ein kleiner Teil ›vom Bewußtsein beleuchtet‹, wie man sich auszudrücken pflegt. Und dieser kleinere Teil hat keinen geschlossenen kausalen Zusammenhang, wohl aber der ganze Komplex, die bewußten und unbewußten Funktionen zusammen (von den Einflüssen des Körpers auf die Psyche sehen wir hier ab). Alles was bewußt geschieht, kann auch unbewußt geschehen, nicht aber umgekehrt. Die unbewußten Funktionen sind die ausgreifenderen.«

In der Zusammenfassung schließlich meint BLEULER: »Es geht nicht an, das Unbewußte von der Psyche zu trennen, weil dadurch sofort falsche Auffassungen hineingebracht werden und weil die bewußten und die unbewußten Funktionen in allen sonstigen Beziehungen eine Einheit bilden, die auseinander zu reißen nicht besser wäre, als wenn man den Walfisch seiner Gestalt wegen von den Säugetieren lostrennen wollte.«

»Der vorgeschlagene andere Name, für das Unbewußte, ist direkt falsch. Von bloßen Hirnfunktionen zu reden, geht nicht an, weil die unbewußten Funktionen Eigenschaften haben, die wir sonst nur der Psyche zuschreiben und weil diese nach der Seite der andern Hirnfunktionen scharf umschriebene Klasse von den Vorgängen irgendwo von den physiologischen Hirnfunktionen unterschieden werden muß, wenn man sich noch verstehen will. Unbewußte Funktionen sind etwas Normales. In der Pathologie haben nicht nur die Hysterie, sondern alle psychischen Krankheiten damit zu rechnen. Die Frage, ob krank oder nicht, hat also mit der Annahme oder Verwerfung des Unbewußten nichts zu tun.«

Kaum ein Jahr später schickt BLEULER wiederum an die Zeitschrift für die gesamte Neurologie und Psychiatrie einen Artikel, in dem er sich mit der Kritik von BUMKE am Unbewußten auseinandersetzt. Die Argumente von BLEULER bewegen sich auf einer ähnlichen Ebene wie diejenigen seiner Antwort auf KRETSCHMER. BUMKE gegenüber sagt er:

»Demgegenüber konstatiere ich, ohne hier die Beweise zu bringen, daß es Funktionen gibt, die nach unserer und in der Hauptsache auch nach Bumkes Begriffsabgrenzung zum Psychischen gehören

(Wahrnehmungen, Affekte, Überlegungen, Handlungen) und von denen man wirklich nichts weiß. Ich habe dies tausendfältig an mir selber erfahren, und ich bin von Kindheit auf gewöhnt, mich mit größter Rücksichtslosigkeit zu beobachten. Andere und zwar ehrliche Leute sagen das Nämliche, und man konstatiert beim Nebenmenschen solche Vorgänge auch da, wo es für das Subjekt angenehmer wäre, die Funktion als bewußt zu bezeichnen.«

Und später: »Wenn Bumke ausführt, daß vieles, was man unbewußt nenne, bloß ›vergessen‹ sei, vor sich und andern verborgen werde, so ist zu antworten, daß das wirklich ›Vergessene‹ und Verdrängte, wenn es doch weiterwirkt, eben ein unbewußter Psychismus sei. Seine Darstellung könnte übrigens den Eindruck erwecken, daß es sich bei Funktionen, die wir unbewußt nennen, nur um Vergangenes handle, das vergessen wäre. Es gibt aber massenhaft aktuelle Vorgänge, die dazu gehören. Ich nenne nur das automatische Schreiben, dem gegenwärtige, aber unbewußte Denkfunktionen zugrunde liegen.«

Wie schon im Artikel zu KRETSCHMERS Ausführungen setzt sich BLEULER auch hier wiederum mit dem Begriff der Psyche an und für sich auseinander: »Es überzeugt, daß der Begriff der Psyche das Unbewußte miterfassen muß.« Und dann: »Es gibt allerdings eine wirkliche Definition des Psychischen, die dazu noch sehr bequem ist: Das Psychische ist das Bewußte. Sie ist aber nur für Philosophen und Juristen brauchbar, weil sie nach den tatsächlichen Zusammenhängen zu fragen unterläßt, d.h. ein beliebig herausgerissenes Kriterium zum Wesentlichen macht, ohne sich um natürliche Grenzen zu kümmern, oder zu untersuchen, ob der so gebildete Begriff natürliche Grenzen hat.«

In einer Zusammenfassung am Ende des Artikels sagt BLEULER: »Ob das, was wir unbewußt nennen, noch teilweise bewußt sei oder nicht, ist für die Überlegungen, die nicht gerade den Zusammenhang von Gehirn und Zelle betreffen, von ganz untergeordneter Bedeutung. Der Streit darüber lohnt sich in der Psychopathologie kaum, ebensowenig wie es sich in diesem Zusammenhang lohnt, sich zu streiten, ob man diese Funktionen psychisch nennen soll oder nicht. Wichtig ist nur, daß man solche Mechanismen anerkennt, weil sonst eine erklärende Psychopathologie unmöglich ist.«

Versuchen wir, das bisher Erwähnte zusammenzufassen: Nicht ohne Absicht habe ich vor allem die Stellen aus den BLEULERSCHEN

Publikationen berücksichtigt, in denen er vom Unbewußten spricht. An der Annahme oder Ablehnung dieses Begriffs scheiden sich ja bis heute die Geister. Wenn also BLEULER nachdrücklich und zu verschiedenen Zeiten die Existenz eines »Unbewußten« bejaht, können wir daran ermessen, wie gut er die FREUDschen Gedankengänge verstanden hat. Im übrigen ist leicht zu erkennen, daß BLEULERS Publikationen vor allem auf eine Verteidigung der FREUDschen Psychoanalyse zielen. Diese Verteidigung entsprach genau dem ritterlichen Wesen BLEULERS und seinem Bedürfnis nach absoluter Ehrlichkeit.

Gibt es vom wissenschaftlichen Standpunkt aus auch neue eigene Beiträge BLEULERS zur Psychoanalyse? Hier kann nur nochmals darauf hingewiesen werden, daß der Begriff der Ambivalenz mehr und mehr eine zentrale Rolle in BLEULERS Schizophreniekonzept gespielt hat. Ohne den Hintergrund der FREUDschen Theorien hätte BLEULER wohl kaum diesem Begriff seine überragende Bedeutung gegeben, die er bis heute behalten hat. Nicht vergessen sei im übrigen, daß BLEULER 1914 den Terminus der Tiefenpsychologie schuf, der seither Allgemeingut geworden ist und 1915 auch von FREUD akzeptiert wurde. Wenn BLEULER vor allem die schizophrene Psychose mit Hilfe der psychoanalytischen Theorie zu erforschen gedachte, liegt dies auch an den äußeren Umständen. Wie wir wissen, war die berufliche Situation BLEULERS und FREUDS total verschieden. Als Direktor eines psychiatrischen Spitals sah BLEULER wohl nur selten Neurosen, jedoch viele Schizophrene, während für FREUD das Gegenteil zutraf. Er untersuchte und behandelte vor allem Neurosen und kaum je psychotische Menschen. So ist es nicht verwunderlich, daß in den Texten BLEULERS wenig zur Neurose gesagt wird und umgekehrt bei FREUD die Schizophrenie nicht im Vordergrund steht. Was BLEULER zu FREUDS Arbeit über den Fall Schreber gedacht hat, wissen wir nicht.

Literatur

BLEULER, E. (1896): Dr. J. Breuer und Dr. S. Freud: Studien über Hysterie. Münch.med.Wschr. 22: 524-525

BLEULER, E. (1906): Freudsche Mechanismen in der Symptomatologie der Psychosen. Psychiat.Neurol.Wschr.

BLEULER, E. (1911): Die Psychoanalyse Freuds. Deuticke, Leipzig und Wien

BLEULER, E. (1912): Intellektuelle Komponente des Vaterkomplexes. Jahrbuch Psychoanalyt. Forschungen 4

BLEULER, E. (1913): Sexualwiderstand. Jahrb. Psychoanal. Forschungen 5

BLEULER, F. (1913): Träume mit auf der Hand liegenden Deutungen. Münch. med. Wschr. 45: 2519-2521

BLEULER, E. (1913): Natürliche Symbolik und Kosmogonie. Int. Z. ärztl. Psychoanalyse 1

BLEULER, E. (1913): Kritik der Freudschen Theorien. Z. Psychiatrie 10

BLEULER, E. (1920): Zur Kritik des Unbewußten. Z. ges.Neurol. Psychiat. 53: 80-96

BLEULER, E. (1921): Über unbewußtes psychisches Geschehen. Z. ges. Neurol.Psychiat. 64: 122-135

BLEULER, E. (1921): Naturgeschichte der Seele und ihres Bewußtwerdens. Springer, Berlin

FREUD, S., JUNG, C.G. (1975): Correspondance. 2 vol., Gallimard, Paris

MEERWEIN, F. (1965): Psychiatrie und Psychoanalyse in der psychiatrischen Klinik. Bibliotheca Psychiatrica et Neurologica, fasc. 126. Karger, Bâle

MÜLLER, C. (1973): Eugène Bleuler 1857-1939. Confrontations psychiatriques II: 103-108

WILHELM, H.R. (1996): Eugen Bleuler und Carl Gustav Jungs Habilitation. Sudhoffs Archiv 80, 1, 99-108

WYRSCH, J. (1957): Gedanken Eugen Bleulers. Erinnerungsgabe für die Teilnehmer des II. int. Kongresses für Psychiatrie, Zürich

Die psychiatrische
Rehabilitation

In und außerhalb der Psychiatrie und ihrer Institutionen wird heute mit der größten Selbstverständlichkeit von Rehabilitation gesprochen. Rehabilitationsabteilungen gibt es überall auf der Welt, und das Wort ist beinahe zum Symbol einer modernen Psychiatrie geworden. Von der Hilfsschwester bis zum Chefarzt herrscht Einigkeit darüber, daß Rehabilitation etwas Wunderbares, etwas Fortschrittliches, etwas Neues und nicht zu Missendes sei. Dabei wird nicht selten übersehen, daß der Begriff in seiner heutigen Bedeutung zwar neu ist, daß aber das, was dahintersteckt, eine lange Geschichte hat. Es soll denn auch im folgenden die Herkunft des Begriffs seine geschichtlichen Hintergründe sowie seine Anwendung erörtert werden.

Schlagen wir den Brockhaus von 1935 auf, so lesen wir dort: »Rehabilitation ist Wiederherstellung der Ehre. Wiedereinsetzung in den früheren Stand.« Weit entfernt also siedelt man da diesen Begriff von der Medizin und der Psychiatrie an. Es geht um die Wiedergutmachung eines Unrechts, man denkt an eine Schande, die getilgt wird, die Wiederaufnahme eines vorher Ausgestoßenen in die Gemeinschaft. Ein moralischer Akt also, eine Satisfaktion, eine Wende der Einstellung zu einem Verfemten, einem Verleugneten. Nun ist die Einstellung zum Geisteskranken als eines Verfemten ein Thema, das die Geschichte der Psychiatrie wie ein roter Faden durchzieht. Unsere geistigen Väter hat es beschäftigt, und auch heute läßt es uns nicht los. Es ist ja sekundär gekoppelt mit der Praxis vom kalten Strahl im Tollhaus bis zur Familientherapie.

Merken wir uns aber, daß in den klassischen Lehrbüchern eines BLEULER, eines KRAEPELIN die Rehabilitation als Stichwort nicht auftaucht, und auch im Handwörterbuch der medizinischen Psychologie von BIRNBAUM finden wir es nicht. Somit kann eine erste Feststellung getroffen werden: Wenn ein Psychiater des letzten Jahrhunderts von Rehabilitation sprach, meinte er ausschließlich die Einstellung der Gesellschaft zum Geisteskranken, ungeachtet jeder praktisch-therapeutischen Anwendung. Erst in unserem Jahrhundert gewinnt das Wort die Doppelbedeutung, die wir heute

kennen. Diese Doppelbedeutung im Sinne von Wiedereinsetzung
in einen Stand der Ehre einerseits und andererseits Praxis der Wie-
dergewinnung praktischer sozialer Kompetenzen hat etwas Künst-
liches an sich. In einer historischen Betrachtung können wir aber
weder auf den einen noch den anderen Sinngehalt verzichten und
müssen immer beides im Auge behalten. Wann im psychiatrischen
Sprachgebrauch die Wende eingetreten ist, d.h. von welchem Zeitpunkt an Rehabilitation vor allem eine Praxis meinte, ist nicht leicht
festzustellen.

Bei SCHULTE heißt es nach dem zweiten Weltkrieg etwa:
»Alle Arbeits- und Beschäftigungstherapie liegt in der Linie der
heutzutage in viel weiterem Bereich getriebenen Bemühungen um
Rehabilitation, oder sie mündet da hinein. Hier geht es insbesondere um die Wiederherstellung des Ansehens, der Geltung, des Er-
werbs oder Wiedererwerbs der Achtung der menschlichen Umgebung.«
»Das Problem ist für den psychotisch Kranken oft noch schwerer
als für den Körperbehinderten. Gelingt dieser Ansatz nicht, so sieht
er sich nur allzusehr in sein Kranksein zurückgestoßen, und alle
klinisch-therapeutischen Anfangserfolge werden fragwürdig.«
Hier finden wir also erstmals die Verbindung von moralischen
Einstellungsproblemen mit einer gelenkten, geplanten Praxis. Später wird der ursprünglich moralische Gehalt des Wortes immer
mehr dem Begriff der therapeutischen Methode weichen.
In meinem Lexikon der Psychiatrie hat SCHINDLER 1973 den Begriff
wie folgt umschrieben: »Der Begriff der Rehabilitation stammt aus
dem Römischen Recht und bezeichnet die Wiedereinsetzung in den
früheren Rechtsstand, insbesondere die Rückgängigmachung der
Verurteilung durch nachfolgenden Beweis der Unschuld und damit die Wiederherstellung der vollen bürgerlichen Ehrenrechte.
Vermutlich über den feudalen und militärischen Ehrenkodex gelangt er in einen sozialmedizinischen Verwendungsbereich. Hier
findet er sich ab dem ersten Weltkrieg vor allem in der Anwendung
im orthopädischen Bereich, später im Bereich der Sozialpsychiatrie.
Überall dort, wo mit chronischen Krankheitsfolgen zu rechnen ist,
wird die resignierende Mitleidshaltung und Tendenz zum Verstek-
ken der Störung bis zum schamhaften Verstecken des Chronisch-
kranken überhaupt ersetzt durch leistungskompensatorische
Rehabilitationsmaßnahmen. Der Kranke wird dadurch aus dem

diskriminierenden Zustand eines sozialen Bettlerdaseins wieder in
einen voll anerkannten sozialen Stand rehabilitiert.«

Den letzten Schritt von der Einstellungsproblematik im moralischen Sinn zu einer praxisorientierten Definition geht das Wörterbuch von PETERS, wo es heißt: »Rehabilitation ist der Vorgang der
Wiedereingliederung in und Wiederanpassung an das Privat- und
Berufsleben nach körperlicher oder psychischer Krankheit, Ziel
einer aufs Praktische ausgerichteten Sozialpsychiatrie.«

Ein Ideal also, ein Programm, eine Fahne, die entrollt wird, eine
Einstellung zum seelischen Leiden, wobei nun nicht mehr das Dis-
kriminatorische der Publikumshaltung, sondern die psychiatrischen Vorstellungen und Einstellungen zu den potentiellen Möglichkeiten der Entwicklung und Beeinflussung eines seelischen
Leidens, d.h. die Prognose maßgeblich werden.

Ein weiter Weg wurde somit beschritten. Kann man wohl mutatis
mutandis sagen, daß die ganze Geschichte der Psychiatrie ein einziger Kampf um die Rehabilitation, allerdings immer wieder mit
andern Vorzeichen, war? Pessimistisch ausgedrückt könnte man
sagen, daß über lange Epochen ein diskriminatorisches Label jeweils durch ein anderes ersetzt wurde.

Ich meine das so: Nachdem der Kranke, der Psychotiker vom Fluch
der Behextheit und der Magie erlöst wurde, tritt er in den Status
des Wahnsinnigen. Hat er indessen eine Seele? Das war die Frage.
Es galt also in einem zweiten Schritt, ihn aus dem Status des see-
lenlosen Tölpels zu erlösen. Die nächste Rehabilitationsetappe –
so könnte man sagen – war diejenige von PINEL: Geisteskranke sind
nicht den Verbrechern und Asozialen gleichzustellen. Über diese
und die folgende Etappe kann man Wesentliches in dem schönen
Buch von SCHRENK »Über den Umgang mit Geisteskranken« nachlesen. So zitiert er z.B. REIL, der sagt: »Man muß den Kranken
durch geeignete Arbeit und durch die Einrichtung des gesamten
Tagesablaufs allmählich an das Leben gewöhnen, das er bei der
Entlassung wieder vorfinden wird. Bei der Übung der einzelnen
Seelenvermögen soll man dem Kranken wieder den Sinn für seine
eigene moralische und intellektuelle Kultur beibringen. Diese
Schlußphase der psychischen Kur ist das letzte und höchste Ge-
schäft der Psychologen.«

Ein weiterer »rehabilitativer Schritt« des letzten Jahrhunderts war
derjenige von GRIESINGER, der das Stigma des Wahnsinns zu be-

kämpfen versuchte, indem er die Geisteskranken den körperlich Kranken gleichstellte. Endlich konnten sie vor diesem Hintergrund ernsthaft von der aufstrebenden Medizin vereinnahmt werden. Es wurde ihnen ein Status zugebilligt, der in jener Epoche wohl von großer Bedeutung war, schuf er doch die Voraussetzungen für eine intensive Beschäftigung mit den zerebralen Vorgängen bei Psychosen, mobilisierte Forscherteams und half sicher auch mit, die sanitären Einrichtungen der psychiatrischen Spitäler zu verbessern.

Das neue Elend allerdings, das mit diesem Rehabilitationsschritt über viele Tausende von hospitalisierten Kranken kam, steht auf einem anderen Blatt. Bettruhe und nochmals Bettruhe, um das außer Rand geratene Zentralnervensystem zu schonen, zu beruhigen. Untätigkeit und sinnloses Dahindämmern in den großen Krankensälen, unterbrochen durch die Visite und das Temperaturmessen. Mit dem Aufkommen der Labormethoden gab es hie und da Blutentnahmen und neurologische Untersuchungen. Zwar hatte der Kranke jetzt das moralische Recht, krank zu sein, aber dieses Recht half ihm wenig. Die Praxis der Rehabilitation steckte in den Anfängen. Immerhin muß zugegeben werden, daß an manchen Orten vernünftige Ärzte und Pfleger den Kranken Beschäftigung und Unterhaltung anboten. Aber es war eben doch meistens ein Beschäftigen und Unterhalten »trotz« der zugrunde liegenden und unbeeinflußbaren Krankheit, die nach wie vor mysteriös erschien. Auch die potentielle Gefährlichkeit der Irren, der Schaden, den sie gegebenenfalls anrichten konnten, wenn sie nicht gezügelt und geführt würden, tauchten immer wieder auf. Lesen wir nicht bei dem großen Schweizer Psychiater Auguste FOREL in seinem Entwurf zu einem schweizerischen Irrengesetz aus dem Jahr 1893: »Es ist gar keine Frage, daß die Geistesstörungen und die Geistesschwäche eine arge Pestbeule für das Volk sind, ihm viele Kräfte entziehen und durch Vererbung auf die Nachkommenschaft viel zur Entartung und Verarmung der Nation beitragen. Aus diesen und vielen andern Gründen wäre eine gute Organisation des Irrenwesens dringend zu wünschen, welche den Zweck hätte, die Geisteskranken der Schweiz ständig zu beaufsichtigen, zu kontrollieren und die Ursachen des Irrsinns und seiner Vermehrung zu bekämpfen.«

Wenn wir weiterschreiten auf der Suche nach Ansatzpunkten zu einer psychiatrischen Rehabilitation im modernen Sinne und uns

an die großen geistigen Führer, beispielsweise KRAEPELIN und
BLEULER wenden, sind wir eher enttäuscht. Bei BLEULER z.B. heißt
es: »Die Erziehung der Kranken muß namentlich auf Selbstbeherrschung gerichtet sein. Damit ist zugleich eingeschlossen eine Be-
herrschung der Krankheitssymptome. Viele Kranke können lernen, die Aufregung zu unterdrücken, den Halluzinationen keine
Folge zu geben, schlechte Gewohnheiten abzulegen. Intelligente-
re Leute von guten Anlagen bringen es in einzelnen Fällen zu einer bewundernswerten Selbstbeherrschung. Man kann aber auch
weniger gut begabten Kranken beibringen, ihr Benehmen dem
Normalen soweit wie möglich anzupassen.«
Wie steht es nun aber mit der Rehabilitation in dem Werk Hermann SIMONS, jenem deutschen Pionier der Arbeitstherapie? SIMON
war es ja, der in machtvollem Aufbruch die sinnvolle Beschäftigung
des Geisteskranken propagierte und damit einer Versandung und
sozialen Verelendung zu steuern gedachte. Seine Verdienste werden heute wohl etwas zu wenig gewürdigt. Und was unser Thema
betrifft, stellen wir fest, daß das Wort »Rehabilitation« bei ihm
nicht auftaucht. Es ist wohl auch kein Zufall, wenn Max MÜLLER
in seinem 1936 erschienenen Buch über Prognose und Therapie der
Geisteskranken die SIMONschen Gedanken und Methoden unter
dem Stichwort »kollektive Psychotherapie« abhandelt.
Erst nach dem zweiten Weltkrieg kamen dann in allen europäischen
Ländern und auch in Übersee Bestrebungen in Gang, den Geisteskranken in dem Sinne zu rehabilitieren, daß man ihm die Gelegenheit zur beruflichen Ausbildung und Tätigkeit gab. Unmittelbar
damit ist auch die Schaffung von Gesetzen zur Versicherung der
Invalidität verbunden.
Was nun aber die moralische Rehabilitation, d.h. die Stellung des
Geisteskranken in der Gesellschaft betrifft, sind wir erstaunt, daß
wir noch in der Mitte unseres Jahrhunderts von einer gewissen
Diskriminierung reden müssen. In einem Buch von SCHOTTKY, der
1940 einen Leitfaden für den Umgang mit seelisch Kranken veröffentlichte und dafür den ersten Preis der österreichischen Gesellschaft für Volksgesundheit erhielt, finde ich folgendes: »Man ist
bestrebt, den Kranken wieder sozial entweder in der Anstalt oder
sogar außerhalb der Anstalt in der eigenen oder in einer fremden
Familie einzugliedern. Man will die noch verbliebenen Reste geistiger Fähigkeiten nicht verkümmern lassen, sondern entwickeln,

man will ihm ein erhöhtes Maß von Selbständigkeit und sogar Verantwortung geben. Man versucht, ihn außerhalb der Anstalt un auffällig betreuen zu lassen, um so zu seinem und der Allgemeinheit Wohle gleicherweise beizutragen.«

Und später sagt er in einer Paraphrasierung von Hermann SIMON: »Nach dieser Anschauung darf man im Geisteskranken nicht sowohl den Kranken sehen als den Mitmenschen, dessen geistiges Leben grundsätzlich nach ähnlichen Gesetzen abläuft wie das der Gesunden und nur soweit veränderten Bedingungen unterliegt, als das dem Krankheitsprozeß im Gehirn notwendig entspricht. Das Ziel ist eine nützliche Beschäftigung, die sowohl für die andern Wert hat als auch dem Kranken mehr Selbstvertrauen gibt sowie sein äußerlich geordnetes und ruhiges Verhalten gewährleistet.«

Das waren sicher gutgemeinte Worte, die aber in unsern heutigen Ohren doch recht hohl tönen. Es schimmert nach wie vor die unausgesprochene Meinung vom grundsätzlichen Anderssein des psychotischen Menschen durch, es wird nach wie vor das Trennende zwischen dem Normalen und dem Kranken betont, kurz das Stigma der Verrücktheit wird nur relativiert, nicht aufgehoben.

Fassen wir zusammen: Trotz aller Bemühungen ist es nicht leicht, den Begriff der Rehabilitation in der Psychiatrie in seiner geschichtlichen Entwicklung einem festen Zeitpunkt zuzuordnen. Er ist schillernd gewesen und geblieben. Wir sind von einer Nichtigkeitserklärung zur anderen geschritten – der Geisteskranke ist kein Behexter – er ist nicht seelenlos – er ist kein potentieller Verbrecher – er ist nicht prinzipiell unheilbar – er ist nicht unverstehbar in seinen Äußerungen. Aber trotz dieser Nichtigkeitserklärungen sind wir nach wie vor genötigt, uns nicht nur um das, was man Wiedereingliederung nennen könnte, sondern auch um die Ehre des Kranken zu bemühen. Um diese Ehre des Kranken, d.h. um die moralische Rehabilitation geht es nämlich auch bei den modernsten unserer Rehabilitationszentren. In der Zuteilung eines Kranken zu der Kategorie der zu Rehabilitierenden, in seiner Einweisung in eine Rehabilitationsabteilung steckt nämlich bereits in nuce die Gefahr einer Diskriminierung, so als ob unsere eigene innere Einstellung zu ihm, unser Respekt für ihn, unsere väterliche, mütterliche oder geschwisterliche Liebe zu ihm davon abhängen würden, ob es ihm im Rahmen eines Rehabilitationsprogrammes gelingt, nützlich und gut funktionierend zu werden. Hier möchte ich ein Fragezeichen setzen. Übrigens: ist es richtig, wenn wir die Rehabilitation zur Angelegenheit von Spezialisten machen? Sollten wir nicht eher – und gerade auf dem Hintergrund der geschichtlichen Entwicklung – darauf bedacht sein, die Rehabilitation in ihrer Doppelbedeutung als die Gesamtheit aller psychiatrischen Tätigkeiten zu betrachten? Die Koppelung von spezialisierter Methode und grundsätzlicher Einstellung zum Anderssein des Psychotikers kann zu einer Gefahr werden. Ist also der Begriff der Rehabilitation in der Psychiatrie vielleicht überholt? Sollten wir zu weniger belastenden Worten Zuflucht nehmen wie z.B. Integration oder meinetwegen auch Sozialisation? Ich frage mich, ob es nicht realitätsgerechter, nüchterner, wirklichkeitsnaher und ehrlicher wäre, das Wort Rehabilitation fallen zu lassen, an dem mich das Präfix »re« besonders stört, weil es in fataler Weise den Verdacht aufkommen läßt, »vorher« sei das Individuum in einem nicht ehrbaren, achtbaren Stand gewesen.

Literatur

BIRNBAUM, K. (1930): Medizinischen Handwörterbuch der Psychologie. Thieme, Leipzig

BLEULER, E. (1911): Dementia praecox. F. Deuticke, Leipzig

BLEULER, E. (1918): Lehrbuch der Psychiatrie. Springer, Berlin

BROCKHAUS, F.A. (1935): Der Sprachbrockhaus. F.A. Brockhaus, Leipzig

DEFOE, D. (1697): An Essay upon Projects. The Scholar Press Limited, Menston, 1969

FOREL, A. (1893): Zum Entwurf eines schweizerischen Irrengesetzes. Z. Schweizer Strafrecht 6: 313-331

GRIESINGER, W. (1964): Die Pathologie und Therapie psychischer Krankheiten. (Nachdruck der Ausgabe Stuttgart 1867) Bonset, Amsterdam

KRAEPELIN, E. (1909): Psychiatrie, 8. Aufl. Bd I. Barth, Leipzig

MÜLLER, C. (Hrsg.) (1986): Lexikon der Psychiatrie. Springer, Berlin

MÜLLER, C. (1981): Psychiatrische Institutionen. Ihre Möglichkeiten und Grenzen. Springer, Berlin

MÜLLER, M. (1936): Prognose und Therapie der Geisteskrankheiten. Thieme, Leipzig

249

Peters, U.H. (1930): Wörterbuch der medizinischen Psychologie. Thieme, Leipzig

Pinel, P. (1801): Traité médico-philosophique sur l'aliénation mentale ou la manie. Richard, Daille & Ravier, Paris

Schottky, J. (1940): Der Umgang mit seelisch Kranken. 2. Aufl. Verlag von Wilhelm Maudrich, Wien

Schrenk, M. (1973): Über den Umgang mit Geisteskranken. Springer, Berlin

Schulte, W. (1962): Klinik der Anstaltspsychiatrie. Thieme, Stuttgart

Simon, P. (1929): Aktivere Krankenbehandlung in der Irrenanstalt. De Gruyter, Berlin

Hermann Rorschach
wirbt für die Psychoanalyse

Wer Hermann RORSCHACH (1884-1922) war und welche Verdienste er für die Psychiatrie hat, muß hier nicht ausführlich dargestellt werden. Als Schweizer studiert er in Zürich, Bern und Berlin, wandert dann mit seiner russischen Frau nach Rußland aus, kehrt aber doch wieder in die Schweiz zurück. Zwischen 1914 und 1922, dem Jahr seines Todes, arbeitet er in verschiedenen psychiatrischen Spitälern der Schweiz. Bekannt ist er geworden durch seine Psychodiagnostik, d.h. den von ihm erfundenen projektiven Test, der seinen Namen trägt. Es kann nicht genug betont werden, wie sehr er als Einzelkämpfer in nicht universitären Institutionen verbissen während Jahren an dem Projekt dieses Tests gearbeitet hat. Einige Monate erst vor seinem Tod erschien die erste Auflage des Buches. Einer seiner wissenschaftlich bedeutenden Korrespondenten, mit dem er vor allem auch seinen Test besprach, war Walter MORGENTHALER (1882-1965). Dieser, von bäurischem Temperament und entsprechender Zähigkeit, arbeitete als Privatdozent vor allem an der psychiatrischen Universitätsklinik Waldau in Bern, später leitete er ein privates Nervensanatorium, und von 1925 an führte er ausschließlich eine private Praxis (H. BALMER). MORGENTHALER ist vor allem bekannt durch die Entdeckung des schizophrenen Künstlers Adolf WÖLFLI. Dessen Zeichnungen haben in den letzten Jahren einen Siegeszug durch ganz Europa angetreten, und zahlreiche Ausstellungen und Veranstaltungen galten ihm, ja es wurde sogar eine Oper nach seinen skurrilen Texten komponiert. Zwischen Hermann RORSCHACH und Walter MORGENTHALER entwickelte sich nicht nur eine Freundschaft, sondern auch ein lebhafter wissenschaftlicher Austausch. Dieser ist durch eine Korrespondenz, die sich zwischen 1916 und 1922 abspielte, ausführlich dokumentiert. Ich habe sie im internationalen Rorschach-Archiv gefunden, das in der bernischen Universitätsbibliothek beheimatet ist. Mein Dank gilt Frau Rita SIGNER, die mir den Zugang zu diesem Archiv gewährt hat.
In zahlreichen längeren Briefen können wir das Entstehen der Rorschach-Tafeln, die Deutungen und Auswertungen verfolgen,

wie sie zwischen beiden Wissenschaftlern besprochen wurden. Um diesen Aspekt der Korrespondenz soll es aber in dem hier vorliegenden Kapitel nicht gehen. Vielmehr liegt mir daran aufzuzeigen, wie sehr Hermann Rorschach in seinem wissenschaftlichen Forschen auch durch die Psychoanalyse Sigmund Freuds beeinflußt war. Diese Tatsache wird von den modernen Rorschach-Forschern häufig etwas vernachlässigt. Geht man indessen die Publikationen von Hermann Rorschach durch, wird ganz eindeutig, daß er einen Weg suchte, um dem Unbewußten, wie Freud es beschrieben hatte, via Klecksographie näher zu kommen. Ähnliches beabsichtigte ja auch C.G. Jung mit seinem Assoziationstest.

Was waren nun aber wohl die Beziehungen Hermann Rorschachs zu den Psychoanalytikern seiner Zeit? Ich lasse hier Auszüge aus dem Briefwechsel Rorschach/Morgenthaler folgen, die Auskunft darüber geben.

Am 5.11.1919 schreibt Hermann Rorschach an Morgenthaler einen längeren Brief, in dem es vor allem um die Publikation seines Tests geht. Auch schickt er ihm offenbar die Auswertung eines Testresultats von Patienten, bei denen Morgenthaler die Tafeln ausprobiert hatte. Nun aber zur Psychoanalyse. Rorschach schreibt:

>»Schließlich wollte ich Sie noch animieren, unserem psychoanalytischen Verein beizutreten. Sie haben ja jetzt einen so großen Stab von Ärzten in der Waldau, daß Sie doch gut einmal im Monat nach Zürich kommen könnten, oder alle zwei Monate einmal. Die Sache geht ihren ersprießlichen Gang, und jedenfalls hat sie auch Bestand. Was Sie daran vielleicht stört, ist die Beteiligung von Nichtmedizinern. Das hat aber auch seine Vorteile, z.B. werden wir nächstens Dr. Wehrli, Dozent für Geschichte der Medizin und medizinische Volkskunde aufnehmen, ferner machen die Genfer Bovet, Morel, wahrscheinlich nächstens auch Claparède mit. Wilde Psychoanalytiker lehnen wir ab, ausgenommen natürlich eine Säule wie Pfarrer Pfister. Und wir haben aus diesem Grunde so raffinierte Aufnahmebedingungen wie selten ein Verein. Wir hoffen auch, mit der Zeit das nötige Gewicht zu erhalten, daß wir ev. in psychoanalytischen Skandalen und Skandälchen, wie die wilde Psychoanalyse sie immer wieder zeitigen wird, nach außen werden auftreten können als Instanz. Es würde mich sehr freuen, wenn Sie sich die Sache näher überlegen würden.

Mit herzlichen Grüßen, auch an Ihre Frau,

Ihr Rorschach«

Im Jahre, als Rorschach dies schrieb, gab es in Zürich schon seit
längerer Zeit eine psychoanalytische Gruppe, die sich vor allem
auch dank des mutigen Einsatzes von Eugen Bleuler hatte
konstituieren können. Zu den führenden Köpfen gehörten 1919
in Zürich vor allem Emil Oberholzer, aber auch Pfarrer Pfister,
während Jung sich bereits Jahre zuvor von Freud abgewendet hatte. Über die Hintergründe dieses relativ frühen Interesses der
Schweizer Psychiatrie für die Psychoanalyse wurde bereits viel
geschrieben. Ich verweise nur auf die jüngste Arbeit von Hanna S.
Decker. Auch der publizierte Briefwechsel zwischen Jung und
Freud gibt Aufschluß, und schließlich hat sich Ellenberger ausführlich dazu geäußert. Es erstaunt uns Heutige also nicht, wenn
wir lesen, daß Rorschach als 35jähriger begeisterter Psychiater dem
zwei Jahre älteren Kollegen und Freund in Bern die Analyse
schmackhaft machen will. Was aber antwortet ihm Morgenthaler?
Schon vier Tage später, nämlich am 9. November 1919 erhält Rorschach die Antwort, wobei Morgenthaler zuerst vor allem auf die
Tafeln eingeht. Dann aber:

>Was nun den psychoanalytischen Verein betrifft, so hat Herr Pfister
mir bereits in dieser Richtung zarte Winke gegeben. Was mich
hindert, ist weder die Entfernung von Bern – es wäre sicher nicht
schwer, in Bern ebenfalls eine Sektion zu gründen – noch die
Beteiligung von Nichtmedizinern – sind doch in unserem psychologischen Klübchen mehr Nichtmediziner als Mediziner, und gerade
Pfister schätze ich in dieser Beziehung höher ein als manchen
kritiklosen medizinischen Analytiker. Nein, was mich bisher
ferngehalten hat und es auch heute noch tut, ist die Scheu, mich auf
eine bestimmte Richtung festzulegen, nicht mehr frei zu sein, zu den
einzelnen Problemen und Ergebnissen so Stellung nehmen zu
können, wie es der Individualität momentan entspricht. Ich meine
dies nicht in erster Linie nach außen, sondern mir selber gegenüber.
Dazu kommt noch etwas anderes. Meiner Ansicht nach sind die
Freudschen Lehren über das Erstlingsalter hinaus, wo sie es nötig
gehabt haben, in Spezialvereinen gepflegt und durchgedrückt zu
werden. Die Freudschen Sachen sind bereits völlig in die Psychologie
und Psychopathologie eingedrungen, und sie ist speziell für mich
eine wichtige psychotherapeutische Methode neben allen andern

geworden. Nirgends wie in der Psychotherapie muß man sich meiner
Ansicht nach in Acht nehmen vor dem Alleinseligmachenden. Daß
Ihr im Sinne habt, gegen die wildwuchernden analytischen kritiklosen Phantasten und die analytischen Sportdämchen aufzutreten, ist
höchste Zeit und lebhaft zu begrüßen.

Mit herzlichen Grüßen, auch an Ihre Frau von meiner Frau, und
Ihrem

B. Morgenthaler«

Zwei Tage später, nämlich am 11.11.1919, antwortet RORSCHACH
und diskutiert mit MORGENTHALER die Probleme der Edition seiner Arbeit. Zur Psychoanalyse schreibt er dann:

»Noch einmal zum psychoanalytischen Verein: Der erste Grund, den
Sie anführen, hat mich während der ganzen Zeit des ersten Vereins
abgeschreckt. Im jetzigen aber ist keine Gefahr, daß der Geist der
Unfreiheit eindringe. Wenn auch Freud da und dort mit allzu
päpstlichem Nimbus erscheint, so wird sich die Gefahr der
Hierarchisierung doch am besten bannen lassen, wenn eben Leute
zusammenkommen, die Gegengewicht halten und für verschiedene
Standpunkte Sinn haben. Ihren zweiten Gegengrund kann ich nicht
ganz begreifen. Die Analyse ist ja wohl über das Brutkastenalter
hinaus, aber sie ist doch noch recht schlecht erzogen. Wer soll sie
denn weiter erziehen? Die meisten Anstaltspsychiater werden sie,
wenn sie sie nach und nach einigermaßen akzeptiert haben, nach und
nach wieder verdrängen. Ringsum sind Verdrängungsprozesse im
Gang, die an ihr nagen. Adler und Kompanie sind doch eigentlich
auch nichts anderes als Verdränger. Auch Jung, Maeder u.a. haben
manches Verdrängerhafte. Warum sollten die Analytiker von dem
allmenschlichen Verdrängungstrieb frei sein! Wenn es auf die
letzteren ankäme, so wäre die Analyse im Laufe der Zeit reif,
kultisch verwertet zu werden. Andererseits Wien: Dort wird man
bald noch die Drehung der Erde analytisch erklären. Auch dagegen
und gegen das päpstliche Wesen, das von Wien aus immer wieder
sich einschleichen will, muß man Front machen, sonst wird schließlich ein Katechismus voll Dogmen alles sein, was übrigbleibt. Ich
glaube, eben Mediziner, die mit andern Methoden vertraut und vor
ihnen die anständige wissenschaftliche Achtung haben, sollten die
Analyse besonders erziehen. Sie hat es auch darum nötig, weil sie mit
so physiologiefernen Begriffen gespickt ist, die doch mit der Zeit
geläutert und standfest gemacht werden sollten. Kongresse und

Literatur besorgen das nicht, denn da redet jeder in der eigenen
Sprache, und die Begriffe führen ein ziemlich geisterhaftes Dasein.
Aber ein Verein, der wenigstens jeden Monat eine Sitzung hat, kann
da – vielleicht – etwas machen.

Mit den besten Grüßen

Ihr Rorschach«

Die Korrespondenz zwischen MORGENTHALER und RORSCHACH,
die bis 1921 weitergeht, enthält keine weiteren Bemerkungen mehr
über die Psychoanalyse. Offenbar hat es RORSCHACH aufgegeben,
MORGENTHALER für diesen »Verein« zu gewinnen. Die zahlreichen
Briefe, die folgen, beziehen sich ausschließlich auf den Test und
seine Publikationen. Einige von ihnen sind bereits publiziert worden.

Mir scheint, daß diese kleine Kontroverse zwischen RORSCHACH und
MORGENTHALER in typischer Weise zeigt, was nach dem ersten Weltkrieg die Psychiater beschäftigte, wenn sie sich mit der Psychoanalyse FREUDS abgaben. Zwei Probleme sind es, die in der Korrespon-
denz im Vordergrund stehen: die Frage des »Papsttums« FREUDS
in Wien und diejenige der nichtärztlichen Analytiker. Die letztere
Frage hat übrigens einige Jahre nach dem Briefwechsel zwischen
MORGENTHALER und RORSCHACH zu einer Spaltung in der Schweiz.
Gesellschaft für Psychoanalyse geführt, indem sich die Ärzte von
den Nichtärzten distanzierten (H.H. WALSER). Später wurde die
Trennung wieder aufgehoben. Heute noch umfaßt die Schweiz.
Psychoanalytische Gesellschaft sowohl Ärzte wie Nichtärzte.

Kurz sei indessen noch die wichtige Rolle erwähnt, die MORGEN-
THALER für das Werk Hermann RORSCHACHS nach dessen Tod spielte.
MORGENTHALER war es, der 1921 im Verlag E. Bircher, dem Vorgänger des Verlages Hans Huber, das Werk als Band 2 der von ihm in-
augurierten Arbeiten zur angewandten Psychiatrie herausgab. Der
frühe Tod RORSCHACHS und der Welterfolg des Werkes verpflich-
teten MORGENTHALER zu erweiterten Neuauflagen. MORGENTHALER
gründete auch die Rorschach-Kommission und 1949 die Internationale Rorschach-Gesellschaft. Auch die Schaffung des Ror-
schach-Archivs in Bern geht auf seine Initiative zurück.

Literatur

BALMER, H. (1966): Drei bernische Forscher. Verh. der Schweiz. natur-
forschenden Ges.

DECKER, H.S. (1994): »What will happen if my Zurichers desert me?«
Psychiatr. Clin. of North America, Vol. 17, No 3

ELLENBERGER, H. (1954): The Life and Work of H. Rorschach. Bull. of
the Menninger Clin.

McGUIRE, W. (Hrsg.) (1974): The Freud-Jung Letters. Princeton Univ.
Press

MORGENTHALER, W. (1965): Aus meinem Leben. In »Trauerfeier im
Krematorium Bern«

MORGENTHALER, W. (1945): Die Rorschach-Bewegung. Schw. Zeitschr. f.
Psychol., Bd IV, Heft 1

MORGENTHALER, W. (1954): Der Kampf um das Erscheinen der Psychodiagnostik. Zeitschr. f. diagnost. Psychologie u. Persönlichkeitsforschung, Bd II, No 3

RORSCHACH, H. (1921): Psychodiagnostik. Huber-Verlag, Bern

WALSER, H.A. (1976): Psychoanalyse in der Schweiz. In EICKE, D
(Hrsg.), Die Psychologie des 20. Jahrhunderts, Bd II. Kindler-
Verlag, Zürich

Die Selbsterfahrung in der
Geschichte der Psychotherapie

Der Begriff »Selbsterfahrung« ist nicht eindeutig. Man könnte vorerst meinen, daß es sich darum handle, eine therapeutische Methode selbst ausprobiert, mit ihr experimentiert zu haben. Mehr und mehr wird jedoch heute der Begriff in der Psychotherapie dahingehend verwendet, daß ein zukünftiger Psychotherapeut sich selbst verstehen und seine Schwächen und blinden Flecken erkennen müsse. Das deutsche Wort »Selbsterfahrung« ist im übrigen schlecht zu übersetzen. Im Französischen wird meistens der Begriff »expérience personnelle vécue« verwendet. Dabei ist zu beachten, daß »expérience« im Französischen eng mit dem zusammenhängt, was man unternimmt, was man untersuchen will, während im deutschen das Wort »Erfahrung« eine eher passive Konnotation hat. Es handelt sich darum, etwas Persönliches zu erleben.

Das Erproben einer neuen Therapie hat in der Psychiatrie eine lange Geschichte. In meinem Buch »Vom Tollhaus zum Psychozentrum« habe ich dargelegt, wie praktisch alle »biologischen« Therapien auch von Psychiatern an sich selbst angewandt wurden. Ich habe dort nachgewiesen, daß es falsch wäre, die Psychiater anzuklagen, sie verwendeten therapeutische Methoden, die sie nicht aus eigener Erfahrung kennen.

Aber in diesem Kapitel soll es ja um die Selbsterfahrung in der Psychotherapie gehen. Mit welcher Epoche soll der Anfang gemacht werden? Muß der Selbsterfahrung zugerechnet werden, was die Ärzte um 1800 herum erlebten, als sie sich durch MESMER magnetisieren ließen? Soll ich den berühmten PUY-SÉGUR (1791-1829) erwähnen, der von MESMER den tierischen Magnetismus übernahm? Sicher ist, daß PUY-SÉGUR persönlich von MESMER »magnetisiert« wurde, daß er am Baquet teilnahm und später diese Methode therapeutisch verwendete. Auch der große PINEL ließ sich magnetisieren, schreibt aber nicht ohne Ironie später, daß dann meist alles in einem galanten Abenteuer endete. So zögere ich denn, die Erfahrungen, welche Ärzte zu Beginn des letzten Jahrhunderts machten, als sie sich magnetisieren ließen, als Vorstufe der Selbsterfah-

rung zu betrachten. Etwas anders steht es später mit der Hypnose. Der große Erfolg, den die Schule von Nancy in der zweiten
Hälfte des letzten Jahrhunderts hatte, ist bekannt. Wir kennen auch
die Kontroverse zwischen BERNHEIM und LIÉBAUD einerseits und
CHARCOT auf der anderen Seite. Zwar glaube ich nicht, daß die Schüler von CHARCOT sich durch ihren Lehrer hypnotisieren ließen, um
die Methode zu lernen. Allerdings muß ich gestehen, daß ich dieser
Frage nicht im einzelnen nachgegangen bin. Was indessen feststeht
ist, daß in Nancy, wohin viele europäische Ärzte pilgerten, die Erfahrung im Sinne eines Lernprozesses angewandt wurde. Erstaunlich ist nun aber, daß in keinem Lehrbuch des Hypnotismus explizit
gefordert wird, daß jeder zukünftige Hypnotiseur eine Selbsterfahrung machen müsse. Aber in verschiedenen Biographien zeigt sich,
daß einige es doch getan haben. Dies entsprach übrigens dem Zeitgeist, der rücksichtslos die Ehrlichkeit und Offenheit im ärztlichen
Denken forderte. Als Beispiel hierfür habe ich den großen Eugen
BLEULER bereits erwähnt. In dem Buch von Auguste FOREL »Der
Hypnotismus oder die Suggestion und die Psychotherapie« findet
sich in einem Anhang BLEULERS Schilderung, wie er selber das Hypnotisieren erlebt habe. Er schreibt: »Selbstbeobachtungen von
Hypnotisierten sind noch wenige publiziert. Die folgenden Notizen sind deshalb wohl nicht ohne Interesse.« ...
»Nachdem ich früher schon vergeblich versucht hatte, mich nach
andern Methoden hypnotisieren zu lassen, gelang es meinem
Freunde, Herrn Prof. Dr. von Speyr, mich nach der Liébaultschen
Methode (verbale Suggestion und Fixation) in hypnotischen Schlaf
zu versetzen.«... Und später: »Ich wurde zweimal auf dem Kana-
pee liegend von Herrn Dr. von Speyr, am darauffolgenden Tage
auch einmal von Herrn Prof. Forel hypnotisiert. Die erwähnten
Versuche wurden mit größter Leichtigkeit wiederholt, ferner wurde
mir ein Arm steif gemacht, und es wurden mir bestimmte Handlungen aufgetragen. Die suggerierte Analgesie hielt oft, wenngleich
nachher wieder andere Suggestionen gemacht wurden, so kurze
Zeit an, daß die Stiche, die ich, während sie gemacht wurden, nur
als Berührungen empfunden hatte, noch in der nämlichen Hypnose zu schmerzen anfingen. Schmerzhafte Steifigkeit der Beine
nach einem längeren Spaziergang schwand dagegen nach einigen
Suggestionen dauernd.«...
»Eine Halluzination hervorzurufen gelang nur einmal. Herr Prof.

Forel befahl mir, einen Finger in den Mund zu stecken, ich werde ihn bitter finden. Ich stellte mir nun sofort eine Bitterkeit in der Art von Aloe vor und war dann so überrascht, einen süßlich-bitteren-salzigen Geschmack zu empfinden, daß ich glaubte, wirklich verunreinigte Hände zu haben. Die Kontrolle nach dem Erwachen ergab, daß meine Finger von jeder schmeckenden Substanz frei waren..«

Auch FOREL selbst schreibt im übrigen von einem Selbstversuch, den er in München unternommen habe.

Zusammengefaßt können wir sagen, daß gegen Ende des letzten Jahrhunderts die Hypnose praktisch die einzige von der Medizin anerkannte Form der Psychotherapie war, daß einzelne Ärzte sich hypnotisieren ließen, daß aber noch keine Rede davon war, das Erlebnis der eigenen Hypnose gehöre unabdinglich zur Ausbildung. Ähnliches gilt im übrigen für spätere psychotherapeutische Methoden. So wissen wir beispielsweise, daß J.H. SCHULTZ, der Schöpfer des autogenen Trainings, in seinem Unterricht nicht nur die Methode erklärte und Demonstrationen mit Patienten vornahm, sondern daß er auch die Ärzte das autogene Training an sich selbst erleben ließ. Jedoch suchen wir in seinem Buch vergeblich nach einem Hinweis darauf, daß er die Selbsterfahrung als unabdingbar für den zukünftigen Psychotherapeuten erachte. Das erscheint mir widersprüchlich. Eine Erklärung wäre vielleicht, daß SCHULTZ vollkommen überzeugt war, daß die Selbsterfahrung sich von selbst verstehe und es deshalb überflüssig sei, dies gesondert zu erwähnen. SCHULTZ kommt in seinem Buch übrigens auch auf die Hypnose zu sprechen und erwähnt, daß FOREL, BLEULER, VOGT, WUNDT Selbsterfahrungen gemacht hätten. Wer aber hat VOGT, wer hat WUNDT hypnotisiert? Wir wissen es nicht, und es ist wohl schwierig, dies nachträglich zu verifizieren.

Eine neue Ära der Selbsterfahrung beginnt mit der FREUDschen Psychoanalyse. Wir werden sehen, daß in späteren Jahren für diese Form der Selbsterfahrung der Begriff Lehranalyse geschaffen wurde (französisch »analyse didactique«, englisch »training analysis«). Hier zuerst eine Bemerkung zu Eugen BLEULER: Wie wir gesehen haben, interessierte er sich nicht nur für die Hypnose, sondern auch für die FREUDsche Psychoanalyse, jedenfalls zu Beginn, ohne daß er indessen selber analysiert wurde. Spielte er mit dem Gedanken, wenn er regelmäßig seine Träume seinem Oberarzt Jung erzählte? In der Korrespondenz mit Freud beklagt sich Jung öfters mit Ironie über die naiven Versuche seines Chefs, die psychoanalytische Theorie auf sich selber anzuwenden. Mehr als wahrscheinlich ist es auch, daß in der umfangreichen Korrespondenz zwischen Sigmund Freud und Eugen Bleuler von persönlichen Problemen die Rede war. Leider ist, wie gesagt, diese ganze Korrespondenz noch immer nicht publiziert.

Nun, es ist hinlänglich bekannt, daß Freud und seine ersten Schüler selber nicht analysiert wurden und daß während Jahren jeder Arzt, der die Werke von Freud gelesen hatte, die Psychoanalyse bei seinen Patienten anwenden konnte. Der Begriff der Psychoanalyse war damals noch vage, und so konnten beispielsweise in der Schweiz ein Frank, ein Forel, ein Bezzola von ihrer psychoanalytischen Methode reden und dabei die fundamentalen Prinzipien der Freudschen Theorie verwerfen. Aber ist es nicht erstaunlich, daß während 20 Jahren, d.h. von 1895 bis 1915, die Mitglieder des engsten Kreises von Freud in Wien die Methode anwandten, ohne selber analysiert zu sein? Immerhin ist es interessant hervorzuheben, daß sowohl Freud als auch Jung den Versuch einer Selbstanalyse gemacht haben. In seinem bedeutenden Buch über die Entdeckung des Unbewußten hat Ellenberger das Vorgehen dieser beiden großen Pioniere verglichen und zugleich die Unterschiede herausgehoben. Während Freud – und dies zeigt sich vor allem in seinen Briefen an Wilhelm Flies – sein Unbewußtes zu erforschen suchte, indem er seine Träume notierte und sie zu verstehen suchte, habe Jung in den Jahren nach 1914 eine Selbstanalyse durchgeführt, indem er zeichnete, phantasierte und sich Geschichten erzählte. Ellenberger benützt für beide Männer den Begriff der »kreativen Krankheit«. Er meint, daß der eine wie der andere durch eine existentielle Krise hindurchgegangen sei, welche ihre Persönlichkeit grundlegend verändert habe.

Kehren wir aber zurück zum Anfang der analytischen Selbsterfahrung im Sinne der Lehranalyse. In verschiedenen retrospektiven Arbeiten betont Jung, daß er 1910 bei Freud insistiert habe, daß jeder zukünftige Psychoanalytiker eine persönliche Analyse durchlaufen müsse. Dies sei eine conditio sine qua non. Dies kann durchaus der Fall gewesen sein. In Freuds Werk finden wir indessen nur eine Bemerkung, daß die Zürcher Gruppe Einfluß auf die analytische Bewegung genommen habe, indem sie die Lehranalyse für obligatorisch erklärt habe. In den fünf Vorlesungen von 1909 finden wir bei FREUD noch keinen Hinweis auf eine persönliche Analyse des zukünftigen Analytikers. Aber in seinem 1912 erschienenen Artikel »Ratschläge für den Arzt bei den psychoanalytischen Behandlungen« schreibt er: »Vor Jahren erwiderte ich auf die Frage, wie man ein Analytiker werden könne: durch die Analyse seiner eigenen Träume. Gewiß reicht diese Vorbereitung für viele Personen aus, aber nicht für alle, die die Analyse erlernen möchten. Auch gelingt es nicht allen, die eigenen Träume ohne Analyse zu deuten.«

»Ich rechne es zu den vielen Verdiensten der Zürcher analytischen Schule, daß sie die Bedingung verschärft und in der Forderung niedergelegt hat, es solle sich jeder, der Analysen an andern ausführen will, vorher selbst einer Analyse bei einem Sachkundigen unterziehen. Wer es mit der Aufgabe ernst meint, sollte diesen Weg wählen, der mehr als einen Vorteil verspricht; das Opfer, sich ohne Krankheitszwang einer fremden Person eröffnet zu haben, wird reichlich belohnt. Man wird nicht nur seine Absicht, das Verborgene der eigenen Person kennenzulernen, in weit kürzerer Zeit und mit geringerem affektivem Aufwand verwirklichen, sondern auch Eindrücke und Überzeugungen am eigenen Leibe gewinnen, die man durch das Studium von Büchern und Anhören von Vorträgen vergeblich anstrebt. Endlich ist auch der Gewinn aus der dauernden seelischen Beziehung nicht gering anzuschlagen, die sich zwischen dem Analysierten und seinem Einführenden herzustellen pflegt. Eine solche Analyse eines praktisch Gesunden wird begreiflicherweise unabgeschlossen bleiben. Wer den hohen Wert der durch sie erworbenen Selbsterkenntnis und Steigerung der Selbstbeherrschung zu würdigen weiß, wird die analytische Erforschung seiner eigenen Person nachher als Selbstanalyse fortsetzen und sich gerne damit bescheiden, daß er in sich wie außerhalb seiner immer Neues zu finden erwarten muß.«

Man sieht also: FREUD spricht sich noch vorsichtig aus, erwähnt keine Dauer der Lehranalyse oder einen Unterschied zur therapeutischen Analyse. HITSCHMANN, einer der ersten Schüler von FREUD, bespricht in seinem Buch 1913 die Selbsterfahrung, versteift sich aber nicht auf sie im Sinne einer conditio sine qua non.

Mit BALINT kann man somit die Periode zwischen 1910 und 1920 als die demonstrative Periode bezeichnen. BALINT beruft sich dabei auf die Art und Weise, wie FREUD selber die Psychoanalyse sei-

nen Schülern vermittelte. In seinem Brief an Ferenczi schreibt Freud: »Eitington ist hier, geht zweimal in der Woche mit mir nach dem Nachtmahl spazieren und läßt sich dabei analysieren.«...
»Eitington, der mich zweimal wöchentlich zum Nachtspaziergang abgeholt hat, auf dem er sich analysieren ließ, kommt Freitag zuletzt und geht dann für ein Jahr nach Berlin.«
Am Ende seines Lebens schreibt Freud 1937: »Aus praktischen Gründen kann die Lehranalyse nur kurz und unvollständig sein.«
Doch nochmals zurück zu den Anfängen: Neben Jung scheinen es vor allem Ferenczi und Nunberg gewesen zu sein, welche bei Freud darauf bestanden, daß die Lehranalyse eine absolute Vorbedingung für die Ausbildung der zukünftigen Analytiker sei. Der Begriff »Lehranalyse« stammt im übrigen von Eitington. Anläßlich des 2. Psychoanalytischen Kongresses 1910, aber vor allem nach 1920, wurde die Lehranalyse zum unabdingbaren Bestandteil der Ausbildung. Sachs, einer der Pioniere der Psychoanalyse in Berlin, war wohl einer der ersten Lehranalytiker im heutigen Sinne.
Werfen wir nun noch einen Blick auf die »Dissidenten«. Im Werk von Adler ist nie das Problem einer Selbsterfahrung erwähnt. Bei andern Dissidenten jedoch, wie z.B. Schultz-Henke, aber auch bei Karen Horney finden wir ebenfalls das Pochen auf die Notwendigkeit einer persönlichen Analyse.
Für den Historiker der Psychotherapie ist es im übrigen interessant festzustellen, daß in der modernen Literatur die Artikel zur Lehranalyse Legion sind, aber wenige sich ernsthaft mit den verschiedenen Etappen, die zur heutigen Situation führten, auseinandergesetzt haben. Man kann sich sogar wundern, daß Anna Freud, welche von ihrem Vater analysiert worden war, 1970 schreiben konnte, daß die Lehranalyse seit mehr als 20 Jahren absolute Bedingung sei. Sollte das heißen, daß sie alles, was vor dem zweiten Weltkrieg geschehen war, als unwichtig betrachtete? Handelte es sich bei ihr um ein narzißtisches Problem, in dem Sinne, daß sie die Geschichte der Lehranalyse mit ihrer eigenen Aktivität als Psychoanalytikerin verknüpfte? Lassen wir es bei dieser kurzen Bemerkung bewenden.
Wie verlief aber die Geschichte weiter? Wie bekannt, wurde die Lehranalyse immer mehr zur absoluten Vorbedingung, um Psychoanalytiker zu werden, aber nicht nur das. Sie wurde immer länger, was nun wiederum zu Kontroversen in der Literatur führte. Um nochmals auf Balint zurückzukommen: Er hat die Institutionali-

sierung der Lehranalyse kritisiert und gezeigt, daß eine Grundfrage nie richtig geklärt worden sei. Das will heißen, daß die Nachfolger von FERENCZI postulieren, eine Lehranalyse müsse wie eine therapeutische Analyse geführt werden, ja noch weiter gehen, denn es sei inakzeptabel, daß der Therapeut weniger gut analysiert sei als sein Patient. Auf der anderen Seite beschreibt BALINT die Meinung der Gegner, welche betonen, daß ihre zukünftigen Analytiker das Recht hätten, daß gewisse Charakterzüge respektiert würden, ohne daß man versuche, sie zu modifizieren.

Neben andern Autoren aus den letzten Jahren erwähne ich noch BROCHER, welcher eine gewisse Reform postuliert, aber auch Helmut THOMÄ, welcher vorschlägt, die Lehranalyse etwas zu relativieren. Sie soll nicht zu einer Supertherapie werden.

Wie steht es aber mit der Notwendigkeit, eine persönliche Analyse zu machen, wenn man nicht Psychoanalytiker, sondern einfach nur Psychotherapeut werden will? FANCHER ist diesem Problem 1990 in der »Revue psychoanalytique« nachgegangen und schreibt: »It is suggested that with psychoanalytic psychotherapists, this discipline may be regarded as professional, comparable to psychoanalysis. It is further suggested that the optimal treatment for the full training of the psychoanalytic psychotherapist is the psychoanalysis and that the training of psychotherapy is not adequate substitute, but may provide a transitional step to resolve initial resistances to prepare the therapist for a training analysis.«

Wenn wir heute das gesamte Feld der Psychotherapie zu überblikken versuchen, ist es nicht abwegig festzustellen, daß die Lehranalyse im Sinne von FREUD Modellcharakter hat. Selbsterfahrung wird groß geschrieben, unabhängig von den verschiedenen Schulen und Methoden. Bekannt geworden ist beispielsweise die Selbsterfahrung im Rahmen einer analytischen Gruppe. Aber auch die Verhaltenstherapie hat sich der Notwendigkeit der Selbsterfahrung nicht verschlossen, wie aus einem Artikel von Gudrun GÖRLITZ hervorgeht, ja selbst die Logotherapie von FRANKL kann offenbar ohne Selbsterfahrung nicht auskommen (F. SEDLAK). Und schließlich das katatyme Bilderleben. G. HORN meint dazu, die Selbsterfahrung in der Ausbildung von Therapeuten im katatymen Bilderleben sei notwendig. Er geht dabei vor allem auf die im Rahmen der Therapieausbildung durchgeführten »Regressionsseminare« ein, die den Auszubildenden gezielte Regressionen auf andere

Altersstufen ermöglichen sollen. Was die Gesprächspsychotherapieausbildung betrifft, lesen wir bei J. Frohburg, daß die Selbsterfahrung eine Persönlichkeit und Einstellung reflektierende Zielsetzung sei. Liest man diesen Artikel genau, so stellt sich allerdings heraus, daß unter Selbsterfahrung meist einfach auch die Teilnahme an Seminarien und die Supervision gemeint sind. Gerade was die Verhaltenstherapie betrifft, wird nicht klar, in welcher Form eine längerdauernde Selbsterfahrung gestaltet werden könnte. Mir will es fatalerweise scheinen, als ob die Vertreter dieser verschiedenen modernen Schulen das Bedürfnis empfunden hätten, ihre Methode aufzuwerten, indem sie nach dem Modell der Psychoanalyse die Selbsterfahrung propagieren.

Damit kommen wir zum Anfangspunkt zurück, nämlich zur Frage, was denn Selbsterfahrung eigentlich bedeute. Das Lernen einer Methode oder das Sich-in-seine-eigene-Problematik-Vertiefen? Man hat mich beispielsweise belehrt, daß sich bei der Oecosystemischen Therapie jeder Kandidat im Ausbildungsprogramm der Diskussion über sein eigenes Familiensystem unterziehen müsse. Handelt es sich da wirklich um eine Selbsterfahrung? Oder kann man von Selbsterfahrung reden, wenn ein Kandidat im Rahmen der Ausbildung zum katatymen Bilderleben sich seinen Träumereien hingibt? Freilich handelt es sich in jedem Fall um ein Selbstexperiment. Ob dazu jedoch der Begriff »Selbsterfahrung« paßt, muß bezweifelt werden.

Fassen wir dieses Kapitel zusammen: Seit Ende des letzten Jahrhunderts, d.h. seit dem Aufkommen der Hypnose und der ärztlichen Therapie haben sich immer wieder Ärzte der Methode selber unterzogen. Das waren aber persönliche Entscheidungen, es war Neugierde, nicht aber die Überzeugung, daß der Kandidat diese Methode ohne diese »Selbsterfahrung« nicht praktizieren könne. Die Freudsche und die Jungsche Psychoanalyse sind da ganz andere Wege gegangen. In beiden Schulen ist die Selbsterfahrung zu einem integrierenden Bestandteil des Curriculums geworden. Daß das Wort »Selbsterfahrung« dann zu einem Modewort geriet, daß die modernen psychotherapeutischen Richtungen nicht mehr ohne sie auszukommen scheinen, steht auf einem anderen Blatt.

Dem Leser, der mehr über die Mäander der Selbsterfahrung wissen möchte, sei das Buch von R. Frohmann und H. Petzold »Lehrjahre der Seele« empfohlen.

Literatur

Balint, M. (1953): Analytische Ausbildung und Lehranalyse. Psyche, Vol. 7, S. 689ff.

Brocher, Th. (1970): Aktuelle Probleme der psychoanalytischen Ausbildung in den USA. Psyche, Vol 24, S. 611ff

Forel, A. (1921): Der Hypnotismus oder die Suggestion und die Psychotherapie. F. Enke-Verlag, Stuttgart

Freud, S. (1925): Gesammelte Schriften, Band 6. Internat. Psychoanalytischer Verlag, Leipzig/Wien/Zürich

Frohburg, J. (1989): Selbsterfahrung in der Gesprächspsychotherapieausbildung. Psychologie für die Praxis, 7 (2), S. 107ff.

Frohmann, R., Petzold, A. (1994): Lehrjahre der Seele, Jungermann-Verlag, Paderborn

Goerlitz, G. (1992): Selbsterfahrung in der Ausbildung zum Verhaltenstherapeuten. Verhaltenstherapie, 2 (2), S. 151ff.

Hitschmann, E. (1913): Freuds Neurosenlehre. F. Deutike-Verlag, Leipzig und Wien

Horn, G. (1990): Selbsterfahrung des Therapeuten durch Regression in das Kinder- und Jugendalter. In Leuner, Hans Karl: Katathymes Bilderleben mit Kindern und Jugendlichen. 3. Aufl. Verlag Reinhardt

Jung, C.G. (1958): Praxis der Psychotherapie. Gesammelte Werke, Band 16. Rascher-Verlag, Zürich

Müller, C. (Hrsg.) (1986): Lexikon der Psychiatrie. 2. Auflage, Springer-Verlag Heidelberg

Müller, C. (1993): Vom Tollhaus zum Psychozentrum. Pressler-Verlag, Hürtgenwald

Schultz-Henke, W. (1950): Lehrbuch der analytischen Psychotherapie. G. Thieme-Verlag, Stuttgart

Sedlak, F. (1992): Logotherapeutische Selbsterfahrung. In: Logotherapie und Existenzanalyse, 1 (1), S. 42ff.

Thomä, W. (1991): Idee und Wirklichkeit der Lehranalyse. Psyche, Vol. 45, S. 385ff.

Wallerstein, R.S. (Hrsg.) (1984): Veränderungen bei Analytikern in der Analytikerausbildung. Schriftenreihe der internat. psychoanalyt. Vereinigung. Band 4

Jakob Kläsis
Schlafkur

Viele wissenschaftliche Ausdrücke aus der Psychiatrie sind allmählich in den allgemeinen Sprachgebrauch übergegangen. Dies gilt vor allem für psychoanalytische Termini wie beispielsweise »Unbewußtes«, »Verdrängung« usw. Aber auch innerhalb dessen, was man als biologische Psychiatrie bezeichnen kann, finden wir eine solche Popularisierung, ich meine den Begriff »Schlafkur«. Es hat offenbar über viele Jahrzehnte einer selbstverständlichen allgemeinen Auffassung entsprochen anzunehmen, daß psychische Störungen durch Schlaf geheilt werden könnten. Schlaf als Zustand der ausgeprägtesten Ruhe bietet einen bildhaften Gegensatz zu der Erregung des Geisteskranken.

In den Jahren, da ich selber in der psychiatrischen Institution tätig war, d.h. ungefähr zwischen 1950 und 1985, habe ich immer wieder erlebt, daß Angehörige, aber auch Patienten selbst mit dem Ansinnen an mich gelangten, in die Klinik einzutreten, um dort mit einer Schlafkur behandelt zu werden. Die gängige Vorstellung, die sich dann beim Nachfragen ergab, war meistens die, durch die künstliche Provokation von tagelangem Schlaf würde man Not und Elend, Wahn und Halluzination »vergessen«.

Welches ist die Geschichte dieser »Schlafkur«? Ihr Entdecker ist ganz eindeutig zu identifizieren: es handelt sich um Jakob KLÄSI (1883-1980), der 1921 einen Artikel schrieb mit dem Titel: »Über Somnifen, eine medikamentöse Therapie schizophrener Aufregungszustände«. Er war damals Oberarzt an der berühmten psychiatrischen Klinik Burghölzli bei Eugen BLEULER. Allerdings war er offenbar nicht der erste, der daran dachte, erregte Schizophrene durch Narkotika zu beruhigen. Bei ELLENBERGER finden wir, daß 1898 bereits WOLFF den hypnotischen Schlaf durch Trional ersetzte. Eigenartigerweise wird diese Tatsache von WINDHOLZ und WITHERSPOON, die der Kläsischen Schlafkur einen ausführlichen Artikel gewidmet haben, nicht erwähnt. Trional war indessen ein gefährliches Schlafmittel. Die bessere Handhabungsmöglichkeit der Barbiturate als potente Schlafmittel hatte das Interesse KLÄSIS erweckt. Er versuchte nun, diese Methode vor allem bei erregten

Psychotikern systematisch voranzutreiben. Das Neue an seiner Methode war, daß der Schlaf über mehrere Tage ausgedehnt wurde, wobei man auch zur künstlichen Ernährung durch Nahrungsklistiere griff. Freilich war diese Methode nicht ungefährlich, und es gab häufig Pneumonien oder andere Infekte, die schwer zu kontrollieren waren. Noch erinnere ich mich, wie ich als junger Assistent alle paar Stunden zu einem Patienten oder einer Patientin unter Schlafkur eilen mußte, um deren Zustand zu kontrollieren und je nach der Tiefe des Schlafs die ihnen zukommende Dosierung anzupassen. Für KLÄSI, der – wie wir schon anderswo gesehen haben – nicht in erster Linie Pharmakotherapeut, sondern eher Psychotherapeut war, bestand der Heilungseffekt auch nicht in einer körperlichen Umstimmung. Vielmehr vertrat er die Ansicht, daß diese Behandlung den Circulus vitiosus zwischen Affekterregung und motorischer Agitiertheit unterbreche. Wichtig war ihm aber auch, daß durch die Bettlägrigkeit und Pflegebedürftigkeit ein besserer Rapport des Kranken mit dem Arzt und dem Pflegepersonal geschaffen werden könne. In seiner Selbstdarstellung, die der 90jährige 1977 in dem PONGRATZschen Buch »Psychiatrie in Selbstdarstellungen« veröffentlichte, geht er ebenfalls auf die Entstehung der Schlafkur ein.

Es muß allerdings gleich bemerkt werden, daß KLÄSI zeitlebens den Begriff der Dauernarkose bevorzugte. In seiner Selbstbiographie berichtet er, daß eine 39jährige Schizophrene der erste Versuchsfall war. Er schildert ausführlich das Schicksal dieser Frau, die allen Behandlungsversuchen trotzt, immer wieder gewalttätig wird und nackt in der Zelle sitzt. Er schreibt dann: »Ende April beginne ich das Wehrlosmachen mit Somnifen, welches mir der freundschaftlich gesinnte Prof. M. Cloetta empfahl und dann auf meine Bitte auch mit Prof. Bleuler sprach und ihn für den Fall eines Fehlschlags der Bereitschaft versicherte, alle Verantwortungen zu übernehmen. Die Narkose beginnt, wird gut vertragen, Schlaf tief, anhaltend, Harnausscheidung genügend. Nach dem Erwachen wird die Kranke, die von ihrer Wärterin vorbildlich betreut wird und an welche sie sich offenkundig zärtlich anschließt, in einen ruhigen Wachsaal versetzt, wo es gut geht. ...«

KLÄSIS Interesse für das Somnifen sei – so schreiben WINDHOLZ und WITHERSPOON – durch eine Arbeit von Erich LIEBMANN geweckt worden. Dieser habe die Mischung von Diäthylbarbiturat, Dipro-

penylbarbiturat und Diäthylamin beim Delirium tremens erprobt.
Der Vorteil von Somnifen war, daß es sowohl subkutan wie intra-
venös verabreicht werden konnte. Die Firma Hoffmann-La Roche,
welche das Somnifen fabrizierte, brachte Ampullen mit 2 ccm auf
den Markt. Häufig wurde vor Beginn der Somnifen-Therapie noch
Skopolamin-Morphin gegeben. In einer Arbeit beschreibt KLÄSI die
Resultate bei 26 Patienten, fast ausschließlich hocherregte Frauen.
Er stellt fest, daß eine Besserung in einem Drittel bis einem Vier-
tel aller Patienten beobachtet wurde, wobei es offenbar auch vor-
kam, daß die Therapie frühzeitig unterbrochen werden mußte. Bei
WINDHOLZ und WITHERSPOON lesen wir aber auch, KLÄSI habe ihrer
Meinung nach drei Todesfälle unterschlagen. Ich habe diese Aussage nicht nachgeprüft. Daß KLÄSI selber der Dauernarkose in ver-
nünftiger Weise kritisch gegenüberstand, erhellt ein Satz in seiner
Arbeit »Beitrag zur Frage der Behandlung von Magerneurosen«.
Er schreibt dort zu den Suggestivmethoden: »Es darf nicht allein
auf sie abgestellt werden und alles Heil von ihnen allein erwartet
werden. So auch von der Dauernarkose mittels Somnifen. Es fällt
mir auf, wie sie von vielen, die meine Ergebnisse nachprüfen, ge-
lobt und von andern als nutzlos oder gar gefährlich verworfen wird.
Man darf nicht bloß spritzen, aber wenn schon, dann nicht nur vier
bis fünf Tage.«
In den Jahrzehnten nach 1922 wurde eine große Zahl von Publikationen über die Dauernarkose resp. Kläsische Schlafkur veröffentlicht. In Rußland setzte sich PAVLOV für diese Methode ein.
Grosso modo kann gesagt werden, daß die Schlafkur bis etwa 1954,
d.h. dem Aufkommen der Neuroleptikatherapie, eine der Haupt-
therapiemethoden in der Psychiatrie war. Sie war weltweit verbreitet, von Rußland bis USA und auch in den übrigen Kontinenten.
WINDHOLZ und WITHERSPOON haben sicher unrecht, wenn sie meinen, daß man das Ende der Schlafkur auf 1930 ansetzen könne. Ich
habe es jedenfalls persönlich erlebt, daß in den schweizerischen
psychiatrischen Krankenhäusern noch bis in die Neuroleptika-Ära
hinein die Kläsische Schlafkur verwendet wurde. Die Indikation
wurde immer mehr eingeschränkt und grosso modo kann gesagt
werden, daß sie in den siebziger Jahren aus dem therapeutischen
Arsenal verschwand.

Literatur

ELLENBERGER, H.F. (1973): Die Entdeckung des Unbewußten. H. Huber, Bern

KLÄSI, J. (1921): Über Somnifen, eine medikamentöse Therapie schizophrener Aufregungszustände, Schweizer Archiv für Neurologie und Psychiatrie, VIII, 131-4

KLÄSI, J. (1922): Über die therapeutische Anwendung der »Dauernarkose« mittels Somnifens bei Schizophrenen. Zeitschrift für die Gesamte Neurologie und Psychiatrie, IXXIV, 557-92

KLÄSI, J. (1922): Einiges über Schizophreniebehandlung. Zeitschrift für die Gesamte Neurologie und Psychiatrie, IXX, 606-20, S. 612

KLÄSI, J. (1923): Beitrag zur Frage der Behandlung von Magenneurosen. Zeitschr. für die Gesamte Neurologie und Psychiatrie, 82. Band, Festschrift für E. Bleuler

LIEBMANN, E. (1920): Über Somnifen, ein neues Schlafmittel. Schweizerische Medizinische Wochenschrift, No. 48, 1093-97

PAVLOV, J.P. (1957): in Pavlovskie Klinicheskie Sredy. Ed. K.M. BYKOV, Moscow/Leningrad

WINDHOLZ, G., WITHERSPOON, L.H. (1993): Sleep as a Cure for Schizophrenia. A Historical Episode. History of Psychiatry, S. 93ff.

Die Ansichten C.G. Jungs
zur nichtärztlichen Psychotherapie

In den meisten europäischen Ländern hat heute die nichtärztliche Psychotherapie einen gewaltigen Aufschwung genommen. Waren es ursprünglich nur die psychoanalytischen Gesellschaften, welche Nichtärzte zur Ausbildung aufnahmen, gibt es heute eine Reihe von »Schulen«, welche Nichtärzte, vor allem aber Psychologen in Psychotherapie ausbilden. Ungeklärt ist bis heute, ob die Leistungen eines nichtärztlichen Psychotherapeuten zu den entschädigungspflichtigen Maßnahmen gehören, d.h. ob die Krankenkassen deren Tätigkeit honorieren sollen. Verschiedene Lösungen werden erwogen und ausprobiert, sei es daß man vorsieht, daß Ärzte eine psychotherapeutische Behandlung an Nichtärzte delegieren können und weiterhin eine Verantwortung dafür tragen, sei es daß jede Psychotherapie nur den psychiatrisch ausgebildeten Ärzten vorbehalten bleibe, sei es schließlich daß die nichtärztlichen Psychotherapeuten als eigenständige Berufsgruppe Praxisbewilligungen erhalten und deshalb auch von den Krankenkassen anerkannt werden müssen.

Was die verschiedenen Schulen betrifft, könnte etwas unkritisch vermutet werden, daß gerade die JUNGsche Psychotherapie den Nichtärzten den Zugang geöffnet habe, ist doch bekannt, daß unter den Schülern und Nachfolgern von C.G. JUNG zahlreiche Psychologen zu finden sind, die keine ärztliche Ausbildung besitzen. Die Frage stellt sich nun aber, ob C.G. JUNG selber der Meinung war, daß ein Psychologe ohne ärztliche Ausbildung selbständig arbeiten könne.

Im Nachlaß eines deutschschweizerischen Psychiaters und Psychotherapeuten, Dr. BÄNZIGER, fand ich einen interessanten Hinweis. Im November 1934 hat sich nämlich dieser Dr. BÄNZIGER an C.G. JUNG gewandt im Hinblick auf einen ihm vorgeschlagenen Zusammenschluß zwischen praktisch psychotherapeutisch tätigen Ärzten und »psychologisch beratenden Laien«.

Er schreibt in seinem Brief, daß seiner Meinung nach für die fachgerechte Behandlung von Neurosen eine ärztliche Vorbildung unerläßlich sei. BÄNZIGER weist dann in seinem Brief im einzelnen auf

die Unterschiede zwischen der ärztlichen und der nichtärztlichen
Psychotherapie hin.

Am 26. November 1934 antwortet ihm C.G. JUNG, und ich lasse
diesen Brief im Wortlaut folgen:

»Sehr geehrter Herr Kollege,

Sie werden, wie ich, die Erfahrung gemacht haben, daß die Gesichtspunkte der modernen Psychotherapie weit über die Grenzen der
modernen Medizin hinausgreifen und ein Interesse im allgemeinen
Publikum wachgerufen haben, welches bedrohlich zu werden
anfängt. Es wird Ihnen ohne Zweifel auch bekannt sein, daß z.B.
Freud trotz seines intensiven Widerstandes gegen ›wilde‹ Psychoanalyse nicht umhin konnte, seiner unmedizinischen Tochter
Kompetenz zuzutrauen, und sogar sehr ketzerische Ansichten in
bezug auf die ärztliche Zukunft der Psychoanalyse öffentlich zu
äußern. Ich bin darum der Ansicht, daß die Ärzte wohl daran täten,
diese Bewegung im Auge zu behalten. Aus diesem Grunde heraus
habe ich am letzten Psychotherapeutenkongreß in Nauheim betont,
wie wichtig es wäre, wenn die nichtärztliche Bewegung dadurch
unter der Kontrolle des Arztes bliebe, daß den nichtärztlichen
Psychologen ein bestimmter Studiengang und bestimmtes Verhältnis
zum Arzt vorgeschrieben würde. Es gibt ganz unzweifelhaft eine
Menge von Fällen, welche psychologische Erziehung notwendig
haben, ohne daß man sie in irgendeine klinische Neurosengruppe
einteilen könnte. Es sind auch Leute, die darum den Arzt nie
aufsuchen, sondern, insofern sie der katholischen Kirche angehören,
sich an den Beichtvater wenden. Vielfach machen solche Leute die
Klientel psychologischer Berater aus. Wie Sie ganz richtig vermuten,
mischen sich unter diese Leute auch ausgesprochene Neurosenfälle,
welche aus diesen und anderen Gründen viel eher zum Arzte
gehörten. Wenn sich nun das Interesse des Arztes für die bereits
existierende große psychologische Laienbewegung von vornherein
verschließt, so wird die Laienbewegung damit, wie man aus Erfahrung hinlänglich weiß, nicht unterdrückt, sondern sie wird im
Gegenteil selbständig gemacht. Dadurch verliert der Arzt jegliche
Kontrolle über die Tätigkeit der Laientherapeuten. Eine weitsichtige
Politik würde daher nach meinem unmaßgeblichen Dafürhalten
unbedingt danach streben, eine sorgfältig normierte Zusammenarbeit von Laienpsychologen und Ärzten herbeizuführen, gerade um
zu verhindern, daß das Kurpfuschertum ins Kraut schießt.

Die psychologische Medizin bedarf aber, wie irgendeine andere Branche der Heilkunst, technischer Hilfskräfte, die eine sorgfältige Ausbildung nötig haben. Es gibt deshalb bereits eine Heilpädagogik, die bei uns wenigstens nicht in den Händen der Ärzte liegt, von der die Ärzte aber etwas wissen sollten. Wenn sich nun die Ärzte auf den Standpunkt stellen, von diesen Entwicklungen nichts wissen zu wollen, so werden sie eines Tages mit der Tatsache konfrontiert werden, daß ihnen die Entwicklung über den Kopf gewachsen ist. Aufgrund langer Erfahrung bin ich deshalb zum Schluß gekommen, daß man besser daran täte, diese dissidenten Gruppen zusammenzufassen und womöglich eine Normierung auszuarbeiten, welche die Kompetenzen reinlich ausscheidet und die so nötige ärztliche Kontrolle über die Arbeit der nichtärztlichen Psychologen ermöglicht.

Ich muß nun gestehen, daß Ihre Gründe, solchen Bemühungen fernzubleiben, nicht einleuchten. Ich bin vielmehr der Ansicht, daß es unter keinen Umständen angezeigt ist, Vogel-Strauß-Politik mit den tatsächlich vorhandenen Entwicklungen zu treiben. In Deutschland versucht man jetzt, die nicht-ärztliche psychologische Tätigkeit in ein bestimmtes Verhältnis zur Medizin zu bringen, wodurch einzig eine richtige Kontrolle möglich wird. Es geht in dieser Hinsicht wie mit der Bekämpfung der Geschlechtskrankheiten: Unsichtbarmachung der Prostitution verhindert die Infektionen keinesfalls.

Daß mechanistische und hormonistische Gesichtspunkte abgelehnt werden, finde ich nicht so schlimm; denn schließlich behandeln wir Neurosen weder mit Mechanismen noch mit Hormonen, sondern psychisch, und daß die Psyche ein hormonales System sein soll, gehört vorderhand oder noch in die Mythologie. Ich bin deshalb auch in dieser Beziehung dafür, daß der Psychotherapeut ruhig anerkennt, daß er weder mit Diät noch mit Pillen noch mit dem Operationsmesser behandelt und heilt.

Mit kollegialer Hochschätzung,
Ihr ergebener
C.G. Jung

Mein Kommentar: Ich finde den Inhalt dieses Briefes recht erstaunlich. JUNG spricht sich ganz eindeutig für eine Kontrolle der nichtärztlichen Psychotherapeuten durch die Ärzte aus. Wie sollte denn seiner Meinung nach das reinliche Ausscheiden und die

Normierung aussehen? Umsonst habe ich in den Jungschen Arbeiten zur Psychotherapie nach Stellen gesucht, wo er sich wie in diesem Brief so eindeutig gegen die völlige Freigabe der psychotherapeutischen Praxis an Laien ausspricht. Sei es, wie es wolle, ich muß annehmen, daß dieser hier erstmals publizierte Brief manchen nichtärztlichen Jungschen Psychotherapeuten zu denken geben wird.

Literatur

Briefwechsel Bänziger Jung, im Besitz der Familie Bänziger
Jung, C.G. (1958): Praxis der Psychotherapie. Rascher-Verlag, Zürich

Die Anfänge der Insulinschocktherapie

In allen Lehrbüchern der Psychiatrie wird Manfred SAKEL (1900-1957), ein Wiener Psychiater, als der Erfinder dieser Methode angeführt. Zwischen 1932 und 1935 hat SAKEL in Wien mit Injektionen von Insulin bei Psychotikern experimentiert und ist das Wagnis eingegangen, ein Koma zu provozieren.

Hier soll es nun aber darum gehen, einem Vorläufer Aufmerksamkeit zu widmen. Wir können uns nachträglich nicht darüber wundern, daß nach der Entdeckung des Insulins als Hormon auch die Psychiatrie anfing, sich dafür zu interessieren und dessen Einfluß auf die Psyche zu untersuchen. Hans STECK (1891-1980) war bis zum zweiten Weltkrieg Oberarzt an der Universitätsklinik Lausanne, die er später als ordentlicher Professor leitete. Nun erfahren wir aus seinen Schriften, daß er 1929 – also mehrere Jahre vor SAKEL – ziemlich systematisch die Wirkung des Insulins auf psychotische Patienten in der Klinik studiert hat. Im Schweizer Archiv für Neurologie und Psychiatrie finden wir 1933 sein Referat, dem er den Titel gegeben hat: »Zur Insulinbehandlung akuter Psychosen«. Er berichtet über 77 Psychotiker, bei denen er seit 1929 Erfahrungen mit Insulin gesammelt hat, was ihm erlaubte, einige Indikationen genauer abzuklären. Die erste Indikation beruhe nach ihm auf der eutrophischen Wirkung des Insulins und leiste wertvolle Dienste bei der Bekämpfung der Nahrungsverweigerung, besonders bei akuten Katatonien. Als Dosierung schlägt er einen Beginn mit 10 Einheiten vor, je eine Stunde vor den beiden Hauptmahlzeiten, rasch ansteigend bis zu zweimal 20 Einheiten pro die. Als zweite Indikation bezeichnet Steck das Delirium tremens. Als drittes berichtet STECK über seine Versuche, Insulin »direkt als Beruhigungsmittel bei verschiedenen besonders akuten psychotischen Erregungszuständen ohne Nahrungsverweigerung anzuwenden«. Er stellt fest, daß die Beruhigung vom ersten oder zweiten Tag an unter leichten hypoglykämischen Erscheinungen erfolge. Es handle sich um eine rein motorische Ruhigstellung, die Patienten hätten keine Lust mehr nach Bewegung, blieben aber verwirrt oder ideenflüchtig. Hier empfiehlt er nun eine höhere Dosierung, nämlich viermal 10 Einheiten pro Tag, steigend bis zu viermal 20 Einheiten. Die Behandlung gehöre unter strenge klinische Beobachtung, das Pflegepersonal müsse über die Erscheinungen der Hypoglykämie genau unterrichtet werden.

Retrospektiv kann man freilich bedauern, daß Hans STECK nicht den Mut hatte, wie SAKEL die Insulindosen zu erhöhen und das Koma als therapeutischen Faktor zu benutzen. Nachdem SAKEL seine Resultate 1935 publiziert hatte, verbreitete sich die Methode ja mit Windeseile über die ganze Welt, überall wurden Spezialabteilungen für Insulinschockbehandlungen errichtet, und bis zum Aufkommen der Neuroleptika haben gewiß Tausende von schizophrenen Kranken diese Behandlung erhalten.

Schon lange zuvor aber war der Name Hans STECK in Zusammenhang mit der Insulinschocktherapie vergessen. Nicht immer werden die Pioniere gebührend beachtet.

Literatur

MÜLLER, M. (1936): Die Insulinschocktherapie der Schizophrenie. Schw. med. Wschrft, 66

SAKEL, M. (1935): Neue Behandlung der Schizophrenie. Wien

STECK, H. (1933): Zur Insulinbehandlung akuter Psychosen. Schw. Arch. f. Neurol. u. Psychiat., 31, S. 153

AM RANDE DES
ZWEITEN WELTKRIEGS

Ein Psychoanalytiker
wird vom Ausbruch
des zweiten Weltkriegs überrascht

Es handelt sich um ein Dokument, das sich im Archiv der Schweizerischen Gesellschaft für Psychoanalyse befindet. Der ehemalige Präsident der Schweiz. Gesellschaft für Psychoanalyse, Philipp SARASIN, hat da auf fünf Seiten einen Schreibmaschinenbericht über seine Erinnerung an die Belagerung von Warschau vom 1.-21. September 1939 hinterlassen. Ich finde ihn aus zwei Gründen bemerkenswert: einmal ersehen wir aus ihm, wie weit die Solidarität der europäischen Psychoanalytiker ging, andererseits ist es nicht uninteressant, einen führenden Psychoanalytiker auf seinen Wegen durch das kämpfende Polen zu begleiten. Ich lasse hier die wesentlichen Abschnitte folgen:

» Erinnerungen an die Belagerung von Warschau (1.-21. September 1939)

Im folgenden möchte ich kurz über meine Erlebnisse während der Belagerung von Warschau durch die deutsche Armee berichten, in die ich durch bestimmte Umstände hineingezogen wurde.

Vielleicht könnte man mich fragen, was ich ausgerechnet um diese Zeit in der polnischen Hauptstadt zu suchen hatte, und manchmal ging mir der Spruch durch den Kopf: ›Que diable allait-il faire dans cette galère?‹

Als Mitglied, vor allem als Vorstandsmitglied der Internationalen Psychoanalytischen Vereinigung hatte ich mich in den vergangenen sechs Jahren vielfach mit dem Geschicke psychoanalytischer Kollegen zu befassen, die aus ihren Wohnstätten in Wien, Budapest und Berlin vertrieben worden sind. Nur noch wenige waren in Berlin zurückgeblieben, und da entstand für mich die Aufgabe, bei der Übersiedelung in die polnische Heimat Hilfe zu leisten, worauf ich aber im folgenden nicht weiter eingehe.

Mittwoch, den 9. August 1939 verließ ich Berlin im Flugzeug und erreichte eine Stunde später die Stadt Posen. Der Übergang auf das polnische Gebiet offenbarte sofort, daß der Ausbruch des Krieges in unmittelbarer Nähe stand. Man überflog die Festungsanlagen der Stadt Posten, in deren Umgebung von unzähligen Soldaten in fieberhafter Tätigkeit Schützengräben ausgehoben wurden. Auf der Fahrt vom Flugplatz in die Stadt begegnete man zahlreichen Kolonnen polnischer Soldaten.

Daß der herannahende Krieg bereits ins Zivilleben einzugreifen begann, ergab sich aus der Tatsache, daß die polnische Bank nicht mehr in der Lage war, Geld einzuwechseln. Die Bahnfahrt von Posen nach Lodz am folgenden Tag (10. August 1939) führte in ein geruhsames und anscheinend ahnungsloses Hinterland. In Lodz konnte ich eine Kollegin deren Verwandten übergeben, die uns am Bahnhof abholten, darunter ein trefflicher Genieoffizier, der mir die Möglichkeit eines Krieges aufs allerheftigste abstritt. Dies bestimmte mich denn auch schließlich, vorläufig in Polen zu bleiben und nach Zakopane zu fahren, was dann Freitag, den 18. August 1939 geschah. Das Kurleben in Zakopane in der Tatra machte einen durchaus normalen Eindruck. Die Hotels waren überfüllt, das Essen gut, überall ein buntes Treiben in den Straßen, darunter verkleidete Eisbären mit Photomännern.

Wie ein Blitz aus heiterem Himmel kam die Kunde vom deutsch-russischen Pakt, und nun bemächtigte sich des ganzen Kurortes eine unwiderstehliche Panik. Hals über Kopf verließen die Gäste ihre Hotels und strebten in überfüllten Zügen den Städten zu. Ich ließ diese Erregungswelle abebben und reiste von Sonntag auf Montag (27./28. August 1939) nach Warschau, um dort die weitere Entwicklung abzuwarten. Die Ankunft in Warschau brachte aber bereits eine unangenehme Überraschung, als sich herausstellte, daß das aufgegebene Gepäck vorerst nicht abgegeben werden konnte.«

SARASIN beschreibt dann, wie schwierig es war, sein Gepäck zu bekommen, daß er aber doch im Hotel Bristol ein Zimmer erhielt. Er versuchte nun, sich ein Flugbillett über Kopenhagen, Amsterdam oder Paris zu beschaffen, was aber nicht gelang. Als am 31. August die allgemeine Mobilmachung Polens verkündet wurde, sprach SARASIN auf der schweizerischen Gesandtschaft vor. Es wurde ihm empfohlen, sich einem Konvoi anzuschließen, der die Schweizer in ihre Heimat zurückbringen würde.

SARASIN fährt dann fort:

»Ich saß vorerst in Warschau fest und richtete mich im Hotel Bristol ein, so gut es ging. Ich lernte einige polnische Wendungen, machte kleinere Spaziergänge, aber nicht sehr weit, da die Alarmsirenen jeden Moment aufheulten, und dann mußte man irgendwo unterschlüpfen. Die Fensterscheiben waren allenthalben kreuzweise mit Gazestreifen verklebt und die großen Fenster der Geschäfte mit Latten verschalt. In den öffentlichen Parks wurden Gräben ausgehoben, die sich im Zickzack hinzogen, etwa zwei Meter tief, die ich aber nie benützt sah. Im Keller des Hotels Bristol war ein Schutzraum eingerichtet, der aber nur beziehbar war, wenn es nicht zuviel Leute hatte. Im Hotel fehlten übrigens ziemlich alle Hilfsmittel, um die Zimmer wirksam verdunkeln zu können, was wiederum zu Unannehmlichkeiten mit der Polizei führte. Andererseits wurde in der Bevölkerung eine nicht ganz verständliche Spionenfurcht gezüchtet, die den Erfolg hatte, daß alle diejenigen, die der polnischen Sprache nicht mächtig waren, jederzeit einer Verhaftung ausgesetzt waren, wie es einigen Schweizer Monteuren passierte, die ihrer Arbeit nachgehen mußten, bis es ihnen zu bunt wurde und sie Zuflucht auf der Gesandtschaft suchten.

Die Warschauer Bevölkerung zeigte nach der ersten Bestürzung eine Art verbissener Wut zähen Widerstandes, wie man nach der ersten Kunde von der Beschießung offener Städte wie Krakau und Czenstochau feststellen konnte. Auch heftete sich sofort ein Hoffnungsstrahl an die Nachricht, daß die schwarze Muttergottes in Czenstochau verschont geblieben sei. Auch hörte man Äußerungen tiefster Ergebenheit oder Fatalismus einem kommenden unabwendbaren Schicksale gegenüber. Am Sonntag, den 3. September 1939 kam die Nachricht von der englischen Kriegserklärung, was die Hauptstadt in größte Erregung versetzte. Unendliche Kolonnen der männlichen Bevölkerung durchzogen die Stadt und brachten der englischen Botschaft Ovationen, bis die Regierung die gefährlichen Ansammlungen verbot. Die Erwartungen auf die Hilfe der Westmächte waren aufs höchste gespannt, und die Phantasie sah bereits die Ankunft mächtiger französischer Fluggeschwader und die Entsetzung Danzigs durch die englische Flotte. Das Ausbleiben aller Hilfe legte sich dann wie Mehltau auf die allgemeine Stimmung. Am übelsten wirkte allerdings die unheimliche Nachricht, daß die russische Armee die polnische Grenze in ihrer ganzen Ausdehnung überschritten habe, um auf einen Protest der polnischen Regierung hin wieder für kurze Zeit zurückzuweichen. Bereits Donnerstag, den 7. September 1939 schilderte mir eine Korrespondentin des Warschauer Kuriers die Lage als vollkommen verzweifelt. Die polnischen Zeitungen brachten aber immer weiter Nachrichten von polnischen Siegen und Heldentaten.

Die Kommandantur gab nun den Bericht heraus, daß Warschau in der ersten Feuerlinie liege und daß von der Bevölkerung die allergrößte Selbstbeherrschung verlangt werde. Auch erfuhr ich inzwischen, daß ein Teil der schweizerischen Legation Warschau in der Richtung Rumänien bereits verlassen habe und daß die Stadt ohne Regierung, ohne Banken und ohne Polizei sei.

Vom Hotelzimmer aus konnte ich auf die Hauptstraße sehen und am frühen Morgen das Vorbeiziehen unendlicher Trainkolonnen und Geschützparks beobachten. Am Tempo und an der ruhigen Ordnung oder hastigen Eile konnte ich jeweils ersehen, wie es um die Belagerung stand.

Erst hatte man bloß die Belegung durch Fliegerbomben zu erleiden, später kam die Artilleriebeschießung hinzu.«

Im folgenden schildert SARASIN dann die Bombenangriffe und wie er sich trotz allem im Hotel Bristol relativ sicher fühlte. Weiter:

»Freitag, den 15. September wurde der Druck der Belagerung fühlbarer. Wie ein Keil schob sich die feindliche Artillerie von Süden her gegen das Stadtinnere vor, und anhand einer Karte konnte ich mir wohl ein Bild davon machen, wo sie etwa stand. Am Klang der Maschinengewehre hatte man oft das Gefühl größter Nähe. Allmählich geriet nun auch das Hotel mehr und mehr in den Geschoßkegel der Artillerie, denn die Stadt wurde nun planmäßig mit Schrapnells belegt. Das Hotel litt vor allem auf der Südseite, wo alle Fensterscheiben eingeschlagen wurden. Ein Schrapnell drang in ein Hotelzimmer ein und warf den ganzen Inhalt auf den Korridor. Das Innere sah aus wie ein großer Schutthaufen. Dann kam die Nachricht, daß das Zimmer neben dem meinigen unter Wasser stehe, da die Wasserleitung im oberen Stock geborsten sei. Ich packte nun meine Sachen und zog in ein Zimmer gegen den inneren Hof, wo ich bis zur Evakuierung blieb. ...

Essen gab es noch, wurde aber immer knapper. Das Hotel hatte sich mit drei Kühlein versehen, die im Hinterhofe hausten und das Hotel mit ihrem Gebrüll erfüllten, so daß die Gäste meinten, es sei Flieger-alarm, denn die eine der Alarmsirenen tönte wie ein Alphorn.

Bis jetzt hatte die Vorstadt Praga am meisten gelitten. Nacht für Nacht stand sie in Flammen und erinnerte an das brennende Rom. Einmal wurden Flugblätter abgeworfen mit der Aufforderung, sich zu ergeben; denn innert drei Tagen würden die Deutschen einziehen.

Man bekam das Gefühl einer planmäßigen Zerstörung der Stadt.
Jedenfalls hatte ich Zeit, Betrachtungen anzustellen und Vergleiche
zu ziehen mit dem hoffnungslosen Widerstande Israels gegen
Assur.«

In den darauffolgenden Tagen blieb SARASIN weiterhin im Hotel und erfuhr dann am 21. September, daß alle Ausländer aus Warschau evakuiert würden. Er hatte mit seinem Gepäck in der Gesandtschaft anzutreten und sollte von dort in Motorlastwagen der
polnischen Armee abtransportiert werden. Er beschreibt dann das
Warten auf der schweizerischen Legation und wie schließlich knapp
vor 6 vier Motorlastwagen erschienen, die einen Teil der Warten-
den aufnehmen konnten.

»Und nun ging es in die Wagen hinein, wie es eben kam mit den
Köfferchen, voraus fast kopfüber, unter mir ein riesiger Bernhardi-
nerhund und neben ihm sein ebenso riesenhafter Besitzer, der etwas
wegen meines Regenschirmes brummte. Und nun ging es los über
die Weichselbrücke, durch das zerschossene Praga hindurch, wovon
ich nur wenig sah, da ich derart schief unter der Wagenblache saß,
daß ich darauf achten mußte, nicht bei jedem Stoß und Rank aus
dem Wagen zu fliegen. Einige Schützengräben konnte ich mit dem
Auge erhaschen, auch einige Soldaten in polnischer Uniform. Dann
hielt der Wagen plötzlich still. Man erhielt den Befehl auszusteigen,
und das Gepäck wurde an den Wegrand gestellt. Man befand sich
weit draußen auf freiem Feld. Einige brennende Häuser leuchteten in
die hereinbrechende Dämmerung. Ich stellte meine beiden Köfferchen zurecht und schlüpfte in den zweiten Mantel, den ich mit hatte,
und auf die Frage, was nun zu geschehen habe, erklang die lakonische und ermunternde Antwort des Vizekonsuls: ›Filez!‹«

Zu Fuß, die beiden Koffer in der Hand, eilte SARASIN nun auf
die deutschen Stellungen zu, links und rechts schlugen Geschosse
ein:

»Und dann, gegen 7 Uhr, sah ich im Halbdunkel eine weiße Flagge
auftauchen, dann den Soldaten, der sie trug, dann eine Barriere links
davon, und schließlich die Lücke, wo man durchschlüpfen konnte.
Da stand eine Anzahl hoher Offiziere und wies die Ankommenden
in soldatischer Höflichkeit und Monokel zu Soldaten, die einem das
Gepäck aus den brennenden Händen nahmen, große, baumlange
freundliche Burschen, die eine verheerende Sicherheit ausstrahlten.
Bald war man in offenen, aber geräumigen Lastwagen verstaut. Dann

fuhr auch ein riesiger Überlandautowagen vor, um alte Leute, Frauen
und Kinder aufzunehmen. Bald kam die Autokolonne in Bewegung,
nicht ohne daß vorher noch ein Familienvater verzweifelt nach
seinem Kinde geschrien hatte. Aber auch dieses wurde augenscheinlich gefunden. Und nun ging es in die finstere Nacht. Noch einige
Leuchtraketen bezeichneten die Feuerzone der unglücklichen Stadt.
Man sprach erst von einer Stunde, dann wurden es vier daraus. Die
Nacht war wohltätig, mild, nur etwas feuchter Tau ging nieder, der
aber bald verschwand, so daß der Herr neben mir seinen Regen-
schirm zumachen konnte. Manchmal schlugen Baumzweige gegen
den Kopf, was mich veranlaßte, den Hut tief in die Stirne zu ziehen.
Einmal ein langes Halten auf einer Nebenstraße, bis der ›Gegenver-
kehr‹ auf einer Einbahnbrücke abgerollt war. Spukhaft steht mir
noch der Übergang über den Bug, einen Nebenfluß der Weichsel in
Erinnerung. Erst an riesigen Betonwänden vorbei, irgendwie zur
alten Brücke, rechts im Halbdunkel einer riesigen gesprengten
Eisenbrücke, deren Schienenteile und Bogen gespenstisch kubistisch
in die Nachtluft aufragten. Endlich fühlte man wieder festen Boden
unter den Rädern, und dann ging es in Schlangenbewegungen durch
Schilf und Weidegestrüpp an weißgestrichenen Pfählen vorbei, die
den Wegrand bezeichneten, hinauf auf die Hauptstraße, wo Schild-
wachen weiterwiesen. Endlich sah man im Dunkeln lange Eisen-
bahnzüge aufleuchten, und bei einem Bahnhof hielt die Kolonne.
Nun hieß es aussteigen.
›Schweizer! Sammlung dort bei der roten Laterne!‹, wo wir uns
gehorsam hinverfügten, und bald war man in einem Wagen vierter
Klasse verstaut.«
SARASIN schildert dann, wie die Reise weiterging über Deutsch-
Eylau, Marienburg, Königsberg, und von dort zu Schiff mit einem
Dampfer »Kraft durch Freude« nach Swinemünde. Schließlich
gelangte SARASIN mit den andern Schweizern zusammen über Berlin nach Würzburg, Stuttgart und Schaffhausen.
Was ist zu diesem Dokument zu sagen? Es ist ein schlichtes, unprä-
tenziöses Zeugnis eines führenden Psychoanalytikers, der sich für
Kollegen einsetzen will und dabei in die Strudel des beginnenden
zweiten Weltkrieges gerät. Nichts besonders Heldenhaftes, aber
doch der Erinnerung wert. Ich danke Frau DE SAUGY, der Archiva-
rin der Schweiz. Gesellschaft für Psychoanalyse, dafür, daß sie mir
die Veröffentlichung dieses Textes erlaubte.

1933-1945:
Psychiater als Flüchtlinge
in der Schweiz

Die katastrophalen Folgen des nationalsozialistischen Regimes für
Europa und für die ganze Welt sind bekannt. Zahlreiche jüdische
Ärzte fanden den Tod in den Gaskammern, während andere versuchten zu fliehen, als es noch Zeit war. Ich will hier nicht die Frage erörtern, welch grausame Verluste die deutsche Psychiatrie durch
diesen Exodus hinnehmen mußte. Vielmehr liegt es mir daran aufzuzeigen, was die Schweiz in jenen dunklen Jahren für die verfolgten Kollegen getan hat. Heute noch – und wohl noch für längere
Zeit – ist es in der Schweiz ein politisch brisantes Thema, ob nämlich die Schweiz ihre traditionelle Hilfe für Verfolgte wahrgenom-
men hat oder nicht. Zahlreich sind die Stimmen, die der Ansicht
sind, die Schweiz habe insofern versagt, als sie Flüchtlinge nur
zögerlich aufgenommen habe. Wie steht es mit der Psychiatrie?
Kann man sagen, daß die Schweizer Psychiatrie eine löbliche Anstrengung unternommen habe, den jüdischen Kollegen zu helfen,
ihnen Aufenthalt und Arbeitsmöglichkeit verschafft zu haben?
Diese Frage kann man, glaube ich, mit Ja beantworten, und das wird
in den folgenden Ausführungen zu zeigen sein.
Die Literatur zu unserem Thema ist nicht unergiebig. Ich stütze
mich vor allem auf das biographische Handbuch der deutschsprachigen Emigration nach 1933 sowie die Kölner Bibliothek zur
Geschichte des deutschen Judentums. Außerdem habe ich mich an
verschiedenen Dissertationen und Artikeln orientiert, die das
Schicksal einzelner jüdischer Kollegen beleuchten. Schließlich habe
ich 1989 eine persönliche Umfrage in den psychiatrischen Institutionen der französischen Schweiz lanciert. Nach einer persönlichen
Mitteilung von H.K. KRÖNER vom Institut für Theorie und Geschichte der Medizin, Universität Münster, seien insgesamt 30 verfolgte Psychiater in der genannten Periode in die Schweiz emigriert.
Nun kann man diese Zahl in Parallele setzen zu derjenigen der
Schweizer Fachärzte für Psychiatrie. Gemäß den Angaben des Se-
kretariats der Schweiz. Gesellschaft für Medizin praktizierten 1936
130 Fachärzte für Psychiatrie in Institutionen oder in einer Praxis.

Aus diesem Blickwinkel gesehen, ist die Zahl von 30 aufgenommenen Flüchtlingen recht erheblich. Indessen müssen diese Zahlen mit einiger Vorsicht betrachtet werden. Anläßlich meiner persönlichen Enquête bin ich nämlich auf Namen gestoßen, die im biographischen Handbuch der deutschsprachigen Emigration nach 1933 nicht vorkommen. Somit ist es nicht ausgeschlossen, daß es nicht 30, sondern mehr Psychiater waren, die in die Schweiz flüchteten.

Auffällig ist nun, daß sich unter den von mir gefundenen Emigranten eine Reihe von bedeutenden Wissenschaftlern fanden, welche sich später, vor allem in den USA, eines internationalen Renommees erfreuten. Erwähnt seien hier die folgenden: Alfred STORCH, Ernst GRÜNTHAL, Paul FEDERN, Leopold L. SZONDI, Arthur KRONFELD, Ruth LIDZ, Felix GEORGI, M. BYCHOWSKI, Silvano ARIETI, Heinz HARTMANN, F. LÖWENSTEIN. Während für die Mehrzahl gilt, daß sie nur kürzere Zeit in der Schweiz lebten und dann weiter emigrierten, sind andere in unserem Land geblieben und haben sich hier eine beachtliche Stellung erworben. Zu ihnen gehören Felix GEORGI, Ernst GRÜNTHAL, Alfred STORCH und Leopold SZONDI. Während STORCH und GRÜNTHAL schon bald nach der Übernahme der Macht durch HITLER in die Schweiz emigrierten, gelang dies andern erst viel später. Sowohl STORCH wie GRÜNTHAL konnten sich in der Schweiz assimilieren. STORCH erhielt eine Dauerstellung an dem damals von Max MÜLLER geleiteten psychiatrischen Krankenhaus Münsingen, während Ernst GRÜNTHAL einen Oberarztposten an der psychiatrischen Universitätsklinik Waldau in Bern übernahm. Über beide soll anderswo ausführlicher berichtet werden. Dramatischer verlief das Schicksal von Arthur KRONFELD, auf das ich hier etwas näher eingehen möchte. Ich stütze mich dabei vor allem auf die biographischen Arbeiten von J. KITTEL sowie auf einen Briefwechsel, den ich im Archiv von Oskar FOREL und Max MÜLLER gefunden habe.

Arthur KRONFELD wurde 1886 geboren. Als Sohn eines jüdischen Advokaten in Berlin durchlief er die Schulen in dieser Stadt und studierte anschließend Medizin in Jena, München, Berlin und Heidelberg, wo er sich zum Spezialarzt für Psychiatrie ausbildete. Während des ersten Weltkrieges kämpfte er in der deutschen Armee und wurde bei Douaumont verletzt. Dies bildete den Anlaß für ihn, eine vielbeachtete Studie über Panikreaktionen im Kampfgeschehen zu schreiben.

Später ließ er sich in Berlin nieder, eröffnete eine Praxis, wurde Privatdozent an der Universität und schließlich außerordentlicher Professor. Als er noch Assistent in Heidelberg war, publizierte er in enger Zusammenarbeit mit Jaspers eine inhaltsreiche Arbeit über die psychologischen Hintergründe der Psychopathologie. Zusammen mit dem berühmten Hirschfeld redigierte er mehrere Arbeiten zum Problem der sexuellen Pathologie. In einem Lexikon für das Jahr 1933 wird er als einer der hervorragendsten Ärzte Deutschlands genannt. 1935, angesichts der drohenden Katastrophe, entscheidet er sich zu emigrieren und findet bei Oskar Forel in dessen Privatklinik Prangins bei Nyon eine Stelle. Seine Frau begleitet ihn. Allerdings wurde es dann trotz der zahlreichen Interventionen von Oskar Forel und Max Müller nicht möglich, ihm eine Dauerstellung zu verschaffen. So verließ er 1936 die Schweiz und wandte sich nach Moskau, wo man ihm einen Lehrstuhl angeboten hatte. In seinen Briefen an Max Müller beschreibt er mit Verve seine Anfänge in der sowjetischen Psychiatrie, seine Teilnahme am ersten Kongreß der russischen Psychiater und Neurologen. Er führte offensichtlich die Insulinbehandlung in Moskau ein und blieb während mehrerer Jahre in schriftlichem Kontakt mit seinen Schweizer Freunden. Der Inhalt seiner Briefe ist bewegend: Kronfeld betont immer wieder seine Dankbarkeit dem großen russischen Volk gegenüber, das ihn aufgenommen habe. Allerdings müssen wir auch vermuten, daß er zum Teil für die Zensur geschrieben hat, denn er lobt das Sowjetsystem in dityrambischen Worten. Heute wissen wir, in wie hohem Grad die Ärzte, vor allem wenn sie deutscher Herkunft waren, unter der Diktatur von Stalin bedroht waren.

Als sich 1941 die deutsche Armee Moskau nähert, hat Kronfeld offenbar jeden Mut verloren. Er suizidiert sich mit seiner Frau, was mir sein ehemaliger Mitarbeiter, Sternberg in Moskau, bestätigt hat. So endete also das Schicksal eines bedeutenden deutschen Psychiaters tragisch.

Leopold Szondi: Er wurde 1893 in Nyitra, einer kleinen slowakischen Stadt geboren. Sein Vater war ein jüdischer Handwerker, sehr gläubig, und übte die Funktion eines Hilfsrabbi aus. Die Familie war arm, und um zu überleben wandten sie sich 1898 nach Budapest. Szondi schreibt in seiner Biographie, daß seine Mutter wohl Analphabetin war. Er konnte das Gymnasium in Budapest besuchen und dank der Hilfe seines älteren Bruders Medizin studieren. Während des ersten Weltkrieges diente er als Offizier an der Karpatenfront in Rußland, wobei er mehrere Male knapp dem Tode entgangen sei. Offenbar wurde er schon in jenen Jahren auf das aufmerksam, was er später das familiäre Unbewußte genannt hat. Von 1919-1924 sehen wir ihn als Mitarbeiter einer neuropsychiatrischen Abteilung in Budapest, er eröffnet eine Praxis und errichtet eine Poliklinik für endokrinologische Kranke. Ab 1927 ist er Professor der Psychopathologie an der heilpädagogischen Akademie. Es gelingt ihm, ausgedehnte Familienstudien zu machen, und er interessiert sich auch für kriminologische Probleme. Ein Artikel, den er in der Zeitschrift »Acta psychologica« publiziert, mit dem Titel »Analyse von Heiraten«, wurde sehr beachtet. Als der zweite Weltkrieg ausbrach, wurden Szondi und seine Familie vorerst verschont. Immerhin mußte er ab 1941 alle seine offiziellen Ämter aufgeben.

1944 wurde die Situation der Juden in Budapest immer kritischer, und die Deportationen begannen. Im Rahmen eines obskuren Handels mit Himmler hätten einige ungarische Juden die Erlaubnis erhalten sollen, nach Israel auszuwandern. Szondi gehörte dazu. In Panik gerieten sie jedoch, als sie sich Rechenschaft darüber geben mußten, daß man sie nach Bergen-Belsen dirigierte. Nach unsäglichen Irrfahrten konnte die Gruppe aber doch in die Schweiz gelangen, und so finden wir Szondi im Dezember 1944 in Caux in einem Flüchtlingslager. Als nun Oskar Forel erfuhr, daß Szondi in Caux weile, beeilte er sich, ihn in Prangins zu empfangen und verschaffte ihm Arbeit. Szondi hatte in der Zwischenzeit auch in der Schweiz sein berühmtes Buch über die Schicksalsanalyse publizieren können. In Prangins blieb Szondi während eines Jahres. Anschließend erhielt er die Erlaubnis, in Zürich eine psychotherapeutische Praxis zu eröffnen. 1959 erhielt er die schweizerische Staatsbürgerschaft.

In Zürich war er nun weiter auch wissenschaftlich tätig, schuf seinen bekannten Test, und 1969 wurde ein Szondi-Institut gegründet. Ich erinnere mich, daß ich als junger Assistent in Zürich an Seminaren teilnahm, welche Szondi für die zukünftigen Psychiater organisierte. Das Szondi-Institut existiert noch heute, und obschon in der Literatur gelegentlich Kritik aufgetaucht ist, kann gesagt werden, daß Szondi zu den bedeutenden Psychiatern unseres Jahrhunderts gehört.

Paul FEDERN: Er wurde 1871 in Wien geboren. Über seine Kindheit und Jugend wissen wir wenig, außer daß er in dieser Stadt Medizin studiert hat. Sein Interesse für die Psychiatrie führte dazu, daß er zu einem der ersten wichtigen Mitarbeiter von Sigmund FREUD wurde. Ohne Zweifel gehört er zu den großen Pionieren der Psychoanalyse. Dies spiegelt sich u.a. darin, daß noch heute seine Bücher mit Interesse gelesen werden. Vor allem seine Arbeiten zur Psychologie der Schizophrenie fanden ein internationales Echo. Sein Konzept der schwachen Ich-Grenzen bleibt auch heute noch ein zentrales Element in der Theorie der Schizophrenie. Nach der Annektierung Österreichs durch HITLER wurde die Situation auch für FEDERN und seine Familie katastrophal. Heinrich MENG, der damals den Lehrstuhl für Psychotherapie in Basel innehatte, richtete einen Appell an Oskar FOREL. Dieser zögerte nicht, wandte sich an die schweizerischen Behörden und erreichte nach vielen Demarchen, daß FEDERN mit seiner Familie in die Schweiz emigrieren konnte. Aber nicht nur das. FOREL bot der ganzen Familie FEDERN Aufenthalt in Nyon an, übernahm alle Kosten und wurde nicht müde, das tragische Schicksal des berühmten Kollegen zu erleichtern. Familie FEDERN lebte während mehrerer Monate bei Oskar FOREL in Prangins. FEDERN hatte dann die Absicht, nach Schweden zu emigrieren, wandte sich aber doch in die Vereinigten Staaten, wo es ihm gelang, eine sichere Stellung als bekannter Psychotherapeut und Psychoanalytiker zu erlangen. Im Archiv von Oskar FOREL habe ich Briefe gefunden, in welchen Paul FEDERN und seine Frau Wilma ihren heißempfundenen Dank für die Gastfreundschaft in Les Rives de Prangins aussprechen.

Felix GEORGI: Er hieß eigentlich Felix COHN und wurde 1893 als Sohn eines bekannten Juristen geboren. Zwar unterrichtete sein Vater zeitweilig in Zürich, aber Felix GEORGI blieb deutscher Staatsbürger. In Deutschland absolvierte er sein Medizinstudium, spezialisierte sich in Psychiatrie und Neurologie und war Oberarzt in Breslau. Später erhielt er einen Lehrstuhl und wurde bekannt durch seine Arbeiten, die wir heute der biologischen Psychiatrie zuweisen würden und die ihm einen europäischen Ruf verschafften. Auch er mußte vor dem Naziterror in die Schweiz ausweichen, und es gelang, ihm die Stelle eines Chefarztes einer kleinen psychiatrischen Privatklinik in Yverdon zu verschaffen. Obschon GEORGI zuerst nur wenig Französisch sprach, erreichte er es, an dieser unbekann-

ten kleinen Privatklinik sein wissenschaftliches Werk fortzusetzen.
Er führte neue Therapien ein, interessierte sich für die Physiologie der Insulintherapie, untersuchte den Lebermetabolismus bei
Schizophrenen usw. Seine Kontakte mit den Schweizer Kollegen
waren harmonisch. Noch sehe ich ihn vor mir, wie er mit seinem
sonnigen Lächeln in der Schweizer Gesellschaft für Psychiatrie
Vorträge hielt. Er mußte sich zäh durchkämpfen. Nicht nur verlangte man von ihm, daß er nochmals das Maturitätsexamen ablegen mußte, sondern auch die medizinischen Examen mußten wiederholt werden. Später verließ GEORGI die französische Schweiz
und nahm einen Oberarztposten an der neurologischen Klinik der
Universität Basel an. Als der große Neurologe BING zurücktrat,
wurde er dessen Nachfolger auf dem Lehrstuhl für Neurologie.
Die letzten Jahre seiner wissenschaftlichen Tätigkeit galten vor allem der Forschung zur multiplen Sklerose. Er unternahm Expeditionen, u.a. nach Äthiopien, um die geographische Verteilung
dieser Krankheit zu studieren. Er starb in Basel, und seine Frau
folgte ihm wenig später.
Damit schließe ich diese skizzenhaften Kurzbiographien und wende mich erneut der eingangs gestellten Frage zu: Hat die Schweizer Psychiatrie ihre Aufgabe, den verfolgten deutschsprachigen
Kollegen gegenüber erfüllt? Ich glaube, daß man dies mit einem
ungeteilten Ja beantworten kann. Unter den Schweizer Kollegen,
die sich vor allem für die jüdischen Flüchtlinge eingesetzt haben,
seien zwei Namen erwähnt: Max MÜLLER und Oskar FOREL. Zahlreich waren die jüdischen Ärzte, denen MÜLLER Schutz und Unterkunft gewährte, die aber über kurz oder lang nach den USA
weiterwanderten, mit Ausnahme eben von Alfred STORCH. In der
Klinik Les Rives de Prangins andererseits hat Oskar FOREL in den
12 Jahren des Naziterrors acht Kollegen vorübergehend aufgenommen. Beide konnten des Dankes der von ihnen betreuten jüdischen
Kollegen gewiß sein.

Literatur

Biographisches Handbuch der deutschsprachigen Emigration nach
1933. Verlag Saur, München, 1980-1983

KITTEL, J.W. (1989): Zur historischen Rolle des Psychiaters und Psychotherapeuten. Arthur Kronfeld in der frühen Sexualwissenschaft.
Sozialwissenschaftliche Sexualforschung, 2: 33-44

KITTEL, J.W. (1988): Arthur Kronfeld 1886-1941. Ausstellungskatalog 17,
Bibliothek der Univ. Konstanz

Kölner Bibliothek zur Geschichte des deutschen Judentums

KRÖNER, H.P.: Institut für Theorie und Geschichte der Medizin,
Universität Münster: Persönliche Mitteilung

LARESE, D. (1976): Leopold Szondi. Eine Lebensskizze. Amriswiler
Bücherei

MÜLLER, C. (1992): Psychiatres réfugiés en Suisse de 1933 à 1945. Revue
médicale de la Suisse romande, 112: 1093-1097

Andere Quellen

Archiv Oscar Forel, Hôpital de Cery, Prilly
Archiv Max Müller, beim Verfasser

1945:
Kriegsverbrecher werden in Nürnberg psychiatrisch getestet

In der Stadt- und Universitätsbibliothek der Stadt Bern befindet sich, wie bereits erwähnt, das internationale Rorschach-Archiv. Günstige Umstände bewirkten, daß ich darauf gestoßen bin. In bescheidener Zurückhaltung betont die jetzige Leiterin des Archivs, Frau Rita Signer, immer wieder, daß es sich nicht um ein umfangreiches Material handle und daß wenige Originaldokumente von Hermann Rorschach zur Verfügung stünden. Als ich indessen eines Tages mit ihr die Bestände durchging, stach mir eine Kartonschachtel in die Augen, auf welcher geschrieben stand: »Nachlaß M. Loosli-Usteri, Nürnberger Prozeß«. Die Mappe war doppelt und dreifach verschnürt und versiegelt, und es fehlte nicht der Hinweis, daß der Inhalt nur mit der Einwilligung des Präsidenten der Internationalen Rorschach-Vereinigung eingesehen werden dürfe. Daß mich der Inhalt dieses Kartons natürlich interessierte, wird der Leser begreifen, und so kam es denn auch, daß ich mich an den damaligen Präsidenten, Herrn Exner in den USA, wandte. Dieser gab mir freundlicherweise die Erlaubnis. So kann hier über den Inhalt berichtet werden.

Da sind einmal die Original-Rorschach-Protokolle der sieben Hauptkriegsverbrecher im Nürnberger Prozeß, nämlich: von Ribbentrop, Rosenberg, Göring, Frank, Ley, Dönitz, Streicher. Ferner befand sich in der Mappe ein ausführliches 53 Seiten umfassendes Gutachten vom November 1947, das Frau Loosli-Usteri verfaßt hatte. Die übrigen in dieser Mappe enthaltenen Dokumente, d.h. Korrespondenzen aus den Jahren zwischen 1947 und 1953, beachtete ich damals nicht. Es handelte sich offenbar vor allem um einen Briefwechsel zwischen Frau Loosli-Usteri und einem gewissen Kelley hinsichtlich der Publikation dieser Befunde.

Zuerst war ich natürlich von einem gewissen Finderglück erfüllt. Irrtümlicherweise meinte ich, auf einen sensationellen Fund gestoßen zu sein. Als ich mich jedoch aufmachte und die Literatur über den Nürnberger Prozeß, vor allem was die psychologischen Aspekte betraf, zu studieren anfing, mußte ich mir Rechenschaft geben, daß diese »Rorschach-Protokolle« gar nicht so unbekannt waren und daß es von 1947 bis heute immer wieder Publikationen gegeben hat, die sich mit dem Thema der Testuntersuchungen an den Kriegsverbrechern befaßten.

Trotzdem will ich es unternehmen, dem Schicksal dieser Rorschach-Protokolle nachzugehen, und hoffe damit den Leser nicht zu langweilen.

Überblickt man z.b. das, was in den Büchern und Artikeln von Zillmer, Harrower, Miale, Selzer, Gilbert und Kelley berichtet wird, so schält sich folgendes Szenario heraus: Im Sommer 1945 werden die führenden Nazi-Persönlichkeiten von den Alliierten verhaftet, soweit sie sich in ihrem Einflußbereich befanden, und in Nürnberg interniert. Im September 1945 wird Major Douglas Kelley, ein amerikanischer Psychiater, zum Chef des psychiatrischen Dienstes ernannt. In Nürnberg nimmt er Kontakt auf mit den inhaftierten Nazigrößen Hess, Göring, Frank, Rosenberg, Dönitz, Ley und Streicher. Sein Handicap besteht offenbar darin, daß er kein Deutsch spricht und nur mit Übersetzern arbeiten kann. Im Oktober desselben Jahres erscheint Gilbert, ein amerikanischer Psychologe, im Nürnberger Gefängnis als Gefängnispsychologe und Übersetzer. Er unterwirft 16 Angeklagte dem Rorschach-Test sowie dem Thematic-aperception-Test. Im November beginnen die Verhandlungen des internationalen Gerichts. Die Testresultate werden dabei von den Richtern offenbar kaum beachtet. Im Februar 1946 verläßt Kelley Nürnberg und beginnt ein Buch zu schreiben über das, was er bei den Verhafteten beobachtet hat.

Schicken wir hier voraus, daß sich später eine bittere Kontroverse zwischen Kelley und Gilbert entwickelt hat, wobei es vor allem um Prioritäten der Publikation ging. Andere Nachuntersucher kritisierten vor allem die ungenügende Anwendung der Untersuchungsregeln für den Rorschach-Test.

Die erste kurze Publikation, die wir zu unserem Thema finden, ist diejenige von Douglas M. Kelley, die im Juni 1946 im Rorschach Research Exchange, also durch das Rorschach-Institut unter der Leitung von Bruno Klopfer, publiziert wird. In diesem Text von drei Seiten unter dem Titel »Preliminary Studies of the Rorschach Report of the Nazi War Criminals« äußert sich Kelley vorsichtig und betont, daß es nicht darum gehen könne, endgültige Schlüsse zu ziehen. Er schreibt: »Die Rorschach-Protokolle wurden alle im Nürnberger Gefängnis aufgenommen, sei es durch mich selbst oder durch meinen Assistenten Dr. Gustav Gilbert.« Er berichtet, daß alle Protokolle in den Zellen aufgenommen wurden und daß mehrere Angeklagte Englisch sprachen. Außer dem Rorschach-Test seien im übrigen noch gründliche Interviews vorgenommen sowie Intelligenztests durchgeführt worden. Alle Gefangenen seien kooperativ gewesen und hätten sich positiv zum Test geäußert. Als Ziel der Untersuchung bezeichnet KELLEY die Beantwortung der Frage, ob unter den Nazi-Verbrechern Geisteskranke seien. Bei dreien stellt er Zeichen psychischer Störungen fest, nämlich bei Robert LEY, Rudolf HESS und Julius STREICHER. Bei RIBBENTROP hätten sich Zeichen einer schweren Depression ergeben.

In seinem kurzen Artikel läßt sich KELLEY dann vor allem zum Rorschach-Protokoll von Robert LEY aus, bei dem er eine Hirnstörung vermutet. Insgesamt antwortet aber KELLEY auf die vom amerikanischen Publikum allgemein geteilte Auffassung, daß die Nazi-Größen alle geistig gestört gewesen seien, mit einer negativen Feststellung. Ich zitiere: »From our findings we must conclude not only that such personalities are not unique or insane, but that they could be duplicated in any country of the world today. We must also realize that such personalities exist in this country and that there are undoubtedly certain individuals who would willingly climb over the corpse of one half of the people of the United States if, by so doing, they could then be given control of the other half.« Zum Schluß meint KELLEY, daß der Rorschach-Test ganz besonders geeignet sei, die Grundpersönlichkeit aufzudecken. Er verneint auch die Möglichkeit, daß die äußere Situation, d.h. die Gefängnisatmosphäre und die Angst vor dem Tod die Rorschach-Resultate beeinflußt haben könnte. Schließlich berichtet er, daß die Absicht bestehe, diese Rorschach-Protokolle einer Reihe von international anerkannten Rorschach-Experten zu unterbreiten.

Zu den Umständen der 1945 vorgenommenen Rorschach-Untersuchungen äußern sich in dem 1995 erschienenen Buch ZILLMER, HARROWER, RITZLER und ARCHER. Sowohl KELLEY wie auch GILBERT hätten diese Rorschach-Untersuchungen auf eigene Rechnung gemacht, ohne durch eine übergeordnete Autorität offiziell dazu aufgefordert worden zu sein. Ein gewisses Desinteresse der Gerichtsbehörde an der Arbeit der beiden Psychologen scheine sich

auch darin zu spiegeln, daß sie sich um diese Testapplikation gar
nicht kümmerten. Mehr als um einen offiziellen Auftrag habe es
sich deshalb einfach um das persönliche Interesse der beiden Psychologen gehandelt. So kommen denn ZILLMER, HARROWER, RITZLER
und ARCHER zu der Schlußfolgerung, daß die Umstände, unter
welchen in Nürnberg die Rorschach-Protokolle aufgenommen
worden seien, unüblich wenn nicht gar bizarr genannt werden
müßten.

Wie ging es nun aber weiter? 1947 sollte in London der erste internationale Kongreß der Weltföderation für seelische Gesundheit
stattfinden. Die Organisatoren hofften, in einer einzigen profes-
sionellen Organisation all diejenigen zusammenzubringen, welche
für die seelische Gesundheit zuständig waren. So wurden also die
Gesellschaften der Psychiater, der Psychologen, der Anthropolo-
gen, der Sozialarbeiter, der Krankenschwestern und Erzieher ein-
geladen. In dem Organisationskomitee saß auch Frau HARROWER,
welche bei der Vorbereitung mitwirkte. Auf sie ist offenbar zurückzuführen, daß geplant war, an diesem Kongreß über die psychologische Untersuchung der Kriegsverbrecher in Nürnberg zu berichten. In der Organisationsgruppe wirkte auch GILBERT mit, der
die Originalprotokolle mitbrachte und vorschlug, sie elf besonders
anerkannten Rorschach-Experten zu unterbreiten. Das wurde von
der Gruppe angenommen. Diese Experten waren S. BECK, F.
HALPERN, M. HERTZ, B. KLOPFER, M. KRUGMANN, F. MIALE, R.
MUNROE, S. PIOTROWSKI, D. RAPPAPORT, E. SACHTEL und D. WECHS-
LER. KELLEYS Protokolle wurden nicht verteilt, und er selber figu-
rierte nicht in der Gruppe.

Nun geschah aber das Merkwürdige, daß diese elf Experten sich
nicht entschließen konnten, für den genannten internationalen
Kongreß zu den Rorschach-Protokollen Stellung zu beziehen. War
es die zu kurz angesetzte Zeitspanne, waren es innere Widerstände grundsätzlicher Art? Wir können es heute nur schlecht nachvollziehen. In den folgenden Jahren werteten sowohl KELLEY wie
GILBERT ihr Material getrennt aus. KELLEY publizierte 1947 sein
Buch »Twentytwo Cells in Nuremberg«, und GILBERT veröffentlichte im selben Jahr sein »Nuremberg Diary«. HARROWER gab sich
zwar Mühe, die beiden Kontrahenten an einen Tisch zu bringen,
ja sie sogar zu veranlassen, zusammen ein Buch zu schreiben, was
aber offensichtlich scheiterte. Viele Jahre lang wurde es dann still

um diese Rorschach-Protokolle. Sowohl KELLEY als auch GILBERT hatten akademische Positionen erreicht, 1958 suizidiert sich KELLEY. GILBERT starb 1977 eines natürlichen Todes. Erst 1976 finden wir wieder eine Arbeit, die sich mit unserem Thema befaßt, nämlich diejenige von Molly HARROWER: »Rorschach Reports of the Nazi War Criminals. An Experimental Study after 30 Years«. Frau HARROWER war so vorgegangen, daß sie acht dieser Nazi-Protokolle mit acht zufällig ausgewählten mischte und sie zur Blinddiagnose an Rorschach-Experten übergab. Das Resultat war, daß die Nazi-Protokolle nicht identifiziert wurden, daß überhaupt kaum Unterschiede zwischen den beiden Gruppen gefunden werden konnte. So schrieb denn HARROWER in ihrer Zusammenfassung: »It is an oversimplified position to look for an underlying common denominator in the Rorschach records of the Nazi prisoners.« Ein Jahr darauf wurde diese einfache und handfeste Erklärung in einem Buch von Florence MIALE und Michael SELZER bekämpft. In deren Buch mit dem Titel »The Nuremberg Mind. The Psychology of the Nazi Leaders« werden nochmals alle Protokolle in extenso reproduziert und gedeutet, und die beiden Autoren kommen dann zur Schlußfolgerung, daß diese Nazi-Größen eine Reihe von klinisch signifikanten Eigenheiten aufwiesen, welche sie als Gruppe charakterisiere. Folgende Eigenschaften werden hier als gruppenspezifisch aufgelistet:

1. Depression. Eine große Mehrzahl der untersuchten Angeklagten weise depressive Verstimmungen auf. Daß diese Tendenz zu Depressionen auf die äußeren Umstände im Gefängnis zurückzuführen sei, weisen die Autoren zurück.

2. Wollen MIALE und SELZER eine besondere Häufung von Antworten gefunden haben, welche Ausdruck einer Tendenz zur Gewalttätigkeit sei.

3. Weiter sei den meisten eine Überbewertung der Statussymbole gemeinsam.

4. Schließlich hätten sie bei einer großen Mehrzahl die Tendenz gefunden, Verantwortung von sich zu schieben; sie führen dies auf eine psychopathische Persönlichkeit zurück.

Dieses Werk von MIALE und SELZER wird ein Jahr später durch RITZLER kritisiert, der den beiden Überinterpretativität vorwirft. 1980 finden wir in dem Buch von DIMSDALE (»Survivals, Victims and Betrayers«) eine vorsichtige Stellungnahme von BOROWSKY und Don

J. Brand, welcher sich zwar auch gegen die Überinterpretation von
Miale/Selzer wendet und bezweifelt, daß es möglich sein werde,
eine »Nazi-Persönlichkeit« heraus zu destillieren, aber doch auch
davor warnt, die Akten jetzt zu schließen. Es seien noch nicht genügend Befunde vorhanden, um definitiv eine Nullhypothese anzunehmen. »Wir meinen nicht, daß es absolut unmöglich sei, vom
psychologischen Standpunkt aus zwischen den Nürnberger Nazi-
Verbrechern und gewöhnlichen Menschen zu unterscheiden. Die
Resultate der Untersuchungen zeigen einfach, daß es keine größeren Unterschiede in der Psychologie der Gruppe der Nazi-Verbrecher und andern Gruppen gibt.«
Bis zum Erscheinen des letzten Buches von Zillmer, Harrower,
Ritzler und Archer (»The Quest for the Nazi Personality«) habe
ich nur noch zwei Veröffentlichungen gefunden. Die erste ist diejenige von 1989 von Zillmer, Archer und Castino. Diese drei
Autoren wenden sich noch einmal dagegen, daß es möglich sein
sollte, eine Nazi-Persönlichkeit herauszuschälen (»The Rorschach
records demonstrate that the Nazi war criminals cannot be grouped
together into one specific mental disorder that would adquately
characterize these diverse individuals.«)
In einer 1989 erschienenen Studie von Resnick und Nunno finde
ich schließlich eine nuancierte und eigentlich recht überzeugende
Stellungnahme zu dieser seit Jahrzehnten hängigen Frage. Die
Rorschach-Protokolle der Nürnberger Nazi-Verbrecher wurden
nochmals im Blindversuch verschiedenen Rorschach-Experten
übergeben. Sie fanden als Resultat, daß im Gegensatz zu Menschen
aus der Durchschnittsbevölkerung die Nazi-Verbrecher weniger
Introspektionsmöglichkeiten hatten als andere. Sie betonen, daß
sie intelligent, aktiv, aber in kognitiven Belangen rigid seien, daß
sie eine Verleugnung ihrer Abhängigkeitswünsche aufwiesen sowie fehlende Empathie, fehlende Imagination sowie fehlende Zärt-
lichkeit, was für sie Zeichen von Schwäche und Feminismus wäre.
Man könne bei ihnen auch trotz ihrer Aktivität eine große Um-
weltabhängigkeit feststellen und eine verminderte Fähigkeit, sich
zu integrieren und anzupassen. Zusammengefaßt meinen die Autoren, daß diese Nazi-Verbrecher nicht gewöhnliche Menschen
seien, daß man bei ihnen Charakterstörungen feststellen könne,
aber daß sie doch nicht als einmalige oder geisteskranke Individu-
en gelten könnten.

Nun will ich mich aber dem Inhalt der Mappe zuwenden, die ich im Rorschach-Archiv der Stadt- und Universitätsbibliothek Bern gefunden habe. Wie ich bereits erwähnte, hat ihre Entdeckung große Hoffnungen in mir erweckt, die dann aber zunichte wurden. Wir werden sehen, weshalb. Was befindet sich noch in dieser Mappe? Einmal die erwähnten Rorschach-Protokolle, in Englisch mit der Schreibmaschine verfaßt. Es handelt sich offensichtlich um Kopien auf dünnem Papier. Damit sich der Leser eine kleine Vorstellung machen kann, worum es sich handelt, lasse ich hier das Protokoll von Hermann GÖRING folgen. (Eigentlich sollten bei jeder Tafel die Zeitangabe, die Bemerkungen des Exploranden sowie die Deutungen des Versuchsleiters angeführt werden. Ich lasse diese indessen weg, da es sich ja nur um einen Probeüberblick handeln soll.)

1. Tafel: ein Maikäfer
        eine Fledermaus
2. Tafel: tanzende Männer
        ein fantastischer Tanz
3. Tafel: zwei Männer
        ungewöhnliche Männer, mit Augen, die sich drehen usw.
        Skelette
4. Tafel: ein fantastischer Fisch
5. Tafel: eine Fledermaus
6. Tafel: ein fliegendes Nachttier
7. Tafel: eine Haut
8. Tafel: fantastische Figuren
        Hände
        zwei Tiere, welche an einer Pflanze hochklettern
9. Tafel: Pflanzen und Zwerge
10. Tafel: Hexensabatt
        zwei Figuren, halb Menschen, halb Tiere
        noch zwei andere Figuren
        Skorpione
        zwei Tausendfüßler

Soweit das Protokoll von Hermann GÖRING. Wie bereits erwähnt, enthält die Mappe neben diesen Protokollen das Gutachten von Frau LOOSLI-USTERI sowie ihre Korrespondenz mit Douglas KELLEY. Wer war nun aber Frau LOOSLI-USTERI (1893-1958)? Sie studierte Psychologie und war Schülerin bei CLAPARÈDE.

Als Lehrbeauftragte an der Universität Genf hielt sie Vorlesungen über Kinderpsychologie und führte Einführungskurse in die RORSCHACHsche Methode der Persönlichkeitsdiagnostik durch. Sie war Mitbegründerin und bis zu ihrem Tod Präsidentin der Internationalen Gesellschaft für Rorschach- und Persönlichkeitsforschung (Angaben aus dem Schweizer Lexikon). Frau LOOSLI-USTERI galt in der Schweiz in den Jahren nach dem zweiten Weltkrieg als eine der bedeutendsten Rorschach-Expertinnen. Viele der Psychologen, die sich in Genf ausbildeten, beriefen sich und berufen sich noch heute auf ihre Lehrmeinung.

Das erste schriftliche Zeugnis, das wir im Rorschach-Archiv finden, stammt vom 18. Juli 1947, wo Herr Douglas KELLEY Frau LOOSLI-USTERI schreibt, indem er sich entschuldigt, daß er auf ihren Brief so spät antworte. Als Begründung führt er an, daß er in North Carolina ein neues psychiatrisches Spital eingerichtet habe. Und dann: »Ich sende Ihnen hier die Protokolle der Hauptkriegsverbrecher. Die übrigen werden Sie erhalten, wenn ich sie aus meinen handschriftlichen Notizen übersetzt habe. Ich wäre außerordentlich froh, Ihre Befunde erfahren zu können. Dieselben Protokolle schicke ich einer gewissen Zahl von weltweit bekannten Experten, welche versprochen haben, mit mir zusammenzuarbeiten. Die Stellungnahmen sollen dann zusammengefaßt in einer Monographie erscheinen. Unterschiede in der Deutungsmethodik interessieren uns weniger, vielmehr geht es vor allem um die Hauptfrage, um was für Männer handelte es sich hier?« Der Brief schließt mit herzlichen Grüßen.

Am 4. Oktober 1947 schreibt Douglas KELLEY wiederum an Frau LOOSLI-USTERI und teilt ihr mit, daß es bei den sieben Protokollen bleibe, in dem die übrigen durch Dr. GILBERT, »my assistant«, publiziert würden. Am 24. Oktober 1947 wendet sich Frau LOOSLI-USTERI an den Huber-Verlag in Bern und schlägt vor, man möge sich die deutschen Herausgeberrechte für die von KELLEY geplante Monographie sichern. HUBER antwortet ihr am 25. Oktober 1947: »Ich habe mit Interesse davon Kenntnis genommen, daß die Veröffentlichung einer Monographie über die Ergebnisse der Rorschach-Untersuchungen von sieben Hauptangeklagten von Nürnberg in deutscher Sprache einem großen Bedürfnis entsprechen würde. Sie schreiben mir, daß Dr. Morgenthaler sehr damit einverstanden wäre. Ich sehe nun vor, diese Monographie entweder als

Beiheft der Zeitschrift für Psychologie oder als Nummer der Rorschachiana zu publizieren. Ich werde mich sofort mit Dr. Kelley in Verbindung setzen, um mir die deutschen Übersetzungsrechte zu sichern.«

Am 8. November 1947 bestätigt W. MORGENTHALER in einer Karte an Frau LOOSLI-USTERI, daß er an der Sache interessiert sei. Am 21. November 1947 schreibt Frau LOOSLI-USTERI an Dr. MORGENTHALER: »Ich bin froh, Ihnen die Bearbeitung der Protokolle der sieben ›negativ Prominenten‹, wie Sie sie so treffend nennen, zur Begutachtung schicken zu dürfen. Denn schließlich ließe sich die Arbeit ohne einen gelegentlichen Exkurs in die psychiatrische Terminologie nicht machen, obschon ihr Gebrauch uns Stiefgeschwistern der Psychiater verboten ist.«

Am 4. Dezember 1947 schreibt Walter MORGENTHALER nun einen ausführlichen Brief über seine Befunde an Frau LOOSLI-USTERI. Ich zitiere ihn auszugsweise:

»Liebe Frau Doktor,

In der Beilage stelle ich Ihnen nun endlich das Material der sieben in Nürnberg umgebrungenen – d.h. mehr oder weniger – mit bestem Dank wieder zu. Ob Sie von meiner Reaktion befriedigt sein werden, weiß ich nicht. Wenn ich aber hätte darauf eingehen wollen, wie ich es gern getan hätte, hätte das viel mehr Zeit erfordert, als mir zur Verfügung steht.

Herr Huber hat Herrn Kelley angefragt, aber keine Antwort erhalten. Ich habe ihm nun geraten, den Verlag, der das Ganze herausgibt und den Huber persönlich kennt, anzugehen und für uns vor allem die deutschen Originalantworten zu verlangen.

Trotzdem meine Beurteilung sehr lückenhaft ist, habe ich doch darauf verzichtet, sie noch jemand anderem zu zeigen, weil sonst wahrscheinlich wieder sehr viel Zeit verloren gegangen wäre. Wenn Sie wollen, können Sie dies ja selber immer noch tun. Allerdings möchte ich Ihnen eigentlich nicht besonders heftig dazu raten. Ich habe bei meinem Lehrbuch und auch bei anderem die Erfahrung gemacht, daß je mehr Rat man einholt, um so konfuser wird die ganze Sache. Was nun Ihr Material und Ihre Bearbeitung betrifft, ganz kurz folgendes: Die Sache hat mich ungemein interessiert, und Sie haben da sicher eine sehr große und wichtige Arbeit geleistet. Es ist enorm, was Sie alles aus diesen oft recht ärmlichen Protokollen herausgeholt haben. Ob Ihrer Kühnheit ist mir im ersten Augenblick oft fast etwas schwindlig geworden. Nachher weniger. Daneben hat es mich sehr interessiert, einen Blick in Ihre Arbeitsweise zu erhalten.

Es wird aber doch gut sein, wenn Sie die Vorsicht, mit der man an dieses Material herangehen muß, von der Sie schon gesprochen haben, noch besonders kräftig unterstreichen. Die Versuchsbedingungen sind so außergewöhnlich, und ebenso die Persönlichkeiten, daß man alles, was von den Versuchspersonen kommt und was durch die Auswertung dazu gesagt wird, nur unter gewissen Voraussetzungen und quasi »als ob« aufnehmen darf. Denn vieles ist halt doch eben ungemein fragwürdig. Sehr gut ist es natürlich, daß Sie daneben auch das Positive kräftig unterstreichen, wie Sie es in der Einleitung getan haben.

Übrigens scheint mir auch schon die Protokollierung herzlich schlecht zu sein. Warum sind wohl bei so wichtigen Protokollen nicht Zeichnungen oder Einzeichnungen der einzelnen Antworten gemacht worden? ...

Dann ist die sehr kleine Zahl Antworten bei den verschiedenen Versuchspersonen eine große Erschwerung für die Beurteilung. Allerdings entsteht etwelche Erweiterung durch die Diskussion am Schluß des Versuches. Doch gibt es Beurteiler, die behaupten, daß ein Protokoll erst dann beurteilt werden könne, wenn mindestens 20 Antworten vorliegen. Ich halte die geringe Zahl der Antworten im mindesten als Resultat einer Befangenheit, wahrscheinlich aber als einen Versuch der Ablehnung und der Vorsicht der Versuchspersonen.

So mißtrauisch man meiner Ansicht nach der allzustarken Auswertung des einzelnen Versuches gegenüber sein muß, so wichtig ist andererseits der Vergleich der sieben verschiedenen Protokolle untereinander. Sie haben dies am Schluß in sehr interessanter Weise versucht. Möglicherweise könnte man in Psychogrammen oder sogar in einem gemeinsamen Psychogramm die gemeinsamen und die differenzierenden Züge noch plastischer herausarbeiten. ...«

In einem längeren Abschnitt setzt sich MORGENTHALER dann mit der Signierung der Protokolle und der Auffassung zu verschiedenen Antworten auseinander.

Er schließt den Brief dann folgendermaßen:

»Nachdem ich die Protokolle selber studiert hatte, habe ich ihre Zusammenstellungen und Auswertungen eine nach der andern in einem Zuge gelesen. Mein erster Eindruck war der einer enormen Kühnheit in der Auswertung und von allerlei, das mir nicht überzeugend vorgekommen ist. Ich habe dann dasjenige Protokoll herausgegriffen, dessen Auswertung ich gefühlsmäßig am wenigsten beistimmen konnte – dasjenige von Ley – und habe es für mich signiert, verrechnet und ausgewertet, ohne mich weiter um Ihre Arbeit zu kümmern. Ich wollte damit vor allem Ihren Befund einer organischen Störung widerlegen. Zu meiner Überraschung bin ich aber dann doch schlußendlich zu einem recht ähnlichen Resultat gelangt wie Sie. Wenn man es nicht schon wüßte, wäre das ein neuer schlagender Beweis dafür, daß man Rorschach-Protokolle nie nach gefühlsmäßigen Allgemeineindrücken beurteilen darf, sondern immer ganz nur so, daß man sorgfältig Stein für Stein aufbaut. Ich lege Ihnen das Material bei; wenn Sie wollen, können Sie es ruhig ganz oder teilweise verwenden. Sehr gern wäre ich natürlich noch auf andere in ähnlicher Weise eingegangen. Doch langt mir, wie gesagt, die Zeit nicht.

Liebe Frau Doktor, ich habe Ihnen da ziemlich von der Leber weg geredet. Möchte Sie bitten, sich nicht allzu sehr darüber zu ärgern und jedenfalls davon nur das zu schlucken, das gut in Ihren Schlund hineinpaßt. Zum Schluß danke ich Ihnen nochmals herzlich für Ihr Vertrauen. Ich hoffe nur, daß wir die Sache gelegentlich auch auf Deutsch werden herausgeben können. Froh wäre ich auch, wenn Sie gelegentlich selber zu meiner Stellungnahme kritisch Stellung nehmen würden.

Mit den besten Grüßen,

Ihr W. Morgenthaler«

Auf diesen Brief antwortet Frau Loosli-Usteri am 6. Dezember 1947, bedankt sich für die ausführliche Stellungnahme und versichert Morgenthaler, daß sie seine Kritik nicht übelnehme. In einigen Passagen erläutert sie dann, weshalb sie eine etwas andere Methode als bisher angewendet hat, vor allem sieht sie kein Hindernis darin, daß die einzelnen Protokolle weniger als 20 Deutungen erhalten.

Am selben Tag schreibt sie an Douglas Kelley, daß ihre Stellungnahme nun schriftlich vorliege. Sie stellt ihm auch die Frage, wie es mit den Autorenrechten stehe und ob nun der Huber-Verlag die Autorisation für eine deutsche Auflage erhalten würde. Am 9. Dezember antwortet ihr Douglas Kelley und teilt mit, daß er den

Huber-Verlag vertröstet habe, da es vorerst darum gehe, einen amerikanischen Verlag zu finden. Die Autorenrechte will er so gelöst wissen, daß jeder Autor nach dem Umfang seines Beitrages bezahlt würde, und er verspricht neue Informationen. Schließlich sendet Frau Loosli-Usteri ihr Manuskript an Kelley, und dieser verdankt den Empfang. Dann tritt Schweigen in der Korrespondenz ein, und wir finden nur noch 1951 die Kopie eines Briefes, welchen Frau Loosli-Usteri an Douglas Kelley schreibt und wo sie sich bitterlich darüber beklagt, daß sie keine Neuigkeiten erhalten habe über das Schicksal der geplanten Publikation. Wiederum erfolgt nichts, keine Antwort, nur Schweigen, und 1953 schreibt die erboste Frau Loosli-Usteri schließlich, daß sie ihm vor sechs Jahren ihr Manuskript mit dem Titel »Analysis and Interpretation of the Rorschach Reports of Seven Major German War Criminals« geschickt habe. Sie müsse nun also annehmen, daß die geplante Publikation hinfällig sei, und sie bittet ihn, das Manuskript zurückzuschicken. Sie schließt den Brief mit folgendem Satz: »In the eyes of an European author your way of handling the matter is unqualifiable. I did not send the manuscript of my own accord, but after having been invited to do so.«

Was hat nun aber Frau Loosli-Usteri zu den sieben Protokollen gesagt? Zuerst setzt sie zu einer Apologie des Rorschach-Versuches an und betont, daß die Tafeln durchaus ausgewertet werden könnten, auch wenn kein persönlicher Kontakt zwischen dem Untersucher und dem Untersuchten bestanden habe. Sie wendet sich gegen den Einwand, daß die Gefangenschaft an und für sich die Protokolle beeinflußt haben könnte. Sie berichtet dann auch, daß ihrer Meinung nach bei allen sieben Protokollen eine ausgesprochene Egozentrizität zum Vorschein komme, diese jedoch wiederum führt sie auf die Besonderheit der sozialen Situation im Moment des Rorschach-Versuches zurück. Nach dieser kurzen Einleitung folgen dann die sieben Protokolle mit der Signierung und Deutung durch Frau Loosli-Usteri.

Zu von Ribbentrop sagt sie zusammenfassend: »Wir stellen bei ihm eine zwangsneurotische Persönlichkeit fest. Er ist ehrgeizig und durchschnittlich intelligent und von nicht besonders hohem kulturellem Niveau. Er leidet an einer starken Mutterfixierung und hat Probleme in seiner Haltung Frauen gegenüber. Man kann bei ihm Tendenzen zur Suizidalität feststellen.« Insgesamt meint sie

zu von Ribbentrop, daß er reagiere wie ein außerordentlich ge-
hemmter Adoleszenter.

Rosenberg: »Es handelt sich um einen Mann von mittlerer Intelligenz, oberflächlich und sehr ehrgeizig, dabei ist er voll von Hem-
mungen und inneren Spannungen.« Auch bei ihm stellt sie neuro-
tische Züge vom zwangshaften Typ fest.

Hermann Göring: Sie stellt bei ihm neurasthenische Züge fest, er
versuche Schwächen zu überkompensieren, sei innerlich unruhig
und im Grunde ängstlich, dabei habe er eine ausgesprochene Vorliebe für Größe. Er fliehe kontinuierlich die Realität und sei infolgedessen bereit, zu lügen.

Von Frank sagt sie: »Ein intelligentes Individuum mit recht hoher
Kultur und von psychopathischem Charakter, egozentrisch, aso-
zial, innere Schwäche überkompensierend« und er habe eine starke Vorliebe für synthetisches Denken. Man könne bei ihm eine
Tendenz zu krankhafter Fantasie und Lügensucht feststellen.

Bei Ley stellt sie die Wahrscheinlichkeit einer organischen Hirnkrankheit fest. Dies könnte seine psychischen Besonderheiten erklären, insbesondere seine Impulsivität.

Dönitz: »Ein unkomplizierter, ehrgeiziger Mann von mittlerem
Intelligenzgrad, er ist sinnlich, urteilt zynisch über Frauen und ist
ihnen doch verfallen.« Er habe asoziale Züge.

Streicher: Sie stellt eine nur mittlere Intelligenz fest. Man könne
sexuelle Abnormalität bei ihm vermuten. Hysterische Symptome
hätten sich auf der Grundlage einer schizoiden Konstitution entwickelt. Er sei ein besonders ausgeprägt asozialer Charakter, was
übereinstimme mit seiner Tendenz zu primitiven Reaktionen.

Auf acht Seiten versucht Frau Loosli-Usteri dann eine globale
Interpretation der Befunde. Sie geht zuerst auf die Unterschiede
ein und erörtert spezifisch technische Probleme des Rorschach-
Versuches. So findet sie Unterschiede in der Häufigkeit der Farb-
antworten in bezug auf die Formantworten. Sie setzt sich auch mit
der geringen Zahl der Antworten auseinander. Sie erläutert ausführlich, weshalb das Protokoll von Ley ganz anders gedeutet werden muß als die übrigen. Gibt es bei den Untersuchten den
Farbschock, wie steht es mit den Zwischenantworten, fragt sie sich,
alles Dinge, die den Rorschach-Spezialisten interessieren, die uns
aber im Rahmen dieses Kapitels nicht weiter beschäftigen sollen.
Schließlich kommt sie zu folgender Beurteilung der ganzen Gruppe:

Keiner der Angeklagten sei von besonders großer Intelligenz gewesen noch hätten sie eine besonders gutes kulturelles Niveau aufgewiesen, mit Ausnahme vielleicht von FRANK. Alle seien ehrgeizig, aber auch beeinflußbar, alle seien potentielle Opfer ihrer eigenen starken Emotionen gewesen. Sie hätten sich unfähig erwiesen, eine gegebene Situation sorgfältig zu prüfen, um mental zu dominieren. Meistens sei die Realität vom Emotionellen her angegangen worden. Ihre psychische Organisation sei eigentlich eher feminin als maskulin gewesen. Asoziales Verhalten hätte sie beherrscht, nicht unbedingt als Ausdruck einer vorgegebenen Natur, sondern als Kompensation. Unbewußte Angst sei bei vielen vorhanden. Angepaßte Affektivität sei bei den meisten unterentwikkelt. Was Frau LOOSLI-USTERI besonders hervorhebt, ist die Tatsache, daß sie bei keinem Schuldgefühle gefunden habe. Sie schließt ihre Ausführungen mit der Feststellung, daß solche Individuen eine leichte Beute für einen HITLER gewesen seien, der mit ihrem Ehrgeiz spielte. Im letzten Abschnitt ihres Gutachtens betont Frau LOOSLI-USTERI, daß man bei diesen psychologischen Portraits sowohl große Unterschiede von einer Persönlichkeit zur andern wie auch gewisse Gemeinsamkeiten finden könne. Während man sagen müsse, daß alle Angeklagten durch starke Egozentrizität, Beeinflußbarkeit und Fehlen von innerer Stabilität charakterisiert seien, so könne zugleich unterstrichen werden, daß dies auf verschiedenen Ursachen beruhen dürfte. Man könne zusammengefaßt unter Umständen von einer virtuellen Kriminalität sprechen, ob aber ein Individuum mit solchen Charaktereigenschaften, wie oben geschildert, kriminell werde oder nicht, hänge von den äußern Umständen ab.

Fazit: Wie man sieht, ist das Resultat dieser »Entdeckung« im Rorschach-Archiv relativ mager. In bezug auf die Geschichte der Rorschach-Protokolle der Kriegsverbrecher stellt sich aber immerhin die Frage, warum Frau LOOSLI-USTERI in der zugängigen Literatur nirgends erwähnt wird als eine der konsultierten Spezialistinnen. Handelt es sich hier wieder um das Resultat der Unstimmigkeiten zwischen KELLEY und GILBERT? Das ist wohl möglich. Warum KELLEY jahrelang auf ihre Briefe nicht geantwortet hat, ist uns nachträglich recht einleuchtend: er wollte eben das alleinige Recht auf Publikation wahren. Hat die Analyse von Frau LOOSLI-USTERI etwas gebracht, das in den früher zitierten Arbeiten nicht aufgetaucht wäre? Mir scheint dies nicht der Fall zu sein. Sie hat die Rorschach-Protokolle treu und brav nach den technischen Regeln ihrer Zeit aufgearbeitet, aber wenn MORGENTHALER ihr vorwirft, daß sie in ihren Interpretationen allzu kühn gewesen sei, müssen wir ihm heute doch wohl beistimmen.

Zur Beantwortung der immer wieder auftauchenden Frage, ob es, Ja oder Nein, eine Nazi-Persönlichkeit gebe, kann das Loosli-Usteri-Material auch verwendet werden: Die Unterschiede zwischen den einzelnen Persönlichkeiten sind größer als die Gemeinsamkeiten. Letztere beschränken sich, wie bei andern Nachuntersuchungen übrigens auch, auf sehr allgemeine Eigenschaften wie Egozentrizität, Depressivität und Unreife.

Je mehr wir uns zeitlich von den entsetzlichen Ereignissen des dritten Reiches und des zweiten Weltkrieges entfernen, desto mehr sinkt natürlich auch unser Interesse an der Frage, wie es kommen konnte, daß eine Handvoll Männer ein großes Land ins völlige Verderben geführt hat. Frau LOOSLI-USTERI und andere haben vielleicht die Möglichkeiten des Rorschach-Tests etwas überschätzt. Jedenfalls habe ich die Dokumente mit einem leichten Gefühl des Unbefriedigtseins wieder ins Archiv zurückgegeben, wo sie seit nahezu 50 Jahren geruht haben.

Literatur

BOROFSKY, G.L., BRAND, D.J. (1980): Personality Organization and Psychological Functioning of the Nuremberg War Criminals: The Rorschach Data. In: J.E. DIMSDALE: Survivors, Victims and Perpetrators. Hemisphere Publ.Corp., Washington

GILBERT, G.M. (1947): Nuremberg Diary. Verl. Ronald, New York

GILBERT, G.M. (1950): The Psychology of Dictatorship. Ronald Press, New York

HARROWER, M. (1976): Rorschach Records of the Nazi War Criminals. Journal of Personality Assessment, 40 4, S. 341ff.

KELLEY, D.M. (1946): Preliminary Studies of the Rorschach Records of the Nazi War Criminals. Rorschach Research Exchange, Vol. X, No. 2

KELLEY, D.M. (1947): Twenty-two Cells in Nuremberg. Greenberg Edit., New York

304

KELLEY, D.M. (1974): 22 Männer um Hitler. Erinnerungen des amerikanischen Armeearztes im Nürnberger Prozeß. Olten/Bern

MIALE, F.R., SELZER, M. (1977): The Nuremberg Mind. Quadrangle Books Edit., New York

RESNICK, M.N., NUNNO, V.J. (1991): The Nuremberg Mind Redeemed. Journal of Personality Assessmen, 57 (1), S. 19ff.

RITZLER, B.A. (1978): The Nuremberg Mind Revisited. Journal of Personality Assessment, 42 4, S. 345ff.

RORSCHACH, H. (1921): Psychodiagnostik. Huber-Verlag, Bern

ZILLMER, E.A., ARCHER, R.P., CASTINO, R. (1989): Rorschach Records of Nazi War Criminals. Journal of Personality Assessment, 53 (1), S. 85ff.

ZILLMER, E.A., HARROWER, M., RITZLER, B.A., ARCHER, R.P. (1995): The Quest for the Nazi Personality. Lawrence Erlbaum Ass. Publishers, Hillsdale, New Jersey